U0251045

冠状动脉斑块旋磨术

王伟民 主编

科学出版社

北京

内 容 简 介

本书系统介绍了冠状动脉斑块旋磨术的相关知识，从发展历史、设备及原理、标准操作流程、适应证的选择到并发症的处理，并介绍了腔内影像学技术在冠状动脉斑块旋磨术中的作用，融入了目前钙化病变介入治疗领域的最新进展。同时，本书收录了丰富的冠状动脉斑块旋磨术经典病例，展现了治疗策略、操作过程，总结了经验教训。

本书理论结合实践、图文并茂，可供心血管介入医生参考。

图书在版编目（CIP）数据

冠状动脉斑块旋磨术 / 王伟民主编 . —北京：科学出版社，2021.6
ISBN 978-7-03-069022-7

Ⅰ . ①冠… Ⅱ . ①王… Ⅲ . ①冠状血管 – 动脉粥样硬化 – 血管外科手术
Ⅳ . ① R654.3

中国版本图书馆 CIP 数据核字 (2021) 第 102947 号

责任编辑：沈红芬　许红霞 / 责任校对：张小霞
责任印制：肖　兴 / 封面设计：黄华斌

科 学 出 版 社 出版
北京东黄城根北街16号
邮政编码：100717
http://www.sciencep.com

北京九天鸿程印刷有限责任公司 印刷
科学出版社发行　各地新华书店经销
*
2021年6月第　一　版　开本：787×1092　1/16
2021年6月第一次印刷　印张：19 1/2
字数：450 000
定价：228.00元
（如有印装质量问题，我社负责调换）

编 写 人 员

主　编　王伟民

副主编　曹成富　马玉良

编　者　（以姓氏笔画为序）

马玉良　王伟民　王思琦　卢明瑜　刘　健

李　琪　宋俊贤　张　静　赵　红　侯　昌

曹成富　梁会珠　滕玮利

序　言

冠状动脉钙化病变的存在，尤其是严重钙化病变，明显增加了冠状动脉介入治疗的难度和风险，被称为冠状动脉介入领域"最坚固的堡垒"。针对严重钙化病变，为提升介入手术成功率、减少并发症并改善预后，通常需要对钙化病变进行充分预处理，以改善其顺应性，提高手术成功率。临床常用手段包括切割球囊扩张、棘突球囊扩张、冠状动脉斑块旋磨术、准分子激光冠状动脉斑块销蚀术，以及新近开展的冠状动脉轨道旋磨术、冠状动脉内超声碎石术等。其中，冠状动脉斑块旋磨术是处理严重钙化病变的重要方法。

随着介入技术发展，介入治疗涉及更加复杂的病变，钙化病变贯穿于所有复杂病变，介入心脏病学医生应严格掌握冠状动脉斑块旋磨术的适应证和禁忌证，熟练掌握旋磨术相关器械的操作流程，掌握旋磨术相关并发症的预防和治疗措施。冠状动脉斑块旋磨术操作相对复杂，相关并发症严重且具有不可预测性，亟须进行规范化培训。基于此，《冠状动脉斑块旋磨术》一书应运而生。

该书主编王伟民教授是我国冠状动脉介入治疗领域的著名专家，其带领北京大学人民医院心脏中心冠状动脉介入治疗团队开展冠状动脉斑块旋磨术20余年，通过不断学习、总结经验，技术已非常成熟。该书是王伟民教授团队对理论知识及实践经验的总结。该书编写过程中参考了国内外权威的诊疗指南和研究进展，注重把冠状动脉斑块旋磨术的理论基础与临床操作实践相结合，内容新颖，层次分明，实用性强，充分展现了该治疗技术的系统性、实用性和规范性。

相信该书的出版能为国内冠状动脉斑块旋磨治疗提供规范化的指导，为广大介入医生安全、有效地进行手术操作提供可靠的依据，并进一步推动我国冠状动脉斑块旋磨技术的发展。故乐为作序，并向广大读者推荐。

北京大学第一医院

2021 年 2 月 20 日于北京

前　　言

随着经皮冠状动脉介入治疗的不断发展，介入治疗涉及更复杂的病变，而冠状动脉钙化经常贯穿于各种复杂病变，增加了冠状动脉介入治疗的难度，是心血管介入医生所面临的主要挑战之一。正确识别、评估钙化病变，尤其是严重钙化病变，选择恰当的介入治疗技术，对于提高手术成功率、减少手术相关并发症、改善患者预后具有重要意义。1988 年 Fourrier 等首次将冠状动脉斑块旋磨术应用于钙化病变的介入治疗，1993 年冠状动脉斑块旋磨术获得美国食品药品监督管理局批准。此后，冠状动脉斑块旋磨术在临床上得到广泛应用，目前已成为处理冠状动脉严重钙化病变的最重要手段，可有效修饰冠状动脉钙化病变，为最终植入冠状动脉支架创造良好的条件。随着经验的不断积累，在早期被认为是旋磨治疗禁忌证的特殊病变，也逐渐成为冠状动脉斑块旋磨治疗新的特定适应证，特定适应证的旋磨治疗风险较高，须在经验丰富的术者指导下进行。

北京大学人民医院心脏中心自 1997 年开始开展冠状动脉斑块旋磨术，目前本中心日常介入工作中冠状动脉斑块旋磨术的比例超过 5%，远高于国内及欧美国家平均水平。本书全体编者均具有丰富的冠状动脉斑块旋磨术操作经验，为推动我国心血管介入医生认识、学习并规范、合理地使用这项技术，本中心组织编写了这部针对冠状动脉斑块旋磨术的书籍。

本书系统介绍了冠状动脉斑块旋磨术的各方面知识，从发展历史、设备及原理、标准操作流程、适应证的选择到并发症的处理，并着重呈现了腔内影像学技术在冠状动脉斑块旋磨术中的作用，同时融入了目前钙化病变介入治疗领域的最新进展。本书秉承"实践、循证、规范、合理"的原则，理论结合实践、图文并茂，并在书中收录了丰富的冠状动脉斑块旋磨术经典病例，便于读者理解学习。

本书是全体编写人员心血的凝聚，对他们的付出表示衷心的感谢。由于编写时间紧、学科发展快，书中的不足敬请各位读者指正，以便再版时完善。

北京大学人民医院　王伟民

2020 年 12 月

目　　录

第一章

冠状动脉斑块旋磨术的历史与进展

近年来,随着我国人口年龄结构、人们生活方式的改变,冠状动脉粥样硬化性心脏病(冠心病)的发病率和死亡率呈现逐年上升的趋势。冠心病的病理基础是冠状动脉粥样硬化斑块的形成,动脉粥样硬化斑块的形成是血管内皮细胞损伤、脂质沉着和炎症细胞浸润等多种因素所致。冠状动脉钙化(coronary artery calcification,CAC)是冠状动脉粥样硬化发展到一定阶段的产物。动脉粥样硬化斑块的钙化主要发生于冠状动脉血管内膜下,于脂质条纹形成后不久就已经开始形成,是以羟磷灰钙为主要成分的钙盐在冠状动脉血管壁的异位沉积。钙化与冠状动脉粥样硬化程度、病变范围成正比,但并不反映冠状动脉狭窄的严重程度。冠状动脉钙化是冠状动脉粥样硬化病变的重要阶段性标志,冠状动脉钙化的发病率因应用的影像学评估方法不同而有差异,冠状动脉造影显示约 1/3 的冠状动脉病变中可见中 / 重度钙化。

既往认为动脉粥样硬化斑块的钙化是被动、静止的过程,但近来研究表明,钙化是动态进展的过程,反映了机体的广泛炎症状态,尤其多见于代谢综合征、糖尿病或慢性肾脏病患者。冠状动脉钙化通常与更大的斑块负荷及更重的复杂病变,如分叉病变、慢性完全闭塞(chronic total occlusion,CTO)病变等有关。另外,特殊类型冠状动脉钙化病变,如钙化结节、冠状动脉微钙化等,与斑块不稳定及易损性有关,可引起血小板活性增加及有血栓形成倾向。因此,冠状动脉钙化病变若预处理不充分可带来更高的再血管化失败(如器械通过困难、球囊膨胀不良、支架脱载、膨胀不全或断裂,且可能导致药物支架涂层损坏等)及经皮冠状动脉介入术(percutaneous coronary intervention,PCI)术中并发症(如无复流、冠状动脉夹层、穿孔等)风险,从而使患者近期及远期预后死亡风险增加。ACUITY(Acute Catheterization and Urgent Intervention Triage Strateg Y)研究及 HORIZONS-AMI(Harmonizing Outcomes with Revascularization and Stents in Acute Myocardial Infarction)研究显示,中 / 重度钙化病变的急性冠脉综合征(acute coronary syndrome,ACS)患者 PCI 支架内血栓风险、缺血靶病变 PCI 干预失败风险较对照组分别升高 62% 和 44%。临床研究数据显示,冠状动脉钙化与更高的心血管不良事件发生的风险呈高度正相关,是预测心血管不良事件的独立危险因素。钙化病变是 PCI 的一大挑战,是当之无愧的"硬骨头"。

因此,针对存在严重钙化病变的冠心病患者,为提升 PCI 成功率、减少并发症并改善预后,通常需要对钙化病变进行预处理,以改善其顺应性,临床常用手段包括切割及棘突球囊扩张、冠状动脉斑块旋磨术、准分子激光冠状动脉斑块销蚀术,以及新近开展的冠状动脉轨道旋磨术、冠状动脉内超声碎石术等。

近年来,冠状动脉斑块旋磨术(rotational atherectomy,RA)是最常用于 PCI 术前预处理钙化病变的措施,被认为是钙化病变安全、有效的处理手段,其原理是基于"差异切割""选择性切割""垂直移动摩擦",利用带有钻石颗粒的橄榄形旋磨头高速旋转(可达 22 万转 / 分),以物理方法将钙化内膜或斑块磨成直径小于 10μm 的微颗粒碎屑,随血液流向远端微循环,最终被吞噬细胞吞噬。冠状动脉斑块旋磨术能够在真正意义上减容动脉粥样硬化斑块,即刻扩大病变血管管腔并提供光滑的内皮表面,便于支架及球囊等器械通过,提高手术成功率。

本章结合既往文献报道,在国内外专家共识及临床实践的基础上,阐述了冠状动脉斑块旋磨术的历史,以及冠状动脉斑块旋磨术的临床研究进展,旨在为读者了解冠状动脉斑块旋磨技术的发展沿革,以及今后在临床实践中为冠心病患者选择适宜的治疗策略提供参考。

第一节　冠状动脉斑块旋磨术的历史

最初,冠状动脉斑块旋磨术主要是用于替代血管球囊成形术、选择性销蚀钙化组织,但早期研究发现冠状动脉斑块旋磨术未能减少金属裸支架(bare metal stent,BMS)植入术后冠状动脉支架内再狭窄的发生率,但在药物洗脱支架(drug-eluting stent,DES)时代,有证据表明冠状动脉斑块旋磨术通过对钙化病变进行斑块修饰,联合新一代药物涂层支架植入可以安全、有效地治疗严重钙化病变,提高手术成功率,改善患者预后。

《冠状动脉内旋磨术中国专家共识》中也提出冠状动脉斑块旋磨术作为 PCI 中的一项重要技术,经历了一个由先热阶段〔冠状动脉球囊扩张术(plain old balloon angioplasty,POBA)时代〕到后冷阶段(BMS 时代),再到再热阶段(DES 时代)的过程。

一、先热阶段(POBA 时代)

冠状动脉斑块旋磨术最早由 David C. Auth 在 20 世纪 80 年代初发明。1988 年 Jean L. Fourrier 等首次将冠状动脉斑块旋磨术应用于冠心病的介入治疗,为 10 例冠心病患者成功完成旋磨介入治疗,其中 5 例患者单独进行了旋磨手术,另外 5 例患者在旋磨术后还进一步接受了 POBA,这次尝试取得了较好的效果,所有接受旋磨手术的患者冠状动脉管腔的狭窄显著减轻,管腔光滑而规则,并且没有出现与手术相关的并发症,在手术后 2 ~ 3 天,所有患者均无症状并顺利出院。

随后在 20 世纪 90 年代初,冠状动脉斑块旋磨术顺利获得美国食品药品监督管理局(Food and Drug Administration,FDA)的批准。在早期 POBA 时代,冠状动脉斑块旋磨术是 POBA 之外不可替代的斑块销蚀技术,可减少术后斑块的弹性回缩。但 POBA 时代的 COBRA(Comparison of Balloon vs Rotational Angioplasty)研究和 ERBAC(the Excimer Laser,Rotational Atherectomy,and Balloon Angioplasty Comparison)研究显示,冠状动脉斑块旋磨术后再狭窄率＞ 37%,与球囊扩张术后再狭窄率相当。

二、后冷阶段(BMS 时代)

随后冠状动脉斑块旋磨术在临床上得到进一步的发展,并在预处理复杂病变(尤其是严重钙化病变)行支架植入时显示出较好的效果。合理有效的旋磨可以使纤维化和钙化斑块的形态学发生改变，销蚀掉严重钙化的斑块，获得相对平滑的血管腔，利于器械通过，有助于支架充分膨胀，减少贴壁不良的发生率。

然而，冠状动脉斑块旋磨术也同时带来一些其他并发症的风险，如穿孔、慢血流/无复流等。在以球囊扩张及 BMS 为主的介入治疗时代，旋磨后的支架内再狭窄率高达30%～40%，因此在 BMS 时代，由于无法解决术后支架内再狭窄、支架内血栓形成发生率较高的问题，对患者的远期治疗效果也并没有获得明显的益处，所以限制了冠状动脉斑块旋磨术的发展，在很长一段时间内未普遍应用。

三、再热阶段（DES 时代）

在 DES 时代，由于血管内膜增生被显著抑制，不论是否钙化病变，其 PCI 术后再狭窄率及靶病变再次血运重建率显著下降。伴随着人口老龄化、糖尿病发病率增高，冠心病患者伴有复杂病变、钙化病变的比例也明显增加，流行病学资料显示，钙化病变在40～49 岁人群中的发生率约为 50%，在 60～60 岁人群中的发生率约为 80%。在 CT 检查中，狭窄程度＞75% 的冠状动脉节段中 54% 存在冠状动脉钙化。中重度钙化病变单纯采用球囊扩张和支架植入难以获得满意的效果，甚至导致各类并发症，DES 植入术后早期和晚期支架内血栓形成的发生率亦较高。随着 DES 的发展，冠状动脉斑块旋磨术被重新定义为严重冠状动脉钙化病变斑块修饰的重要方法。斑块修饰强调通过旋磨头打磨钙化斑块之后形成新的通道，以便后续球囊扩张及支架植入过程顺利进行。尽管在 BMS 时代及 DES 时代，随机临床试验结果提示冠状动脉斑块旋磨术未能降低远期缺血事件，但在严重钙化病变中，合理使用冠状动脉斑块旋磨术可提高 PCI 治疗的成功率，其中旋磨联合 DES 植入术的手术成功率高达 98%～100%。应用旋磨比非旋磨策略的优势：一方面，旋磨策略可获得即刻更大的血管直径、更大的管腔横截面积，方便后续治疗器械通过；另一方面，旋磨能有效修饰钙化病变，改变钙化斑块顺应性以利于支架扩张和贴壁，并减少钙化病变对 DES 上药物的剐蹭，从而减少支架术后剩余狭窄及获得更高的手术成功率和更低的远期支架内再狭窄率。

我国 2019 年旋磨术数据于 2020 年 5 月发布（图 1-1），表明近年来全国旋磨术病例数呈上升趋势，从 2015 年的 2271 例增加至 2019 年的 8655 例，2019 年较 2018 年增长39.84%。虽然旋磨术病例数呈逐年上升趋势，但与英国、法国等国家相比，旋磨术比例仍然较低，2019 年仅为 0.83%。北京大学人民医院心脏中心有丰富的旋磨术经验，2019年中心的旋磨术比例高达 5.1%。

总之，冠状动脉斑块旋磨术对于冠状动脉钙化或纤维化病变、球囊不能通过或无法扩张的病变具有重要价值，既可作为严重钙化病变首选处理方法，亦可作为球囊扩张失败后的次选措施。虽然目前研究结果显示旋磨治疗并不一定能改善患者远期预后，但是可提高即刻成功率，在某些情况下能够使 PCI 介入操作更为简便快捷（平均减少手术时间 19 分钟）。而且，随着旋磨术经验的积累和装置的改善，冠状动脉斑块旋磨术的特定适应证范围也在扩大和充实。

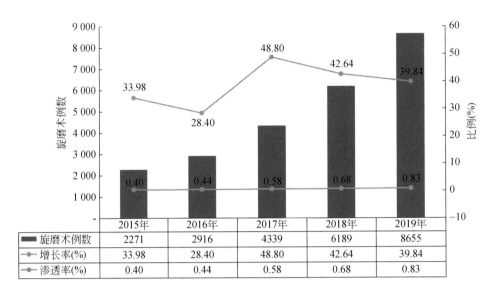

	2015年	2016年	2017年	2018年	2019年
旋磨术例数	2271	2916	4339	6189	8655
增长率(%)	33.98	28.40	48.80	42.64	39.84
渗透率(%)	0.40	0.44	0.58	0.68	0.83

图 1-1　2015～2019 年全国冠状动脉斑块旋磨术病例数趋势图

第二节　冠状动脉斑块旋磨术的进展

　　2015 年欧洲经皮心血管介入学会（EAPCI）发表《欧洲冠状动脉斑块旋磨术专家共识》，2019 年美国介入专家和工业设备专家在经过四轮会议讨论基础上发表了《北美专家旋磨述评》，对旋磨实践进行了总结和评述。我国在 2014 年和 2017 年先后发表了《冠状动脉钙化病变诊治中国专家共识》和《冠状动脉内旋磨术中国专家共识》，指导中国心血管介入医生规范临床应用旋磨技术。近年来，冠状动脉斑块旋磨术在旋磨理念、技术和策略方面有所更新，本节就近年来旋磨领域的新进展做简要介绍。

（一）旋磨理念更新

　　旋磨的理念从最初的斑块销蚀转变为目前的斑块修饰，早期冠状动脉斑块旋磨术主要用于销蚀粥样硬化斑块，辅助球囊扩张或支架植入，但高的再狭窄率和对血管壁的损伤限制了其临床广泛应用。随着 DES 的发展，旋磨理念被重新定义为斑块修饰，这一理念的转变源于 SDRATAS（the Study to Determine Rotablator and Transluminal Angioplasty Strategy）研究和 CARAT（Coronary Angioplasty and Rotablator Atherectomy Trial）研究结果，研究表明以斑块销蚀为目的的旋磨策略（大旋磨头，旋磨头/血管直径比＞0.7），血管并发症风险、靶病变再血管化及围术期心肌肌酸激酶（CK-MB）升高风险更高。应用以斑块修饰为目的的旋磨策略（小旋磨头，旋磨头/血管直径比≤0.7），并发症风险更低，且在减少血管损伤风险的同时能够有效修饰斑块，获得平滑管腔，利于 PCI 器械通过，并能获得更满意的 PCI 效果。斑块修饰强调通过旋磨头打磨钙化斑块之后形成新的通道。一方面，旋磨开通的管腔方便后续治疗器械通过；另一方面，旋磨能有效修饰钙化病变，平滑管腔内壁、破坏血管壁内环形钙化带，有利于后续球囊扩张成功，改善 DES 的膨胀和贴壁。

（二）腔内影像学指导旋磨治疗

冠状动脉造影是诊断冠心病的金标准，但其诊断钙化的敏感度较低，也无法准确辨别钙化与管腔的关系。而腔内影像技术，包括血管内超声（intravenous ultrasound，IVUS）、光学相干断层成像（optical coherence tomography，OCT）可以提供钙化病变的角度、长度、性质与位置（内膜、外膜）的准确信息。IVUS 通过超声波反射形成血管横断面影像，对斑块进行定性诊断，可以弥补冠状动脉造影的局限，增加钙化斑块诊断的敏感度（86.7%）及特异度（93.3%），是目前检测冠状动脉钙化的可靠方法。在指导旋磨方面，有助于更准确地选择旋磨头尺寸及指导选择旋磨导丝类型，能够提供病变处钙化程度评估及更多的参考血管信息，而且在旋磨术后可以再次进行 IVUS 成像检查，有助于判断旋磨效果，指导进一步预处理策略（如非顺应性球囊、切割球囊 / 棘突球囊扩张，升级更大尺寸旋磨头再次旋磨等）。其主要缺点在于无法穿透钙化病变，因此无法评估钙化病变厚度及浅表钙化后的病变，但在开口及左主干钙化病变检测方面具有显著优势。

OCT 技术是近年来发展起来的另一项血管内成像检查，其通过发射近红外光波到管壁组织并分析反射波特征转化成像。应用时域和频域 OCT 成像中，钙化病变表现为边界清晰、分层均质的低信号图像，其敏感性与 IVUS 相当，但对钙化的形态、厚度的检测比 IVUS 更有优势。由于其高达 10 ～ 20μm 的分辨率，OCT 能测定钙化容积；同时，OCT 无声影的影响，能评价钙化病变整体及钙化后部病变。其缺点在于近红外光穿透性较差，只能达到组织内 2mm 水平，无法评估深部钙化病变，对血管腔较大及同轴性不好的血管较难获得高质量的结果。OCT 测量斑块钙化最大弧度＞ 180°、最大厚度＞ 0.5mm、长度＞ 5mm 时提示支架膨胀不全风险大，应积极进行旋磨等预处理。

（三）适应证及特定适应证

旋磨术的适应证主要包括：①血管内膜严重钙化的病变；②球囊无法通过或无法充分扩张的病变，也可应用于冠状动脉开口处和血管分叉处的病变（通过旋磨治疗可减少斑块移位和边支血管的阻塞）。

2015 年《欧洲冠状动脉斑块旋磨术专家共识》提出旋磨术的 4 种特定适应证，包括开口病变、无保护左主干病变、CTO 病变、支架内旋磨等。与之相类似，2019 年《北美专家旋磨述评》也阐述了旋磨针对特定病变类型使用的推荐意见。在开口与分叉病变中，旋磨预处理可减少斑块移位和边支闭塞，有助于支架输送和植入到既定的位置。严重钙化局限于主支血管的可以仅对主支进行旋磨治疗。伴有严重钙化、＞ 2.5mm 的边支球囊不能通过者或不能充分扩张的，建议旋磨处理边支血管。

2017 年《冠状动脉内旋磨术中国专家共识》提出 8 种特定适应证：①无保护左主干病变；②开口病变；③严重左心功能不全［左心室射血分数（left ventricular ejection fraction，LVEF）＜ 30%］；④弥漫性病变（病变长度≥ 25mm）；⑤成角病变；⑥ CTO 病变；⑦球囊预扩后出现夹层的病变；⑧支架植入后即刻旋磨。

冠状动脉斑块旋磨术很少用于 ST 段抬高心肌梗死患者，基于以下考虑：① 旋磨可能导致高凝状态下血小板进一步激活；② 慢血流 / 无复流，因此旋磨系统操作手册将可见血管内血栓的 ST 段抬高心肌梗死作为旋磨禁忌证。因此，ST 段抬高心肌梗死患者很少行旋磨操作，即使进行了旋磨操作，也可能因为挑战禁忌证而不能入组临床研究，但是 HORIZON-AMI 研究及 ACUITY 研究表明 ST 段抬高心肌梗死患者靶病变存在中度至重度钙化的发生率较高（分别为 54.6% 及 63.7%），是预测术后 1 年支架内血栓及缺血性靶病变再血管化的高危因素。由于仅有 0.7% 的存在靶病变钙化的 ST 段抬高心肌梗死患者接受了旋磨操作，冠状动脉斑块旋磨术应用于 ST 段抬高心肌梗死患者处理钙化罪犯病变的统计学评估因样本量太小而缺乏说服力。

ROTATE 注册研究显示在 ST 段抬高心肌梗死患者中，应用旋磨相比非旋磨治疗，其造影显示的即刻效果及安全性方面二者相当。

（四）旋磨技术更新

1. 血管入路 当前普遍认为 PCI 操作经桡动脉入路，相比经股动脉入路能够减少出血和主要血管并发症。因此，全球范围内越来越多地使用桡动脉入路作为首选 PCI 血管入路。但桡动脉平均直径为（3.1±0.6）mm（男性）及（2.8±0.6）mm（女性）。Khan 等发表的桡动脉入路与股动脉入路对于旋磨术安全性和有效性的观察性研究的 Meta 分析共包括 9153 例患者，桡动脉入路组穿刺部位出血及射线暴露量均低于股动脉入路组，但心肌梗死、支架内血栓等主要心脏不良事件（MACE）及死亡率均无统计学差异。桡动脉入路最常用 6F 指引导管，标准 6F 指引导管能够允许 1.75mm 以下旋磨头通过，1.25mm 和 1.5mm 旋磨头可在 6F 指引导管内直接推送，但 1.75mm 旋磨头需在低速下推送。因此，大多数旋磨操作可通过桡动脉入路完成。对于 2.0mm 以上旋磨头，则需要 7F 甚至直径更大的指引导管。近 10 年来，器械和技术的更新，包括薄壁亲水鞘（Glidesheath ™），无鞘指引导管及外径为 6F、7F 的指引导管，使得复杂 PCI 亦可通过桡动脉入路实现。基于上述 Meta 分析及其他研究，《欧洲冠状动脉旋磨术专家共识》提出，大多数钙化病变可通过桡动脉入路，应用 1.25 ～ 1.5mm 旋磨头进行斑块修饰。尽管研究较少，当需要更大旋磨头时，7F 或 7.5F 指引导管亦可考虑用薄壁亲水鞘或无鞘指引导管方法实现。英国心血管介入协会 PCI 数据显示桡动脉入路的冠状动脉斑块旋磨术比例已经从 2007 年的 19.6% 增加至 2014 年的 58.6%。在这些研究中，桡动脉和股动脉入路在手术成功率、MACE 发生率及全因死亡率方面无差异，但桡动脉入路大出血和穿刺部位血管出血发生率更低。

2. 旋磨头选择 在斑块销蚀策略时代，需要的旋磨头 / 参考血管直径比为 0.6 ～ 0.8。在当今斑块修饰的策略下，倾向于选择小尺寸旋磨头。2015 年《欧洲冠状动脉旋磨术专家共识》建议旋磨头 / 参考血管直径比为 0.6。对于多数病变，使用 1.5mm 的旋磨头多数能达到理想旋磨效果。2019 年《北美专家旋磨述评》推荐使用的最大旋磨头 / 参考血管直径比为 0.4 ～ 0.6。直径 < 3mm 的血管可选 1.5mm 的旋磨头，直径 > 3mm 的血管可以从 1.75mm 的旋磨头开始旋磨。对于微导管通过困难的病变，可以从 1.25mm 的旋磨头开始旋磨，成角、迂曲、偏心的病变也可以从小尺寸旋磨头开始旋磨。当大的旋磨头不能通过病变或者旋磨时转速下降较大时，可以选择小一号的旋磨头。

我国专家在总结临床数据和经验的基础上，对旋磨头尺寸的推荐也类似于欧美共识，建议选取旋磨头尺寸为旋磨头 / 参考血管直径比 < 0.6，尤其对无保护左主干病变、心功能不全、60° ～ 90° 成角病变和旋磨导丝通过后的 CTO 病变等，建议用 1.25mm 的旋磨头作为初始选择。若造影提示在旋磨术后斑块处于球囊低压扩张时持续存在"狗骨头"形球囊

影像则提示斑块修饰尚不充分，需要升级为更大的旋磨头再次旋磨。多中心 ROTATE 注册研究显示旋磨术后植入 DES 随访中 MACE 发生率可减少 68%，因此旋磨术后植入 DES 已经成为标准治疗选择。

3. 转速推荐　既往旋磨过程中转速推荐为 18 万～ 20 万转/分，但是有研究发现，过低转速（< 13.5 万转/分）容易出现旋磨头嵌顿，过高转速（> 18 万转/分）容易增加血小板活性和血栓并发症。因此，《欧洲冠状动脉斑块旋磨术专家共识》推荐旋磨转速控制在 13.5 万～ 18 万转/分，《冠状动脉内旋磨术中国专家共识》建议，起始旋磨选择转速为 13.5 万～ 18 万转/分。如果重复数次之后旋磨头无法完全通过病变处，则可适当提高转速以帮助旋磨头通过病变，建议最高转速不超过 22 万转/分。

4. 循环辅助装置　旋磨本身不需要机械循环支持，但考虑到血流动力学需要时，特别是对无保护左主干病变、左心功能不全患者进行旋磨操作时，机械循环支持有助于在旋磨时维持血流动力学稳定，以及有助于更完全的再血管化治疗。

5. 设备升级　2018 年波士顿科学公司发布新一代旋磨系统 ROTAPRO，新系统取消了脚踏板，改为通过旋磨操控器顶端的按键进行控制，简化和集成功能使新的旋磨系统使用时更方便。

（王伟民　张　静）

参 考 文 献

高炜, 2013. 药物洗脱支架时代仍须掌握冠状动脉斑块旋磨术. 中华心血管病杂志, 41(6): 451-453.

葛均波, 王伟民, 霍勇, 2017. 冠状动脉内旋磨术中国专家共识. 中国介入心脏病学杂志, 25(2): 61-66.

李琪, 刘健, 卢明瑜, 等, 2019. 准分子激光冠状动脉斑块消融术治疗复杂冠状动脉病变的近期临床效果观察. 中国介入心脏病学杂志, 27(1): 41-44.

刘冬磊, 周雄, 杨沙宁, 2019. 冠脉旋磨术治疗复杂冠脉病变有效性的 Meta 分析. 长江大学学报 (自然科学版), 16(3): 75-79.

马玉良, 王伟民, 2019. 冠状动脉旋磨治疗的中国经验探索. 心电与循环, 5(38): 361-363.

Barbato E, Carrie D, Dardas P, et al, 2015. European expert consensus on rotational atherectomy. EuroIntervention, 11(1): 30-36.

Daisuke H , Yoshifumi K , Kazuya H, et al, 2018. Treatment for in-stent restenosis requiring rotational atherectomy. J Interv Cardiol, 31(6): 747-754.

Eftychiou C, Barmby DS, Wilson SJ, et al, 2016. Cardiovascular outcomes following rotational atherectomy: a UK multicentre experience. Catheter Cardiovasc Interv, 88(4): 546-553.

Ferri LA, Jabbour RJ, Giannini F, et al, 2017. Safety and efficacy of rotational atherectomy for the treatment of undilatable underexpanded stents implanted in calcific lesions. Catheter Cardiovasc Interv, 90(2): E19-E24.

Fourrier JL, Bertrand ME, Auth DC, et al, 1989. Percutaneous coronary rotational angioplasty in humans : Preliminary report. J Am Coll Cardiol, 14(5): 1278-1282.

Greeland P, LaBree L, Azen SP, et al, 2004.Coronary artery calcium score combined with Framingham score for risk prediction in asymptomatic individuals. JAMA, 291(2): 210-215.

Kobayashi N, Ito Y , Yamawaki M, et al, 2020. Optical coherence tomography-guided versus intravascular ultrasound-guided rotational atherectomy in patients with calcified coronary lesions. EuroIntervention, 16(4): e313-e321.

Nakahara T, Narula J, Strauss HW, 2016.Calcification and inflammation in atherosclerosis: Which is the chicken, and which is the egg . J Am Coll Cardiol, 67(1): 79-80.

Ross R, 1999 . Atherosclerosis—an inflammatory disease. N Engl J Med, 340(2): 115-126.

Sakakura K, Funayama H, Taniguchi Y, et al, 2017. The incidence of slow flow after rotational atherectomy of calcified coronary arteries: A randomized study of low speed versus high speed. Catheter Cardiovasc Interv, 89(5): 832-840.

Sakakura K, Inohara T, Kohsaka S, et al, 2016. Incidence and determinants of complications in rotational atherectomy: Insights from the national clinical data (J-PCI Registry).Circ Cardiovasc Interv, 9(11): e004278.

Sharma SK, Tomey MI, Teirstein PS, et al, 2019. North American expert review of rotational atherectomy. Circ Cardiovasc Interv, 12(5): e007448.

Xenogiannis I, Karmpaliotis D, Alaswad K, et al, 2019. Usefulness of atherectomy in chronic total occlusion interventions (from the PROGRESS-CTO registry). Am J Cardiol, 123(9): 1422-1428.

第二章

冠状动脉斑块旋磨术的设备及原理

第一节　冠状动脉斑块旋磨系统的构成

目前临床上所使用的冠状动脉旋磨装置主要包括旋磨介入治疗仪、旋磨推进器、旋磨导管和旋磨导丝，也有出厂时预装好的旋磨导管和推进器组件，其中旋磨导管包括旋磨头、导管鞘、连接器、导管主体及一些内部传动部件。旋磨头的材料为钻石、纯镍、Niklad 镍、酚醛 – 丁腈，导管材质为聚四氟乙烯，连接器材质为 ABS 树脂。以上装置除旋磨介入治疗仪外均为灭菌、一次性使用。在使用旋磨装置时导管室还应准备好气量充足的压缩气体瓶（压缩氦气、压缩氮气或压缩空气，不能是压缩氧气等易燃气体）及与之相连的压力表（应使用双表头压力表）。

一、旋磨介入治疗仪

（一）旋磨介入治疗仪的组成

旋磨介入治疗仪的组成主要包括旋磨仪主机（控制台）、脚踏开关和空气软管三部分（图 2-1）。

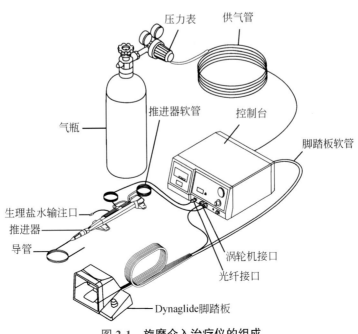

图 2-1　旋磨介入治疗仪的组成

使用前应将旋磨仪主机（控制台）置于牢靠稳固的水平面（建议使用推车装置，便于移动及灵活调整位置），不要与其他装置和设备相邻或叠放使用。旋磨装置使用时不能置于含易燃麻醉药的环境中，不要置于潮湿环境或将液体溅到旋磨仪主机（控制台）上。

（二）旋磨仪主机（控制台）前面板的构成（图 2-2、图 2-3）

（1）电源开关：当此开关处于按下位置时，旋磨仪主机（控制台）通电，开关左侧的绿灯亮起，表示电源已被打开。

（2）涡轮机压力计：此压力计为指针表盘式，显示供应给推进器气体涡轮机的压缩气体的压力。通常，气体涡轮机的气压越高，旋磨头的旋转速度也就越快。在正常操作过程中，

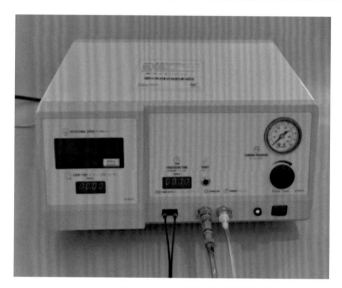

图 2-2 旋磨仪主机（控制台）的前面板

注：旋磨仪主机（控制台）界面简洁，各接口均唯一对应相应管路，熟悉后可快速完成连接准备工作

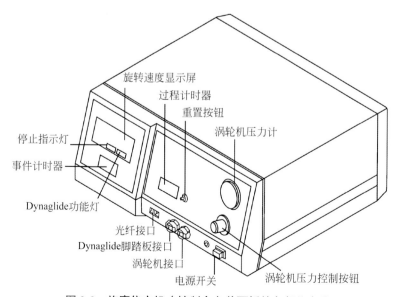

图 2-3 旋磨仪主机（控制台）前面板的各部位名称

气压不应超过 482.6kPa。

（3）涡轮机压力控制旋钮：用于调整涡轮机的气压及旋磨导管的旋转速度，顺时针旋转此旋钮会提高涡轮机压力和旋磨导管的旋转速度，逆时针旋转此旋钮会降低涡轮机压力和旋磨导管的旋转速度，转速会在左侧的旋转速度显示屏上显示。

（4）旋转速度显示屏（转速计）：踩下脚踏开关，旋磨导管工作时的旋转速度会显示在显示屏上，单位为转 / 分，当气体涡轮机停止运行时，此显示屏为空白。

（5）停止指示灯：位于旋转速度显示屏的下方，仅当亮起时可见。推进器的旋转速度降至 1.5 万转 / 分以下超过 0.5 秒时，红色的停止指示灯将亮起，同时停止向推进器供应压缩气体。如果光纤未连接好，也会检测到停止状况。此为一项安全功能，旨在当机械负载过高或光纤连接不正确时停止推进器的压缩气体供应。释放踏板将清除停止状况，同时停止指示灯将熄灭。

（6）Dynaglide 功能灯：Dynaglide 功能灯和停止指示灯相邻，仅当亮起时可见。亮起时表示 Dynaglide 功能被激活。Dynaglide 功能打开时旋磨导管以受控方式低速旋转（6 万～ 9 万转 / 分），当踩下脚踏开关的踏板且 Dynaglide 功能灯亮起时，旋转涡轮机压力控制旋钮可调节旋磨导管的低速转速；当踩下脚踏开关的踏板且 Dynaglide 功能灯熄灭时，旋转涡轮机压力控制旋钮可调节旋磨导管的高速转速。

（7）事件计时器（即单次旋磨时间计时器）：位于转速计下方，用于记录当空气涡轮机和旋磨头旋转时持续踩下踏板的时间长度。当松开踏板时，此计时器将继续显示上一事件的时间。踩下踏板即可重置并重启计时器。在旋磨过程中，这一计时器的主要作用是记录每次旋磨的时间长度，以便术者精准掌握单次旋磨时间。

（8）过程计时器（即一次旋磨手术中总旋磨时间计时器）：此计时器显示的是各次旋磨时间之和，表示该过程中旋磨头旋转的总时间。

（9）重置按钮：按下此按钮可以将事件计时器和过程计时器重置为零。

（10）涡轮机接口：为位于右侧的气体管线接口，与推进器气管相连，当踩下踏板时，它会向推进器供应经过过滤和调节的压缩气体。

（11）Dynaglide 脚踏板接口：为位于左侧的气体管线接口，与 Dynaglide 脚踏板粉色软管相连，用于激活或停止 Dynaglide 功能操作模式。

（12）光纤接口：这两个凹形接口与光纤转速电缆的配套凸形接头相连（插入时无方向要求）。光纤转速计电缆可传输光脉冲，供控制台用于确定气体涡轮机和旋磨头的旋转速度。

（三）旋磨仪主机（控制台）后面板的构成（图 2-4、图 2-5）

（1）电源线接口：此电源线插入 200 ～ 240V 插座（按照控制台背面铭牌上的说明），并为控制台供电。

（2）保险丝盒：保险丝可以在发生严重的电气故障时保护控制台的电气部件。

（3）电位均衡接口：位于保险丝盒左侧，用于实现不同医疗电气设备之间的电位均衡。

（4）压缩气体进气口：位于后面板顶部中间，为一凸形插头，与压缩气源供应管线的相应接口适配。进气口处的气压应始终保持在 0.6 ～ 0.7MPa（1MPa=145psi），最低流量为 140L/min。控制台会将压力降至运行限制范围内。内部减压阀会将输入气压控制在 0.8MPa

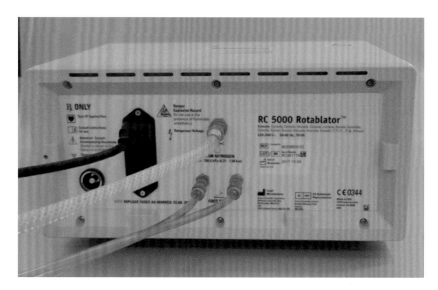

图 2-4　旋磨仪主机（控制台）的后面板

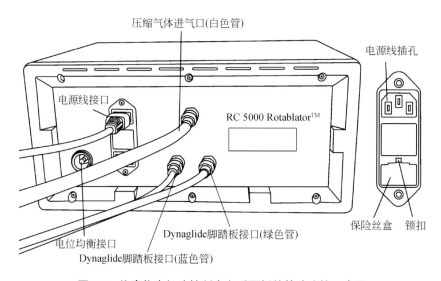

图 2-5　旋磨仪主机（控制台）后面板的管路连接示意图

以下，并在气压超过 0.8MPa 时发出明显的嘶嘶声。

（5）Dynaglide 脚踏板接口：这两个接口与 Dynaglide 脚踏板的一对配套接口连接。绿色软管连接右侧的接口，蓝色软管连接左侧的接口。

（四）脚踏开关

用于控制推进器气体涡轮机的打开或关闭，即踩下踏板时推进器上的气体涡轮机会带动旋磨导管高速或低速转动，松开踏板时旋磨导管停止转动。踏板安装在防护罩下，以防意外触发气体涡轮机转动。防护罩外右侧有一个脚踩按钮——Dynaglide 脚踏板按钮，用于控制 Dynaglide 功能的打开和关闭。Dynaglide 功能打开时，控制台前面板上的绿色

Dynaglide 功能灯会亮起，反复踩下该按钮，Dynaglide 功能灯会在亮起和熄灭之间变化，代表推进器的转速在低速和高速之间切换（亮起代表低速，熄灭代表高速）（图 2-6）。

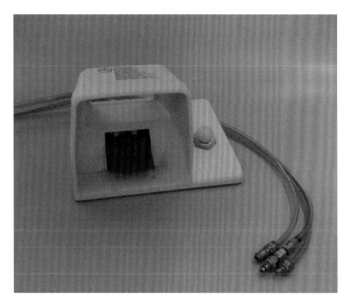

图 2-6　脚踏开关

（五）空气软管

空气软管一头连接控制台后面凸起的进气口（位于 Dynaglide 脚踏板接口上方），并以带螺丝的连接器固定，另一头连接压缩气体瓶。

二、压缩气体瓶

压缩气体瓶不包含在旋磨介入治疗仪装置中，需医院自行准备。推荐的气体瓶容量至少为 40L（图 2-7），这样可以满足旋磨推进器全速运行约 20 分钟。同时建议另行准备一个完全充满气的备用气体瓶。同时为气体瓶配备与之配套的压力表（建议使用双表头压力表）。该压力表能够在 0.6～0.7MPa 气压下达到至少 140ml/min 流量（最好选用释气型）。将供气管连接器（随控制台提供）连接到气体瓶的压力表出口并对压力表进行调节，以便使出口压力（图 2-8 中左侧表头所示）保持在 0.6～0.7MPa，图 2-8 中右边表头压力在使用过程中应保持在 3.5MPa 以上，建议大于 7MPa，否则提示气体量不足，需及时更换（图 2-8）。

如果医院有可供使用的室内空气或氮气系统，则可以直接为控制台供气，而无须使用压缩气体瓶。相关要求如下：①压缩气体只能为空气、氦气或氮气，不能使用氧气；②气体必须清洁、干燥并且不含油；③控制台入口处的气压必须为 0.6～0.7MPa；④该系统必须能够以 140ml/min 或更高的流量供气。

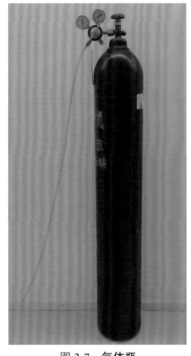

图 2-7　气体瓶

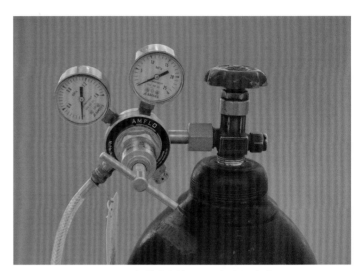

图 2-8　气体瓶局部 – 双表头压力表

三、旋磨推进器

旋磨推进器（图 2-9、图 2-10）不仅是气体涡轮的支撑装置，还用作导向装置以引导、控制旋磨头的伸缩。推进器内部的制动器可在旋磨头旋转时（Dynaglide 模式除外）牢牢地固定导丝，以防导丝旋转或移动。推进器旋钮可独立控制旋磨头的伸缩，操作 wireClip 扭转夹可独立控制导丝尖端的移动。

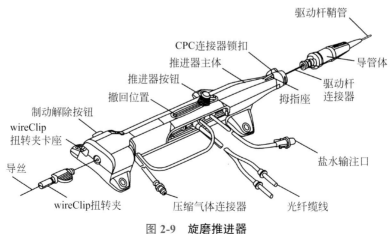

图 2-9　旋磨推进器

取出推进器后可见两根黑色的光纤缆线，与控制台前面的光纤转速计电缆接口连接，压缩气体连接管与控制台前面的涡轮机接口连接，盐水输注口借输液器与旋磨液相连。旋

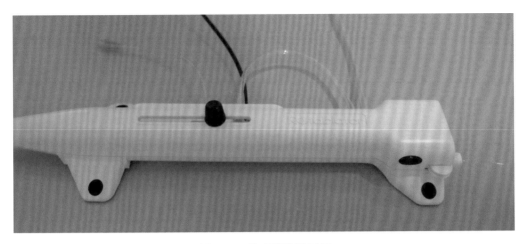

图 2-10　旋磨推进器局部

磨液的建议配方：500ml 生理盐水中加入 2500 ～ 5000U 肝素及 1 ～ 5mg 硝酸甘油，另外，根据患者有无心功能不全、有无低血压等情况可酌情加入 2.5 ～ 5mg 维拉帕米。旋磨液需使用加压袋，建议压力在 200mmHg（1mmHg=0.133kPa）以上。

　　黑色的推进器旋钮旋松以后可以沿狭槽前后移动。当旋钮向前移动时，推动与驱动杆相连的旋磨头向前移动；当旋钮向后移动时，带动旋磨头回撤。推进器旋钮旋紧后可以固定于狭槽上任一位置，在旋磨装置组装、测试完毕、旋磨导管进入指引导管前，需将该旋钮置于距狭槽尾端 2 ～ 3cm 的位置并旋紧固定。

　　推进器尾端有一个黑色的制动解除按钮，正常操作期间（除 Dynaglide 模式外）系统内部的自动制动器将牢牢地夹紧导丝，防止导丝发生旋转或向前推进。按下这个制动解除按钮，将解除导丝的制动状态，可改善导丝的操作或更换推进器。制动解除按钮下后方还有一个 wireClip 扭转夹卡座，当 wireClip 扭转夹完全插入卡座中时相当于按下了制动解除按钮（图 2-11）。注意：旋磨进行时切勿使用此功能！

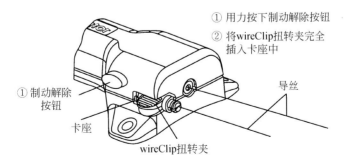

　　① 用力按下制动解除按钮
　　② 将 wireClip 扭转夹完全插入卡座中

① 制动解除按钮
卡座
wireClip 扭转夹
导丝

图 2-11　制动解除按钮和 wireClip 卡座

四、旋磨导管

　　旋磨导管目前有 1.25mm、1.50mm、1.75mm、2.00mm、2.15mm、2.25mm、2.38mm 和 2.50mm 八种规格（目前也有出厂时预装好的旋磨导管和推进器组件，规格同上），国内常用规格为 1.25mm、1.50mm、1.75mm 和 2.00mm。旋磨导管包括旋磨头、鞘管、驱动杆、连接器、导管主体及一些内部传动部件。旋磨头是橄榄形的，尺寸越小越接近于梭形，越大越接近于椭圆形（图 2-12）；旋磨头的后半部表面光滑，前半部表面镶嵌 2000 ～ 3000 粒精细金刚石微粒，微粒长 20μm，突出表面 5μm。由于只有前半部分有金刚石微粒，旋磨头只有在前向运动时才有旋磨作用，后撤时是没有旋磨作用的。旋磨头高速旋转时可以将接触到的钙化斑块组织旋磨成细小的微粒，旋磨下来的微粒直径大多数比红细胞小，随血流进入微循环，进而进入网状内皮系统而被吞噬。

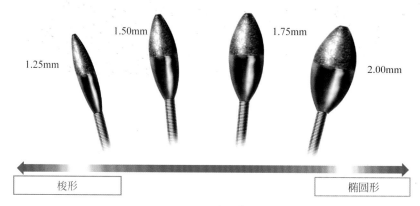

图 2-12　不同尺寸旋磨头的形状

旋磨头由一个柔韧的螺旋驱动杆驱动，此驱动杆头端与旋磨头尾端相连，二者的中心腔贯通，用于输送旋磨导丝（图 2-13）。驱动杆尾端与推进器啮合、组装后由旋磨系统驱动，可以传输高达 19 万转 / 分的旋转运动，从而借此完成旋磨操作。在完成旋磨操作或需要更换旋磨头时，驱动杆尾端也可以和推进器分离（与连接过程相反）。

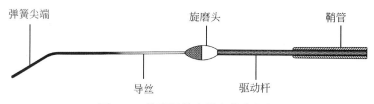

图 2-13　旋磨导管尖端和旋磨导丝

旋磨鞘管的直径为 1.4mm（0.055in），尖端呈斜面，便于通过血管。鞘管作为引导螺旋驱动杆从进入点到达病变部位的通路，可保护动脉组织免受驱动杆旋转时带来的伤害，而且鞘管也是输送旋磨液的通路，对驱动杆起到润滑作用，对旋磨头起到降温作用及对旋磨下来的微粒起到冲刷作用。1.25 ～ 2.50mm 的旋磨导管的预期功能寿命是 5 分钟（即旋磨头单次运行时间之和），推进器的预期功能寿命是 10 分钟。旋磨导管、推进器和旋磨导丝均为一次性使用。

五、旋磨导丝

旋磨导丝有两种，软导丝（rotawire floppy）和超强支撑导丝（rotawire extra support）

（表 2-1），国内最常用的是软导丝，也就是我们说的普通旋磨导丝，超强支撑导丝更适合用于成角的钙化病变。这两种导丝均为不锈钢材质，直径均为 0.24mm（0.009in），远端的弹簧尖端直径为 0.36mm（0.014in），导丝总长度 330cm。软导丝锥形部分相对较长，导丝相对较软，头端的弹簧部分为 2.2cm；超强支撑导丝锥形部分相对较短，导丝相对较硬，头端的弹簧部分为 2.8cm。两种导丝的头端弹簧部分可塑形、不透射线，头端较粗的设计可以防止旋磨头穿出导丝（图 2-14）。

表 2-1　软导丝和超强支撑导丝性能对比

导丝类型	轴特性	弹簧特性
软导丝（普通旋磨导丝）	长锥形，导丝偏离度小（较柔软）	柔软，长 2.2cm
超强支撑导丝	短锥形，硬度较大且导丝偏离度较大（较硬）	柔软，长 2.8cm

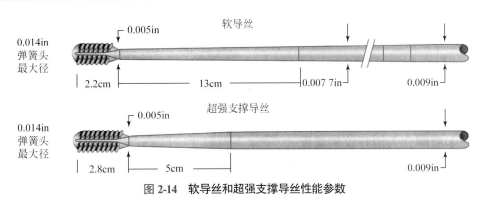

图 2-14　软导丝和超强支撑导丝性能参数

　　旋磨导丝包装内还有一个白色的 wireClip 扭转夹，用于夹持导丝，以便操作（具体见旋磨推进器部分和旋磨介入治疗仪的装配部分）。

　　旋磨导丝在体内进行推进和取出时，尤其是伸出指引导管时，务必在透视下进行。旋磨导丝较普通介入工作导丝要长，又较细软，故操作时应特别小心，以避免损坏、扭结、弯曲和断裂。始终用推进器旋钮来推进旋转中的旋磨头（无论是低速还是高速旋转），不要通过推动鞘管来推进，否则可能会造成旋磨导丝的弯曲、打折及血管的穿孔或损伤。旋磨时也要时刻注意不要将旋磨头推进至旋磨导丝头端不透光部分，否则可能会导致导丝头端断裂、脱落和栓塞。在旋磨过程中，不要让高速旋转的旋磨头停留在一个位置，这样会造成旋磨导丝的磨损，应轻轻地来回移动旋磨头。如果所需的旋磨时间较长（特别是针对钙化明显和成角的病变部位），应调整导丝位置，露出之前未使用过的导丝节段，必要时更换导丝，以防导丝受损。

　　从包装保护圈中取出导丝应遵循以下步骤：①在保护圈的内侧找到近段导丝固定器，并从固定器上取出导丝（将导丝局部从有弹性的卡槽中轻柔拔出，使导丝的近端末端露出，但是并不将导丝从保护圈中拉出）；②在保护圈的外侧找到蓝色的保护管并将其轻轻向外拉，直至将保护管取下，这时可以看到旋磨导丝的远端（有弹簧尖端的一端）露出；③抓住旋磨导丝的远端（但不要抓弹簧尖端），轻轻地将旋磨导丝全部从保护圈中抽出；④按需求将旋磨导丝弹簧头端进行塑形（图 2-15）。

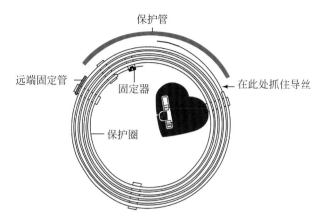

保护管

远端固定管   固定器   在此处抓住导丝

保护圈

图 2-15   装在保护圈中的旋磨导丝

旋磨导丝外层涂有一层薄薄的润滑剂，可呈白色粉末状。切勿擦去此润滑涂层。此润滑剂可能使导丝依附于保护管的内壁，使导丝不易取出。这种情况下可轻拍保护圈外侧，使导丝松落。

六、旋磨介入系统的装配

（一）旋磨介入治疗仪的装配

（1）将空气软管一端连接旋磨仪主机（控制台）后面凸起的进气口，另一端连接压缩气体瓶。

（2）将脚踏板软管的两个接口与旋磨仪主机（控制台）后面的接口连接——绿色软管连接到右侧的接口，蓝色软管连接到左侧的接口；脚踏板软管的粉色软管与旋磨仪主机（控制台）前面的气体管线接口相连接。

（3）先调节压缩气体瓶的右边表头压力（应保持在 3.5MPa 以上，建议大于 7MPa），再调节左边表头压力（即出口压力）保持在 0.6 ～ 0.7MPa。

（4）连接电源线。

（5）按下控制台前面的电源开关并确认开关左侧的绿灯亮起，表明电源已接通。

（二）旋磨推进器的装配

（1）取出旋磨推进器后可见两根黑色的光纤缆线，拆下束带，将这两根光纤缆线与旋磨仪主机（控制台）前面的凹形光纤接口连接（插入时无方向要求）。

（2）将推进器侧面的压缩气体连接管（透明长软管）的束带拆下，展开软管，将头端与旋磨仪主机（控制台）前面的涡轮机接口（位于脚踏板粉色软管接口的右边）连接。

（3）将推进器侧面的盐水输注口借输液器与旋磨液相连，完全打开旋磨液的输液器水止，看到旋磨液顺畅地从推进器头端流出，此时可暂时关闭输液器水止以免旋磨液流失过多及弄湿手术台面，但是一定记得在推进器和旋磨导管连接好后（开始手术前）再次完全打开输液器水止，等待旋磨液流经推进器和旋磨导管的鞘管，然后从鞘管尖端流出且无气泡产生，此时旋磨液缓慢流出（由于旋磨导管的内腔较小，连接了推进器和旋磨导管后的旋磨液流速较仅连接推进器时的流速要慢）。切记：在整个旋磨测试和操作过程中都要保持输液器处于完全打开状态，保证旋磨液持续灌注。

（4）旋松推进器上的黑色旋钮沿狭槽推到最前方，露出推进器头端的驱动杆连接端，旋紧旋钮锁定。

（三）旋磨导管的装配

（1）取下旋磨导管尾端的蓝色保护套，露出驱动杆的连接端，并可见驱动杆表面可滑动的棕色滑动管。

（2）将棕色的滑动管轻轻推向旋磨头一侧，露出连接端的啮合部分，左手和右手分别轻轻抓住旋磨导管的驱动杆连接端及推进器的驱动杆连接端，适当旋转以便对齐，互相推动两个连接端，直接啮合（图 2-16）。

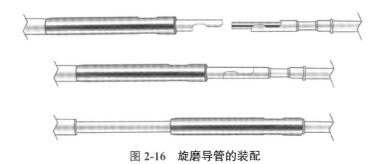

图 2-16　旋磨导管的装配

（3）将棕色的滑动管向驱动杆啮合处移动，直到接触止动环，此时滑动管完全覆盖连接处，两手分别抓住驱动杆连接端的两端并轻轻拉动，检查是否已牢固连接（必须仔细确认驱动杆啮合严密、滑动管覆盖连接处，否则开始旋磨操作后会导致机械故障或者血管损伤）。

（4）旋松推进器旋钮并将旋钮沿狭槽移动至最远端，同时允许旋磨导管朝推进器方向自由移动，用力将旋磨导管的尾端推入推进器并卡入到位（听到"咔嗒"的一声表示卡入到位）；旋松推进器旋钮向前推送 2 ～ 3cm 并旋紧。

（5）轻轻地从旋磨导管头端取下固定并保护旋磨头的橡胶固定夹。

（四）旋磨导丝的装配

（1）抓住导丝的尾段，将其穿进旋磨头尖端的孔中。继续向导管中推进导丝，直至导丝从推进器后端露出，然后抓住露出的导丝并轻轻拉动，同时将旋磨头及鞘管沿导丝向指引导管 / 止血阀处推送，直到旋磨头距离指引导管 / 止血阀数厘米处停止。

如果难以将导丝穿过推进器，可以在轻推导丝的同时前后滑动推进器旋钮，此操作通常有助于导丝穿过推进器，清除在装入导丝过程中可能积存于旋磨头上的任何润滑剂（可戴上医用手套用手指轻轻擦掉）。

（2）将 wireClip 扭转夹连接至导丝末端。切记：在使用旋磨系统时，wireClip 扭转夹应始终与导丝相连（图 2-17）。卡座可用于固定已装好 wireClip 扭转夹的导丝。如果要使用卡座，则应将扭转夹放置在导丝的近端，确保导丝近端没有伸出扭转夹以外。轻轻地将扭转夹滑入卡座中，直至感觉到阻力。切勿按下制动器按钮，切勿强行将扭转夹推入卡座中。将扭转夹装进卡座后，导丝将形成一个平缓的圆环。如果未使用卡座，则务必在扭转夹连接至导丝后，将其平放在手术台上。连接 wireClip 扭转夹后松开推进器旋钮，检查推进器与旋磨导管是否正确连接，并前后移动旋磨头检查推进器的活动。

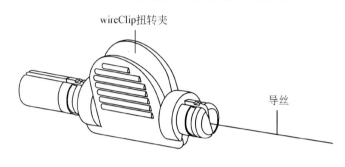

图 2-17   装有扭转夹的旋磨导丝

七、旋磨介入系统的测试

（一）检查旋磨仪主机（控制台）的控制装置

（1）将旋磨仪主机（控制台）前面的电源键按下通电（开关左侧的绿灯亮起）。

（2）重复踩下脚踏板上的 Dynaglide 按钮，注意观察旋磨仪主机（控制台）前面板上的绿色 Dynaglide 功能灯是否交替熄灭和亮起，其代表推进器的转速在低速和高速之间切换（亮起代表低速，熄灭代表高速）。

（二）检查气压和旋磨头的转速

（1）确认旋磨液在自由流动。

（2）踩下脚踏板上的 Dynaglide 按钮，使 Dynaglide 功能灯熄灭。

（3）将旋磨仪主机（控制台）上的涡轮压力调节旋钮逆时针旋死，以防止手术人员在意外踩到脚踏板时令旋磨头迅速旋转。

（4）旋松推进器的旋钮，将其滑动到完全撤回的位置。

（5）顺时针旋转旋磨仪主机（控制台）前面板上的涡轮压力旋钮，使压力表的读数约为 275.8kPa（40psi），并确认旋磨头头端处于自由大气中，未与任何其他物品接触。如果旋磨头未处于悬空状态或与其他物品有接触，那么踩下脚踏板旋磨头开始旋转时会损坏旋磨头和推进器。

（6）充分踩压脚踏板，然后调节涡轮压力旋钮，直至旋磨头以准确的转速［实时转速显示在旋磨仪主机（控制台）面板上］旋转（在调节转速时持续踩压脚踏板，不要松开）。一般 1.25～2.00mm 的旋磨头体外测试转速为 13.5 万～18 万转/分，2.15mm 及更大的旋磨头的转速为 14 万～16 万转/分。调节后松开脚踏板。

（7）踩下脚踏板上的 Dynaglide 按钮，使 Dynaglide 功能灯亮起（代表低速），踩下脚踏板，调节涡轮压力旋钮，直至旋磨头以准确的转速（实时转速显示在控制台面板上）旋转（在调节转速时持续踩压脚踏板，不要松开）。一般保持转速为 6 万～9 万转/分。

（8）如果器械未运转，且红色 STALL 指示灯亮起，请松开脚踏板，检查推进器及控制台所有连接是否正确，然后重试。

（三）检查推进器旋钮和旋磨头的反应

松开推进器旋钮，踩下脚踏板，当旋磨头旋转时，慢慢地沿狭槽向前推动推进器旋钮，检查旋磨头是否能随之沿着导丝自由地向前移动。

（四）检查自动制动器和制动解除功能

当旋磨系统正在运行时，抓住从推进器后端伸出的导丝，尝试将其撤回，正常表现是导丝无法撤回；正常操作期间（除 Dynaglide 模式外），系统内部的自动制动器将牢牢地夹紧导丝，防止导丝发生旋转或向前推进。

将 wireClip 扭转夹夹住从推进器尾端伸出的导丝，以防止导丝旋转，踩下脚踏板上的 Dynaglide 按钮，使 Dynaglide 功能灯亮起，踩下脚踏板，确保推进器转速为 6 万～9 万转 / 分，此时按下位于推进器尾端侧面的制动解除按钮便可以在 wireClip 扭转夹的帮助下轻松操纵导丝了。松开脚踏板和制动解除按钮，使器械自然停止运转。

注意事项：①在未用 wireClip 扭转夹牢固地夹紧导丝时，切勿在 Dynaglide 模式下操作推进器或按下制动解除按钮。②在按下制动解除按钮后，可以用手抓紧 wireClip 扭转夹，也可以将其完全插入卡座中；如果未固定导丝，解除制动或在 Dynaglide 模式下操作推进器可能会导致导丝旋转或缠结。③在体外操作测试系统时，请始终抓稳导丝，防止突然移动。④切勿使高速旋转的旋磨头接触身体、衣服、手术台上的敷料及其他任何物体，否则会导致人体伤害、旋磨头损坏及其他物品损坏。

体外连接、测试完成后开始旋磨手术，具体操作见相应章节。

八、撤出旋磨导管及收纳旋磨装置

（1）如果管腔有足够的通畅性（即相对小的旋磨导管通过相对大的指引导管），可以从冠状动脉与血管中直接撤出旋磨导管和推进器，撤出时需在 X 线透视下确保旋磨导丝的位置，同时将止血阀开到最大。

（2）如果血管迂曲导致系统阻力大，或者旋磨头相对于指引导管较大，需启动 Dynaglide 功能撤出旋磨导管。具体做法：踩下脚踏板上的 Dynaglide 按钮激活 Dynaglide 功能［旋磨仪主机（控制台）前面板上的 Dynaglide 功能灯亮起］，左手大拇指按下推进器上的制动解除按钮（或将 wireClip 扭转夹插入卡座中），右手控制好旋磨导丝，并将止血阀开到最大，在 X 线透视下踩下脚踏板启动低速旋磨（6 万～9 万转 / 分）并将旋磨导管和推进器整体向外撤出，直至旋磨头完全脱出止血阀，此时松开脚踏板。

（3）按下推进器上的制动解除按钮将推进器和旋磨导管从旋磨导丝尾端取下。

（4）如果需更换旋磨导管，将推进器旋钮向前推至定点并锁定，右手拇指轻抠 CPC 连接器锁扣，左手紧握旋磨导管体，拇指搭在推进器的拇指座上，推动 CPC 连接器锁扣并按压，取下导管体。小心地露出驱动杆连接端，将棕色的滑动管向远侧滑动，然后轻轻地拉连接端两侧，断开连接，将旋磨导管取下。按之前步骤重新将新的旋磨导管和推进器进行装配。

（5）旋磨手术完成后先关闭压缩气体供应阀，然后反复踩下 Dynaglide 按钮直到涡轮机压力读数为 0，按动控制台电源开关至关闭（OFF）位置，再将旋磨仪主机（控制台）上的光纤缆线、压缩气体连接管拆下。旋磨导丝、推进器和旋磨导管均为一次性使用，手术完成后按医院规定处理。

（6）适当清洁旋磨仪主机（控制台）、脚踏板等并收纳妥当。

第二节　冠状动脉斑块旋磨术的物理原理及目的

一、冠状动脉斑块旋磨术理念的变化

冠状动脉斑块旋磨术诞生于 20 世纪 80 年代，1988 年由 Fourrier 等完成了首例旋磨术。冠状动脉斑块旋磨术作为冠状动脉介入治疗中的一项重要技术，在诞生之初主要是强调对钙化斑块的销蚀作用，可以减小斑块面积，主要是减小钙化斑块的面积，减少球囊扩张术后的斑块弹性回缩，所以在旋磨术诞生早期强调使用较大尺寸的旋磨头，旋磨头和血管直径比为 0.6 ～ 0.8。随着冠状动脉介入进入 DES 时代，冠状动脉斑块旋磨术被重新定义和认识，并被认可和广泛应用，目前认为旋磨术在冠状动脉介入治疗中的主要作用是斑块修饰，通过旋磨头打磨钙化斑块之后形成新的、光滑的管腔通道，打断钙化环，改变钙化斑块的顺应性，修饰钙化病变的形态、厚度，以利于后续球囊扩张及支架的输送和扩张，从而改善支架的膨胀和贴壁，改善手术即刻效果和远期预后。在这一理念下，选择的旋磨头 / 血管直径比为 0.5 ～ 0.6。

二、冠状动脉斑块旋磨术的原理

旋磨头之所以能对钙化斑块进行打磨和销蚀，是采用了差异性切割原理（图 2-18）。当旋磨头在进行旋磨时接触两种弹性不同的成分，可以选择性地对非弹性成分（一般是钙化斑块）进行打磨销蚀，而弹性成分（一般是正常的或相对正常的血管壁）可以发生偏移而不受损，缺乏弹性的成分会优先被打磨。

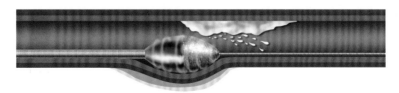

图 2-18　差异性切割原理

旋磨时适当的转速下降（不超过 5000 ～ 10 000 转 / 分）和噪声的变化提示正在进行有效的打磨。一般旋磨头一次通过病变处并不能结束旋磨操作，还需要再对病变处进行两三次"抛光"，当旋磨头通过病变处转速不再降低时，说明病变已经被充分旋磨。

但是某些情况下，差异性切割原理会"失灵"，相对正常的组织也会同时被打磨，这些情况包括严重的导丝偏移，使用强支撑导丝，推送旋磨头力量过大，强行通过病变，旋

磨速度过低，高速旋转的旋磨头在局部停留时间过长等。应注意预防和识别这些情况，以免引起并发症。

旋磨后局部管腔通常较为规则，腔内影像学（IVUS 或 OCT）常可以见到钙化斑块变薄、钙化环断裂和一些小的夹层。如果病变明显扭曲或导丝严重偏移（偏移至钙化斑块对侧）可能会产生较为严重的夹层，甚至穿孔。

三、冠状动脉斑块旋磨术的局部热效应

旋磨时局部会产生热效应，操作中始终保持旋磨液的滴注可以帮助局部降温以免造成局部热损伤及旋磨装置因过热而发生故障。体外研究表明，过长时间的旋磨和过快降速（1.4 万～ 1.8 万转 / 分）相较于间歇旋磨和缓慢降速（4000 ～ 6000 转 / 分）有着更高的局部温度上升（13.9℃ ±1℃ vs 2.6℃ ±1℃，$P < 0.001$）；体内研究的结果类似（11.3℃ ±6.2℃ vs 4.1℃ ±1.2℃，$P=0.06$）。局部热效应可以进一步导致红细胞聚集、血小板激活、平滑肌细胞增殖，也和主要心血管不良事件及心肌损伤标志物升高有关。

转速也和血小板聚集率有关，体外研究表明，转速越低，血小板聚集率越低（图 2-19），而血小板的聚集提示血小板激活，是 PCI 术后急性期主要心血管不良事件的重要决定因素。14 万～ 15 万转 / 分的相对低的转速可以减少血小板聚集（过低的转速，如低于 13.5 万转 / 分，会增加旋磨头嵌顿的风险），而相对高的转速（18 万转 / 分）会引起更多的血小板聚集和血栓并发症。

四、冠状动脉斑块旋磨术与微颗粒

动物实验发现，旋磨头高速旋转时旋磨下来的微颗粒直径绝大多数小于红细胞的直径（98% 以上的微颗粒直径＜ 10μm，平均直径为 5μm）（图 2-20），这些微颗粒会通过冠状动脉微循环、最终被网状内皮系统吞噬清除。如果打磨下来的颗粒过大、过多，两次旋磨间没有充分的时间间隔以进行冲刷，可能会导致微栓塞，从而出现慢血流 / 无复流，甚至心肌梗死。相反，采用合理的旋磨操作，如每次旋磨时间短、接触病变时间短（"啄食"运动）、两次旋磨间适当的时间间隔、相对小的旋磨头、相对慢的旋磨转速、维持相对高的血压（以利于血流冲刷微颗粒）、恰当地使用扩血管药物等都有利于微颗粒的清除，减少相关并发症的发生。

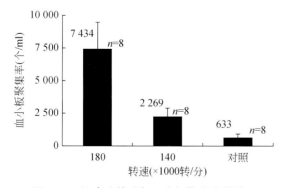

图 2-19　旋磨头转速与血小板聚集率的关系

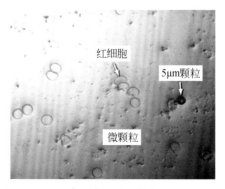

图 2-20　旋磨下来的微颗粒与红细胞对比

五、冠状动脉斑块旋磨术的转速和即刻获得管腔面积

腔内影像学研究发现，旋磨时的转速和即刻获得的管腔面积有关，相同尺寸的旋磨头在较低转速旋磨后的即刻管腔面积更大（图 2-21），尤其是转速低于 15 万转 / 分时，可以获得更好的斑块销蚀效果，为后续球囊扩张和支架植入创造了条件。

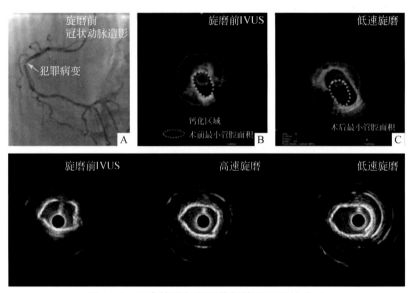

图 2-21 旋磨转速与即刻获得管腔面积的关系

[引自：Mizutani K，Hara M，Nakao K，et al，2019. Association between debulking area of rotational atherectomy and platform revolution speed-frequency domain optical coherence tomography analysis. Catheter Cardiovasc Interv，95（1）:E1-E7.]

（李　琪）

参 考 文 献

Barbato E, Colombo A, Heyndrickx GR, 2012. PCR-EAPCI Textbook on Percutaneous Interventional Cardiovascular Medicine. Toulouse, France: Europa Digital & Publishing, 195-211.

Douek PC, Correa R, Neville R, et al, 1992. Dose dependent smooth muscle cell proliferation induced by thermal injury. Circulation, 86: 1249-1256.

Gader AMA, Al-Mashhadani SA, Al-Harthy SS, et al, 1990. Direct activation of platelets by heat is the possible trigger of the coagulopathy of heat stroke. Br J Haematol, 74: 86-92.

Hanna GP, Yhip P, Fujise K, et al, 1999. Intracoronary adenosine administered during rotational atherectomy of complex lesions in native coronary arteries reduces the incidence of no-reflow phenomenon. Catheter Cardiovasc Interv, 48: 275-278.

Hansen DD, Auth DC, Vracko R, et al, 1988. Rotational atherectomy in atherosclerotic rabbit iliac arteries. Am Heart J, 115: 160-165.

Hong MK, Tjurmin A, Hauderschild CC, et al, 1994. Historical findings in directional atherectomy specimens after rotational atheretomy in calcified coronary arteries. Circulation, 90: 12, 13.

Matsuo H, Watanabe S, Watanabe T, et al, 2007. Prevention of no-reflow/slow-flow phenomenon during rotational atherectomy: A prospective randomized study comparing intracoronary continuous infusion of verapamil and nicorandil. Am Heart J, 154: 994.e1-994.e6.

Mizutani K, Hara M, Nakao K, et al, 2020. Association between debulking area of rotational atherectomy and platform revolution speed-frequency domain optical coherence tomography analysis. Catheter Cardiovasc Interv, 95(1): 1-7.

Reisman M, Shuman BJ, Dillard D, et al, 1998. Analysis of low-speed rotational atherectomy for the reduction of platelet aggregation. Cathet Cardiovasc Diagn, 45(2): 208-214.

Reisman M, Shuman BJ, Harms V, et al, 1998. Analysis of heat generation during rotational atherectomy using different operational techniques. Cathet and Cardiovasc Diagn, 44: 453-455.

Snabre P, Braumler H, Mills P, et al, 1985. Aggregation of human red blood cells after moderate heat treatment. Biorheology, 22: 185-195.

Tomey MI, Kini AS, Sharma SK, et al, 2014. Current status of rotational atherecomy. JACC: Cardiovasc Interv, 7: 345-353.

Tsao TP, Cheng SM, Cheng CC, et al, 2009. Comparison of intracoronary adenosine and isosorbide dinitrate on no-reflow/slow flow during rotational atherectomy. Acta Cardiol, 64: 225-230.

Williams MS, Coller BS, Vaananen HJ, et al, 1998. Activation of platelets in platelet-rich plasma by rotablation is speed-dependent and can be inhibited by abciximab. Circulation, 98: 742-748.

第三章

冠状动脉斑块旋磨术的标准操作流程

冠状动脉斑块旋磨术应用于临床已有 30 余年，早期应用阶段再狭窄发生率高，且并未改善患者临床预后，因此该技术的临床应用受到限制。当前药物洗脱支架时代，冠状动脉介入治疗拓展到更为复杂的领域，往往涉及中重度钙化病变，作为钙化病变支架植入前最有效的预处理措施，冠状动脉斑块旋磨术再度成为介入治疗的热点。随着旋磨理念的不断更新、对旋磨技术的不断培训及旋磨经验的不断积累，目前冠状动脉斑块旋磨术的并发症发生率明显降低，并且在国内许多中心已经成为导管室常规操作。因此，掌握冠状动脉斑块旋磨术的标准操作流程，规范、合理地使用这项技术，对于减少手术并发症，保证介入手术即刻和远期的效果至关重要。本章即对冠状动脉斑块旋磨术的标准操作流程进行详细阐述，希望对从事冠状动脉旋磨治疗的术者有所帮助。

第一节　旋磨前硬件准备

（1）旋磨仪主机（控制台）：是旋磨术所需的总体控制设备，可驱动旋磨导管，监测和控制旋磨头的转速，为术者提供旋磨头工作状态的信息。

（2）旋磨推进器：与旋磨仪主机相连接，驱动和控制旋磨导管及旋磨头的移动。它主要由 5 部分组成：①推进器按钮，用于控制旋磨头的进退；②光纤缆线；③压缩气体连接器；④盐水输注口，用于连接旋磨液；⑤ wireClip 扭转夹，置于推进器末端为开启，同时用于旋磨过程中固定导丝，防止导丝的旋转和移动。

（3）Dynaglide 脚踏板：通过控制操纵器气压涡轮的启动与关闭来控制旋磨头的旋转与停止。在脚踏板的右侧有 Dynaglide 开关，用于旋磨低速与高速转换，当 Dynaglide 处于启动状态时，旋磨头以 6 万～ 9 万转 / 分低速旋转，用于在指引导管内和抵达病变前前进或后退旋磨导管；当 Dynaglide 处于关闭状态时，旋磨头以 13.5 万～ 18 万转 / 分高速旋转，用于病变内旋磨治疗。

（4）压缩气体瓶：旋磨术中所需的气体以压缩氮气或氦气为主。国内标准的减压表单位为 MPa，而旋磨仪主机规定的气体压力单位为 psi，两者的换算关系为：1MPa=145psi。主气体瓶的压力要求至少为 900 ～ 1000psi，在我国的压力表上要至少为 6.21 ～ 6.89MPa，以提供能够完成旋磨所需气源。输出到旋磨仪主机的压力要求为 90 ～ 110psi，在我国的压力表上即 0.62 ～ 0.758MPa。旋磨仪主机上的涡轮机压力计的正常压力是 40 ～ 70psi。从压缩气体瓶到旋磨推进器经过了两重减压。

（5）旋磨导管：由旋磨头、驱动杆及鞘管等组成。旋磨头呈橄榄形，远端部分带有 20 ～ 30μm 大小的钻石颗粒。目前常用的旋磨导管从小到大有 1.25mm、1.50mm、1.75mm、2.00mm、2.15mm、2.25mm、2.38mm 和 2.50mm 八种规格。旋磨头与柔软的螺旋形的驱动杆相连接，驱动杆的中心腔为 0.010in（1in=2.54cm），可通过旋磨导丝。在驱动杆的外部为 4F（1.4mm）聚四氟乙烯材料的外鞘管，此鞘管具有多种作用：①可避免旋磨术驱动轴导管对血管的损伤，起到保护血管壁的作用；②在旋磨时可通过外鞘管输注旋磨液，减小摩擦损伤和热损伤；③可随时将研磨下来的微粒冲掉，以免造成血管的栓塞。

（6）旋磨导丝：为不锈钢材料构成，长 330cm，导丝主干直径为 0.009in，而呈螺旋形缠绕的尖端柔软部分的直径为 0.014in。目前应用的第二代旋磨导丝分为软导丝和超强支撑导丝两类。软导丝具有良好的可控性和柔软性，但支撑能力较差。而超强支撑导丝的体部具有较好的支撑力，但对血管形态影响不大，与血管适应性较好。

旋磨术增加了硬件准备的复杂程度，因此对每一步的准备工作都需要细致到位才能保证随后旋磨操作的安全、顺利进行。为了便于操作，我们建议旋磨前准备工作按照下列清单进行（表 3-1）。

表 3-1　旋磨前硬件准备工作清单

项目	内容
线路连接	气体压缩瓶与旋磨仪主机连接；推进器与旋磨仪主机连接；Dynaglide 脚踏板与旋磨仪主机连接
主机开机	按下主机开机按钮，主机显示屏正常工作
调整压缩气体瓶压力	调整压缩气体瓶的压力至少为 6.25 ～ 6.89MPa 调整压力表上压力为 0.62 ～ 0.758MPa 调整旋磨仪主机上的压力计为 40 ～ 70psi

第二节　冠状动脉斑块旋磨术的操作流程

一、患者准备

（1）术前抗血小板治疗预处理，给予阿司匹林联合 P_2Y_{12} 受体拮抗剂氯吡格雷或替格瑞洛（用法与支架术相同）。

（2）为减少冠状动脉痉挛等并发症，可在术前酌情给予钙通道阻滞剂。

（3）可适当地补充液体，保证有效和足够的血容量，以避免术中使用血管扩张剂时发生低血压并发症。

（4）如果病情允许，术日晨可将 β 受体阻滞剂停用或减量，以避免低血压和心动过缓等并发症的发生。

二、器械准备

（一）血管入路

冠状动脉斑块旋磨术对经桡动脉或经股动脉入路选择无特殊要求，大多数病变经桡动脉路径即可满足要求。一些情况建议优选股动脉入路：①旋磨头 ≥ 1.75mm 需要 7F 甚至 8F 指引导管；②桡动脉入路扭曲，指引导管很难到位或与冠状动脉开口同轴性差；③冠状动脉情况复杂，术者认为优选股动脉入路等。

（二）指引导管

冠状动脉旋磨术所用的指引导管与常规冠状动脉介入术相似，但应注意保证导管与冠状动脉开口的同轴性，并根据所需旋磨头的大小选择合适的、具有足够大内腔的指引导管。一般情况下 6F 的指引导管最大可以通过 1.75mm 的旋磨头，2.00～2.15mm 的旋磨头需要选择 7F 的指引导管，2.15～2.50mm 的旋磨头则需要选择 8F 的指引导管。旋磨术用于高阻力血管，指引导管类型选择建议：①支撑力要求，尽量选择强支撑力导管，防止在冠状动脉内推送旋磨头时反作用力使指引导管脱离冠状动脉开口；②尽量保障指引导管与冠状动脉开口同轴，减少旋磨头对冠状动脉开口造成损伤及导丝偏移，减少旋磨术中冠状动脉夹层甚至穿孔的发生率；③冠状动脉开口有病变，可以选择带侧孔的指引导管。

（三）旋磨导丝

旋磨导丝与其他介入治疗方法（球囊或支架术）所用导丝不同，它的直径为 0.009in，长度为 330cm，由单根不锈钢钢丝构成，导丝的尖端（末梢）由呈弹簧状缠绕的铂金构成，这种结构一方面可减少对血管的损伤，另一方面可增加旋磨导丝在 X 线下的可见性。旋磨导丝的放置原则：①放置在旋磨目标病变的远端，尽量确保旋磨导丝尾端弹簧圈与锥形头端连接处的标记远离病变，减少旋磨导丝被磨断的风险；②避免旋磨导丝远端进入分支血管或主支血管最远端小血管，因为可能存在旋磨导丝抱死不能拔出或远端穿孔等风险；③推荐使用常规冠状动脉介入工作导丝导引微导管交换旋磨导丝进入；④目前中国市场主流旋磨导丝为 Floppy 柔软导丝，锥形过渡段 13cm、弹簧尖端 2.2cm，适用于绝大多数旋磨病变情况。对冠状动脉开口病变、远端病变，特别是严重成角病变，可以考虑使用强支撑旋磨导丝，其有更短的锥形过渡段（约 5cm）和更长的（2.8cm）弹簧尖端，能够提供更强的支撑力。

（四）旋磨头

旋磨头尺寸的争议始终存在，在斑块销蚀策略时代，需要的旋磨头/血管直径比为 0.6～0.8。在现今斑块修饰的策略下，倾向于选择小尺寸旋磨头。STRATAS 和 CARAT 研究表明，较小的旋磨头/血管直径比（0.7）可以减少围术期 CK-MB 水平升高，而且随着鞘管和介入导管尺寸的相应减小，减少了血管穿刺部位出血等并发症。2015 年《欧洲冠状动脉斑块旋磨术专家共识》建议旋磨头/参考血管直径比为 0.6；如果需要同时考虑经费问题，对于多数病变，使用 1.5mm 直径旋磨头多数能达到理想旋磨效果；更为稳妥的方式是从 1.25mm 直径旋磨头开始，逐步增大至 1.5mm（常用）乃至 1.75mm（偶尔）直径的旋磨头。2019 年《北美专家旋磨述评》推荐使用的最大旋磨头/参考血管直径比为 0.4～0.6。直径＜3mm 的血管可选用 1.5mm 的旋磨头，直径＞3mm 的血管可以从 1.75mm 的旋磨头开始旋磨。对于微导管通过困难的病变，可以从 1.25mm 的旋磨头开始旋磨，成角、迂曲、偏心的病变也可以从小旋磨头开始旋磨。当大的旋磨头不能通过病变或者旋磨时转速下降较大时，可以选择小一号的旋磨头。我国专家在总结临床数据和经验的基础上，对旋磨头尺寸的推荐也类似于欧美共识，建议选取旋磨头/参考血管直径比＜0.6，尤其对无保护左主干病变、心功能不全、60°～90° 成角病变和旋磨导丝通过后的慢性闭塞病变等，建议将 1.25mm 旋磨头作为初始选择。

三、术中用药

（1）术中用药：与普通球囊扩张相似，手术开始时给予肝素 60 ～ 100U/kg，以后每小时追加 1000 ～ 2000U，维持 ACT > 300 秒。联合使用血小板 GPⅡb/Ⅲa 受体拮抗剂时，应适当减少肝素用量，维持 ACT > 250 秒。在旋磨前 / 后酌情给予硝酸甘油 50 ～ 200μg，以预防或治疗冠状动脉痉挛等并发症；当前还有一些术者习惯在旋磨前给予小剂量阿托品或升压药物，提高心率、血压以减少慢血流 / 无复流的发生。

（2）旋磨液（加压灌注液袋）的准备：使用无菌技术，加装管理生理盐水的加压袋，并将其与推进器上的盐水输注口连接起来。建议使用压力为 200mmHg 以上的压力袋给旋磨液增压，以确保旋磨液在存在动脉压的情况下仍得以稳定灌注。旋磨液的配备：《冠状动脉内旋磨术中国专家共识》推荐旋磨液的"三明治"盐水配方包括生理盐水 500ml + 硝酸甘油 1 ～ 5mg + 肝素 2500 ～ 5000U，以减少慢血流 / 无复流现象的发生。

（3）预置临时起搏器：如果病变为右冠优势型或左回旋支优势型，旋磨刺激可能引起房室传导阻滞或缓慢型心律失常，有术者习惯预置临时起搏器。目前部分有经验的术者在旋磨时，使用直径较小旋磨头、较低旋磨转速、较短旋磨接触病变时间的情况下，较少发生心动过缓；一旦出现心动过缓，嘱患者用力咳嗽或静脉注射阿托品，待血压、心率稳定后再次启动旋磨。因此，基于丰富的旋磨经验，笔者所在的中心极少在术前植入临时起搏器，这样可以防止因植入临时起搏器而引发的相关并发症。

（4）其他：对左心室功能明显减退或病变血管供血范围大的患者施行旋磨术时，为保证血流动力学的稳定性可考虑采用包括主动脉内球囊反搏（intra-aortic balloon pump，IABP）术或体外膜氧合（extracorporeal membrane oxygenation，ECMO）在内的其他循环辅助措施。

四、手术操作细节

（1）置入指引导管：见指引导管的选择。

（2）经指引导管将旋磨导丝送至冠状动脉病变血管的远端。注意不要将旋磨导丝放到血管的小分支或主支远端小血管内，以免引起血管痉挛、导丝抱死或穿孔；不要扭折旋磨导丝以避免旋磨头旋转异常或更换导丝困难。直接将旋磨导丝送到血管远端比较困难，往往需要首先送入常规冠状动脉介入工作导丝，通过病变后送入微导管，交换旋磨导丝到血管远端。

（3）准备旋磨头及推进器：从包装内取出推进器，分别连接光纤缆线、压缩气体连接器、旋磨液，并将旋磨推进器按钮位置固定在距末端 2 ～ 3cm 处。旋磨导管尾端与驱动杆前端卡槽连接务必紧密，否则旋磨头无法正常旋转。然后将旋磨导丝通过旋磨头前端的中心腔逆行插入旋磨导管内直至尾端，此时推进器末端可以由助手按下制动解除按钮或将 wireClip 扭转夹插入卡座中，以保障旋磨导丝尾端顺利通过推进器。

（4）注意事项

1）旋磨导管和推进器卡槽连接细节见图 3-1。

2）推进器按钮固定在远端中外 1/3 处，以利于旋磨头在病变处的推送动作（图 3-2）。

3）插件和器械连接后，确认旋磨液流出通畅。

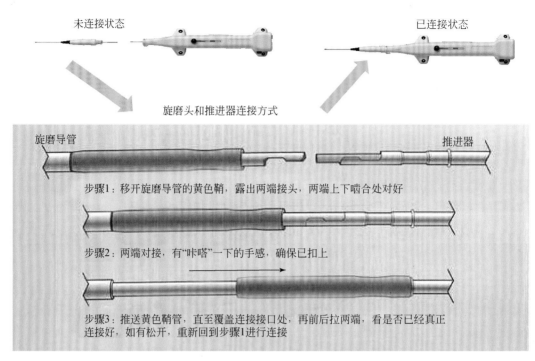

图 3-1　旋磨导管和推进器卡槽连接图

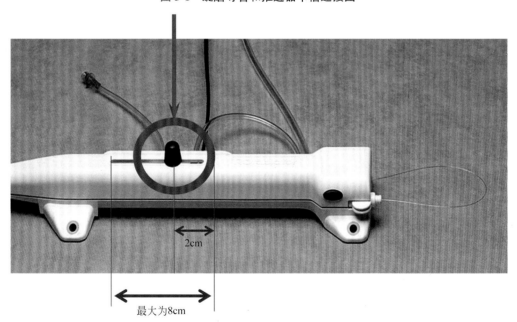

图 3-2　推进器按钮位置

4）体外测试：开启旋磨仪主机的开关。踩下脚踏板右侧 Dynaglide 开关，旋磨仪主机 Dynaglide 功能灯显示启动状态，调整旋磨仪主机右侧转速按钮，使旋磨头以 6 万～ 9 万转 / 分低速旋转。再次踩下脚踏板右侧 Dynaglide 开关，操纵台 Dynaglide 功能灯关闭，旋磨头处于高转速模式时调整旋磨仪主机右侧转速按钮，转速可调节为 13.5 万～ 18 万转 / 分。需要强调的是，低转速仅用于推送或后撤旋磨导管，当旋磨头推送至冠状动脉病变近端准备开始旋磨时，务必更换为高转速模式，在高转速模式下对病变进行旋磨。

测试过程中术者双手手指分别夹住旋磨导丝和旋磨头端驱动杆，避免导丝打折，避免导丝在冠状动脉内移位，避免导丝与手术铺巾、敷料等缠绕；低速、高速都要按设定的转速进行测试，助手调整控制面板上涡轮机压力控制按钮，以达到转速要求；测试遵循DRAW原则（Drip，旋磨液有无从推进器和旋磨头处滴出；Rotate，旋磨头旋转且转速稳定；Advancer，推进器按钮可以自由移动；Wire，推进器尾端导丝可见，旋磨头旋转时导丝不移动、不跟转）；固定旋磨推进器按钮位置，固定在距末端 2～3cm 处。测试完毕后，将旋磨头无转速或低速送入指引导管至病变近端。在此过程中，需要术者和助手紧密配合，术者向前推送旋磨驱动杆，助手根据术者推送力量和频率，调整导丝，务必使导丝头端固定在病变远端，不要移位；如果导丝部分移位，也有术者在旋磨头低速旋转情况下手动调整旋磨导丝位置，但注意避免导丝打折、远端缠绕、进入分支及造成远端夹层等，必要时撤出旋磨头重新使用微导管调整导丝位置。

既往旋磨过程中转速推荐为18万～20万转/分，但是有研究表明过低转速（＜13.5万转/分）容易出现旋磨头嵌顿，过高转速（＞18万转/分）容易增加血小板活性和血栓并发症。因此，欧洲共识推荐旋磨转速控制在13.5万～18万转/分，在此范围内术者根据个人习惯调整旋磨头速度。2019年《北美专家旋磨述评》推荐旋磨转速为14万～15万转/分，此适合大多数病变操作。另外最新研究表明，高转速（19万转/分）与常规转速（14万转/分）相比，慢血流发生率没有明显差异。当前我国关于旋磨转速对临床预后影响的研究还相对较少，最近郑泽等研究发现旋磨术中选择 14万转/分和18万转/分的转速均可取得较高的手术成功率，高转速可能会增加慢血流或无复流和夹层，尤其是增加分支急性闭塞的发生率。对旋磨转速的选择，我国专家建议，起始旋磨选择的转速为13.5万～18万转/分；如果重复数次之后旋磨头无法完全通过病变处，则可适当提高转速，建议最高转速不要超过 22万转/分。

（5）旋磨头的进入：在推送旋磨头从指引导管进入冠状动脉的过程中，建议全程透视，术者缓慢推送旋磨头，助手把持旋磨导丝，随术者推送动作调整旋磨导丝张力，使旋磨导丝保持拉直状态且头端尽量保持不动，此过程对术者和助手配合是个考验，需要不断磨合。如果在指引导管内或到达病变前推送旋磨头有阻力，可以低速旋转将旋磨头推送至病变近端。

（6）注意旋磨细节：①准备对病变进行旋磨前，踩下脚踏板右侧 Dynaglide 开关，开启高速旋磨模式。②再次确认旋磨液正常开启，推进器尾端导丝使用 wireClip 扭转夹夹紧，松开推进器按钮的调节锁。③推送动作：我国专家建议，术者缓慢推送旋磨头接触病变并使旋磨头在病变处作用 2～3 秒，随后快速回撤旋磨头至病变近端，恢复冠状动脉血流，以便冲刷旋磨下来的碎屑并促使心肌恢复灌注，减少心肌缺血，稍后再重复。2019年《北美专家旋磨述评》建议，应用"啄食"式动作缓慢推进旋磨头。④不要将旋转的旋磨头推进到旋磨导丝的尖端，以免旋磨导丝缠绕或断裂等。⑤单次旋磨时间不超过 20秒，两次旋磨之间暂停片刻。⑥避免旋磨降速超过5000～10 000转/分。⑦当旋磨头通过病变后，再次旋磨 2～3 次并对病变进行抛光。当常规的操作无法通过病变时，可以调高转速，使用小一号的旋磨头，使用支撑力更强的指引导管或者子母管。

旋磨过程中应密切关注患者血压、心率。①注意看显示屏，规范操作旋磨动作；②注意听旋磨头与组织病变接触的声音，可以听到与严重钙化病变接触的锐利的金属音、转速显著下降的粗糙接触声音及通过病变后音调下降的声音等；③注意旋磨过程中的触觉感受，调整力度，切忌用力过猛推送旋磨头，以防发生旋磨头嵌顿或穿孔等并发症。需要强调的是，由于在反复旋磨过程中有大量碎屑脱落到血管远端，易造成血管远端微栓塞，因此对弥漫性病变（≥25mm）需要采取分段旋磨。

（7）旋磨完成后，开启Dynaglide模式，将旋磨速度降至6万～9万转/分后缓慢退出旋磨头。后退时首先取下旋磨导丝上的wireClip扭转夹，然后按下旋磨推进器上的制动解除按钮，在确保导丝在冠状动脉内位置不变的情况下退出旋磨导管。

总之，完成标准化旋磨过程应仔细做好旋磨前测试、处理好旋磨术中的细节和做好旋磨后撤等工作，其具体内容归纳总结如表3-2。

表3-2　旋磨细节归纳总结

项目	内容
旋磨前测试	
旋磨导丝到位	使用常规工作导丝经微导管交换旋磨导丝到达病变远端
管路连接	旋磨导管与推进器连接；加压旋磨液与推进器盐水输入口连接
旋磨液冲洗	确认旋磨液正常开放
旋磨推进器按钮	确认旋磨推进器按钮可以正常前后移动
体外测试	双手分别握紧旋磨导丝和旋磨导管，低速、高速分别测试，调整到目标转速
固定旋磨推进器按钮	旋磨推进器按钮位置固定在距末端2～3cm处
旋磨术中细节	
旋磨前准备	无转速或低转速下，将旋磨头推送至靶病变近端2cm处
	松开推进器按钮
	推进器尾端放置wireClip扭转夹
旋磨细节	踩下脚踏板右侧Dynaglide开关，开启高速旋磨模式
	应用"啄食"式动作缓慢推进、快速回撤旋磨头
	单次旋磨时间不超过20秒
	避免旋磨降速超过5000～10 000转/分
	完成抛光作为旋磨终点
旋磨后工作	
旋磨头退出	踩下脚踏板右侧Dynaglide开关，低速模式下退出旋磨头，保证旋磨导丝头端固定
	透视或造影确定血管通畅和局部病变有无并发症情况
	微导管交换为工作导丝
撤除旋磨设备	最后确认不需要再次旋磨情况下拆卸耗材、关压缩气体瓶阀门、关机

第三节　冠状动脉斑块旋磨术后效果的评估

（1）造影评估并发症，有无慢血流/无复流、冠状动脉夹层、冠状动脉穿孔等。

（2）评估是否达到旋磨终点（即旋磨效果达到预期，可以进行后续介入操作）。

1）旋磨头无阻力通过病变。

2）旋磨头通过病变时声音无变调，转速无下降。

3）1∶1 球囊可充分扩张病变。

4）旋磨后 IVUS 检查发现钙化环断裂或弧度在 90° 以上的多重反射影像。

5）旋磨后 OCT 检查发现钙化环断裂。

6）对于旋磨术后无钙化环断裂的患者：①如果 OCT 评估最大钙化厚度＜ 0.6mm，可以首先尝试非顺应性球囊扩张；②如果 OCT 评估最大钙化厚度为 0.6 ～ 0.8mm，建议棘突球囊、切割球囊扩张，多数患者可在球囊扩张后出现钙化环断裂；③如果 OCT 评估钙化厚度仍＞ 0.8mm，首先考虑升级旋磨头再次进行旋磨。

（3）建议常规应用腔内影像学方法对旋磨效果进行评价，具体参见第五章。

总之，介入治疗病变、病情越来越复杂，冠状动脉斑块旋磨术是当前解决严重钙化病变的有效方法之一。冠状动脉斑块旋磨术是一项对操作人员的技术和医疗团队的配合要求非常高的手术。标准化的操作不仅可以提高旋磨治疗的效果，还可以降低旋磨并发症的发生率。

（马玉良）

参考文献

葛均波，王伟民，霍勇，等，2017.冠状动脉内旋磨术中国专家共识.中国介入心脏病学杂志，25(2): 61-66.

黄东，徐世坤，葛雷，等，2014.旋磨技术治疗慢性完全闭塞合并重度钙化病变.中国介入心脏病学杂志，22(2): 131-132.

马剑英，郭俊杰，侯磊，等，2018.冠状动脉内旋磨术在慢性完全闭塞病变介入治疗中应用的安全性和有效性.中华心血管病杂志，4: 274-278.

马玉良，王伟民，刘健，等，2016.冠状动脉旋磨标签外使用的安全性.中国循环杂志，31(8): 737-741.

温尚煜，于宏颖，王柏颖，等，2013.冠状动脉斑块旋磨术治疗球囊无法通过的慢性完全闭塞病变.中华心血管病杂志，41(6): 466-469.

郑泽，柳景华，范谦，等，2018.低转速和高转速旋磨治疗冠状动脉钙化病变的对比研究.中国介入心脏病学杂志，26(8): 425-429.

Barbato E, Carrié D, Dardas P, et al, 2015. European expert consensus on rotational atherectomy. EuroIntervention, 11 (1): 30-36.

Reisman M, Shuman BJ, Dillard D, et al, 1998. Analysis of low-speed rotational atherectomy for the reduction of platelet aggregation. Cathet Cardiovasc Diagn, 45(2):208-214.

Safian RD, Feldman T, Muller DW, et al, 2001. Coronary angioplasty and rotablator atherectomy trial (CARAT): Immediate and late results of a prospective multicenter randomized trial. Catheter Cardiovasc Interv, 31:213-220.

Sakakura K, Funayama H, Taniguchi Y, et al, 2017. The incidence of slow flow after rotational atherectomy of calcified coronary arteries: A randomized study of low speed versus high speed. Catheter Cardiovasc Interv, 89:832-840.

Sharma SK, Tomey MI, Teirstein PS, et al, 2019. North American expert review of rotational atherectomy. Circ Cardiovasc Interv, 12(5): e007448.

Whitlow PL, Bass TA, Kipperman RM, et al, 2001. Results of the study to determine rotablator and transluminal angioplasty strategy (STRATAS). Am J Cardiol, 87:699-705.

Williams MS, Coller BS, Vaananen HJ, et al, 1998. Activation of platelets in platelet-rich plasma by rotablation is speed-dependent and can be inhibited by abciximab. Circulation, 98:742.

第四章

冠状动脉斑块旋磨术的适应证和禁忌证

近年来，随着国内经皮冠状动脉介入治疗手术量的逐年增加，需要处理的复杂病例也越来越多；另外，人口老龄化使得冠状动脉钙化病变的比例随之升高，更多的钙化病变或一些复杂病变需要通过冠状动脉斑块旋磨术进行充分预处理才能完成介入治疗。冠状动脉斑块旋磨术再次成为介入医生所关注的技术，严重钙化病变的旋磨治疗再次成为介入治疗领域的热点。随着我国介入技术的进步和器械的不断发展，对钙化病变的旋磨治疗积累了丰富的临床经验。本章在国内外专家共识及临床指南的基础上，结合文献报道，阐述冠状动脉斑块旋磨术常见的适应证、禁忌证及部分技术要点，为临床实践提供指导，旨在提高手术成功率，减少并发症，改善患者临床预后。

第一节　冠状动脉斑块旋磨术的适应证

冠状动脉严重钙化病变仍是介入治疗的一大挑战，据估计，进行介入治疗的患者中冠状动脉中重度钙化的比例高达 20%，常见于高龄、肾功能不全、糖尿病、既往行冠状动脉旁路移植术的患者。严重钙化病变即使在较高的压力下仍难以使用球囊进行充分扩张，进而增加冠状动脉夹层和穿孔的发生风险；钙化斑块还可引起器械通过困难，引起支架膨胀不完全、不对称或支架异位，导致手术失败、支架内再狭窄和支架内血栓形成；同时用力推送药物洗脱支架通过严重钙化病变时可能损伤药物涂层，且药物难以通过较大弧度的钙化环充分扩散至内膜下而产生治疗作用，使得主要不良心脏事件、靶病变血运重建和靶血管血运重建的发生率增加。

对于冠状动脉严重钙化病变，在支架植入前对病变进行充分的预处理是非常必要的。目前可对钙化病变进行修饰的介入操作大致分为非斑块销蚀和斑块销蚀策略，前者包括使用棘突球囊、切割球囊、非顺应性球囊处理钙化斑块，而后者包括冠状动脉斑块旋磨术、冠状动脉轨道旋磨术和准分子激光冠状动脉斑块销蚀术及冠状动脉血管内碎石术。

冠状动脉斑块旋磨术最早由 David C. Auth 在 20 世纪 80 年代初发明。在早期冠状动脉球囊扩张术时代，冠状动脉斑块旋磨术是一种重要的斑块销蚀技术，作为球囊扩张的替代。进入金属裸支架时代，因术后支架内再狭窄发生率较高（20%～30%），冠状动脉斑块旋磨术曾一度被忽视。药物洗脱支架显著减少了再狭窄和靶病变血运重建的发生。随着人口老龄化、介入治疗病变复杂程度的增加，冠状动脉斑块旋磨术被重新定义为斑块修饰的重要技术。

在意大利 4 个中心进行的 ROTALINK Ⅱ 研究共入选了 672 例冠状动脉中重度钙化（734 处病变）的患者，其中 385 处病变植入药物洗脱支架，349 处病变植入金属裸支架。冠状动脉造影结果显示，冠状动脉斑块旋磨术后植入药物洗脱支架与植入金属裸支架相比，能够显著改善晚期管腔丢失（0.54mm±0.79mm vs 1.01mm±1.13mm）和支架内管腔直径狭窄百分比，同时显著降低靶病变血运重建的发生率（6.9% vs 11.6%）。此外，有研究表明，冠状动脉斑块旋磨术通过机械切除斑块和对斑块进行修饰，可有效改变钙化斑块的顺应性，联合新一代药物洗脱支架植入，能够显著提高介入治疗的成功率。为了评价冠状动脉斑块旋磨术联合新一代药物洗脱支架植入后 12 个月的临床治疗结果，Hachinohe 等连续入选744 例患者（770 处含有大量纤维斑块和钙化斑块的病变）并进行回顾性分析，研究中 22处病变（2.9%）发生靶病变血运重建，51 处病变（6.6%）发生靶血管失败（定义为靶血管血运重建、心肌梗死复发和靶血管相关的心源性死亡），明确的支架内血栓发生率为 0.1%。该研究表明冠状动脉斑块旋磨术联合新一代药物洗脱支架植入可改善临床治疗结果，并证实了这一策略在介入干预复杂病变时的可行性。另一项回顾性研究则进一步评价了冠状动脉斑块旋磨术联合药物洗脱支架植入后长达 5 年的临床治疗结果，研究表明第 1 年内靶病变血运重建的累积发生率为 18.6%，1 年后靶病变血运重建仍以每年 1.9% 的发生率持续增长（5 年发生率为 26.0%），30 天、1 年和 5 年明确的支架内血栓累积发生率分别为 0.9%、2.3% 和 2.9%。

我国在 2014 年和 2017 年先后发表了《冠状动脉钙化病变诊治中国专家共识》和《冠状动脉内旋磨术中国专家共识》，以指导中国心血管介入医生在临床实践中规范使用旋磨技术。结合我国冠状动脉斑块旋磨术的使用现状和临床经验，并参照 2015 年《欧洲冠状动脉斑块旋磨术专家共识》和 2019 年《北美旋磨专家述评》的指导性意见，目前冠状动脉斑块旋磨术的适应证包括：①血管内膜严重钙化病变；②球囊无法通过或无法充分扩张的病变。

根据启动旋磨治疗的时机，冠状动脉斑块旋磨术分为计划性旋磨和非计划性旋磨。计划性旋磨指在之前未发生任何器械使用失败的情况下，主动使用旋磨术处理病变。非计划性旋磨指在器械尝试失败之后决定使用旋磨的策略。

ROTAXUS 研究是第一个探讨复杂冠状动脉钙化病变植入支架前进行常规冠状动脉斑块旋磨术治疗作用的随机对照研究。该研究共入组 240 例复杂的冠状动脉中重度钙化（通过冠状动脉造影分级）的心肌缺血患者，随机分至旋磨联合支架植入组（$n = 120$）和标准介入治疗组（$n = 120$）。研究表明，植入紫杉醇药物洗脱支架前常规使用旋磨术处理病变并不能减少 9 个月随访时造影检查提示的晚期管腔丢失。尽管手术即刻成功率较高，近 1/3的患者在 2 年随访内出现主要不良心血管事件（定义为死亡、心肌梗死和靶血管血运重建的复合终点），且主要不良心血管事件、死亡、心肌梗死、靶病变和靶血管血运重建的发生率在常规旋磨组和标准介入治疗组间无统计学差异。

基于 ROTAXUS 研究的结果，对于复杂冠状动脉钙化病变不推荐常规使用旋磨策略，然而值得注意的是，ROTAXUS 研究中冠状动脉造影检查提示中度钙化的患者高达 53.1%，而标准介入治疗组中约 1/8 的患者在球囊或器械通过失败后需要进行非计划性旋磨，因此对于某些冠状动脉严重钙化的病变进行计划性旋磨仍具有一定的作用。ROTATE 研究是为了探讨对于冠状动脉严重钙化病变，计划性旋磨较非计划性旋磨策略的短期安全性和手术操作可行性。该研究入组了来自 8 个不同中心进行介入治疗和旋磨的冠状动脉钙化患者并将其分成两组（计划性旋磨组为 358 例患者，非计划性旋磨组为 309 例患者）。研究表明，计划性旋磨策略可以显著减少手术时间、X 线暴露时间、造影剂用量和预扩球囊用量，同时有降低院内主要不良心血管事件（定义为全因死亡、心肌梗死包括围术期心肌梗死和靶病变血运重建的复合终点）发生的趋势。

目前指南推荐对于球囊无法通过或充分扩张的冠状动脉严重钙化或纤维化非弹性斑块，支架植入前采用非计划性旋磨处理病变。尽管如此，对于某些冠状动脉解剖富有挑战性的病例，介入医生有时仍可能进行计划性旋磨。为了进一步评价计划性旋磨处理冠状动脉钙化病变的即刻及长期效果，Allali 等进行了一项回顾性的单中心队列研究，该研究入组冠状动脉严重钙化和（或）纤维化的患者，包括进行计划性旋磨的 308 例患者（338 处病变）和非计划性旋磨的 204 例患者（221 处病变）。研究表明计划性旋磨组冠状动脉夹层和院内主要不良心血管事件（定义为全因死亡、自发心肌梗死和靶血管血运重建）的发生率更低，手术成功率更高，计划性旋磨可以减少造影剂用量、X 线暴露时间和手术时间，但并不改善患者长期临床治疗结果。一项来自波兰的真实世界研究回顾性分析了 156 例进行旋磨治疗的患者并对其进行了 12 个月随访，其中计划性旋磨组 43 例患者，非计划性旋磨组 113 例患者（球囊或支架无法通过者占 25.7%，球囊扩张不充分者占 74.3%），研究的主要终点是院内和术后 12 个月全因死亡率。该研究表明计划性旋磨组患者多支血管病变、左主干病变、合并外周血管疾病的比例显著高于非计划性旋磨组，但两组患者手术成功率和院内并发症的发生率相近，两组患者术后 12 个月死亡率或主要不良心血管事件（包括死亡、心肌梗死、靶血管和靶病变血运重建、卒中）发生率的差异无统计学意义。国内一项研究连续入选经冠状动脉造影证实为冠状动脉重度钙化病变进行旋磨治疗的 137 例患者，根据旋磨前是否行球囊扩张，分为计划性旋磨组 81 例、非计划性旋磨组 56 例。研究表明计划性旋磨组术后即刻管腔获得率显著高于非计划性旋磨组，支架前球囊使用数量、术中并发症的发生率显著低于非计划性旋磨组，计划性旋磨组术后 1 年主要不良心脑血管事件（定义为死亡、非致死性心肌梗死、靶血管血运重建、支架内血栓和脑血管意外）的发生率较低，这一获益可能与计划性旋磨可以进行有效球囊扩张、减少术中并发症并获得足够的管腔面积有关。同时该研究中计划性旋磨组使用血管内超声指导的比例显著高于非计划性旋磨组，且全部于预处理病变前使用，提示血管内超声指导可能对于计划性旋磨策略的选择有一定的指导意义。来自笔者所在中心的一项回顾性研究也表明结合 IVUS 和 OCT 等腔内影像学技术对冠状动脉严重钙化病变进行评估并采取计划性旋磨治疗，可以明显降低手术时间、术中 X 线照射量及造影剂用量，减少预扩张球囊用量，提高手术即刻成功率（定义为支架于靶病变处成功释放，支架内残余狭窄 < 20% 且 TIMI 血流 3 级，无冠状动脉夹层、穿孔及血栓形成等）。

一项最新的随机对照研究 PREPARE-CALC 第一次比较了药物洗脱支架植入前分别使用冠状动脉斑块旋磨术和棘突/切割球囊对重度钙化病变进行预处理的治疗结果，该研究入选了 2014 年 9 月至 2017 年 10 月来自德国 2 个医学中心冠状动脉造影提示冠状动脉重度钙化伴有心肌缺血进行介入治疗的患者共 200 例，并将其随机分至旋磨组（n = 100）和棘突/切割球囊组（n = 100）。与 ROTAXUS 研究不同的是，该研究中所有患者在病变充分预处理后均植入具有生物可吸收多聚物的第三代西罗莫司洗脱支架。研究表明，旋磨组患者手术成功率（定义为支架成功递送、完全膨胀，支架内残余狭窄 < 20% 且 TIMI 血流 3 级）显著高于棘突/切割球囊组（98% vs 81%），随访 9 个月后支架内晚期管腔丢失（定义为术后即刻和 9 个月冠状动脉造影提示的支架内最小管腔直径的差值）旋磨组不劣于棘突/切割球囊组，旋磨组平均支架内晚期管腔丢失为 0.22mm±0.40mm，棘突/切割球囊组为 0.16mm±0.39mm，两种治疗策略均有较好的临床结果。研究还表明旋磨组患者平均造影时间明显延长。基于上

述结果，研究者认为对于冠状动脉重度钙化的病变支架植入前使用冠状动脉斑块旋磨术进行预处理是一种可行的、手术成功率更高的策略，且不会引起明显的晚期管腔丢失；而只要可以随时进行非计划性旋磨，暂定的棘突 / 切割球囊策略也是可行、安全和有效的。

总之，在临床实际工作中，进行介入治疗前准确评估病变的钙化程度是至关重要的。当冠状动脉造影提示中重度冠状动脉钙化时，应积极进行腔内影像学评估，如果病变具有复杂钙化病变的影像特征，可主动使用冠状动脉斑块旋磨术处理病变，在这种情况下能够降低手术风险，提高手术成功率。旋磨策略的选择有时也会受到术者操作经验、病变特征和病变复杂程度的影响。需要强调的是，理想的介入治疗策略仍在不断进展。不管采用何种策略，对冠状动脉严重钙化病变进行成功、安全的治疗都需要术者掌握多种技术且能准确判断和处理常见的并发症。

病例 4-1　优势型右冠状动脉弥漫钙化旋磨治疗

（一）病史基本资料

患者，女性，57岁，因"反复胸闷发作1年余"入院。患者1年多前于情绪激动后出现胸闷、胸骨后紧缩感，向肩背部放射，持续5 ～ 20分钟，休息后缓解。反复发生上述症状，口服单硝酸异山梨酯无明显改善，为进一步诊治入院。既往史：高血压30余年，服降压药不规律。高脂血症1年余。

查体：体温37.0℃，脉搏64次 / 分，呼吸18次 / 分，血压170/90mmHg；神志清，全身浅表淋巴结未触及肿大；双肺未闻及干、湿啰音；心界不大，心律齐，各瓣膜听诊区未闻及病理性杂音；腹软，无压痛、反跳痛；双下肢无水肿。

辅助检查：实验室检查，Scr 48μmol/L，LDL-C 2.16mmol/L，TnI、CK-MB、MYO 均阴性。心电图：窦性心律，心率64次 / 分，Ⅲ、aVF 导联可见异常 q 波，Ⅲ导联 T 波倒置（图4-1）。心脏彩超：左房扩大，LVEF 64.85%，左室舒张功能减退。心脏 CT 冠状动脉造影：左主干

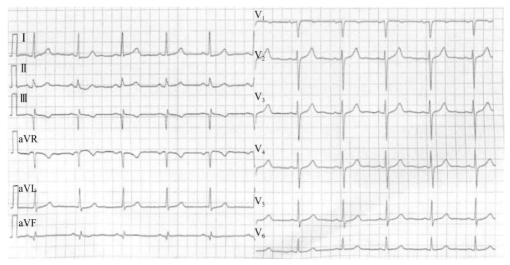

图 4-1　入院心电图

钙化斑块，管腔狭窄 70%，前降支近中段多发钙化斑块，中段局部管腔狭窄＞ 70%，对角支近段钙化斑块，管腔狭窄＞ 70%，回旋支多发钙化斑块，管腔狭窄 70%，右冠状动脉多发钙化斑块，管腔狭窄 70%（图 4-2）。

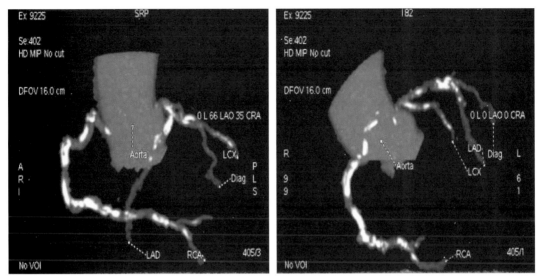

图 4-2　心脏 CT 冠状动脉造影

入院诊断：①冠状动脉粥样硬化性心脏病，稳定型心绞痛，心界不大，窦性心律，心功能Ⅰ级（NYHA 分级）；②高血压（2 级，高危）；③高脂血症。

（二）冠状动脉造影结果

（1）桡动脉入路，右冠优势型。

（2）左主干未见明显狭窄。

（3）前降支开口至中段可见钙化，局部最严重处 90% 狭窄。

（4）回旋支细小，近段 80% 狭窄。

（5）右冠状动脉全程钙化，近段 50% 狭窄，中段 90% 狭窄，远段 90% 狭窄（图 4-3）。

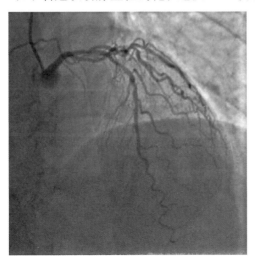
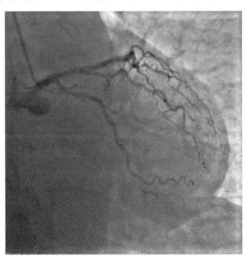

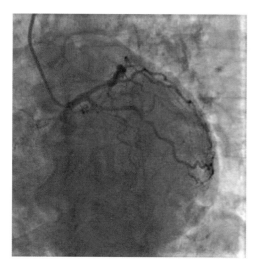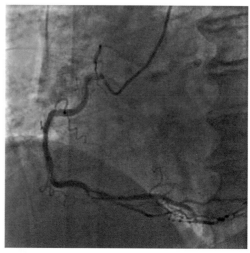

图 4-3　冠状动脉造影

（三）治疗策略

（1）患者前降支重度狭窄，造影显示钙化程度不重，拟直接行介入治疗。

（2）患者为右冠优势型，血管扭曲伴严重弥漫钙化，拟采用计划性冠状动脉斑块旋磨术。

（四）器械准备

（1）6F EBU 3.5 指引导管、7F AL 0.75 SH 指引导管、工作导丝。

（2）微导管、延长导管及旋磨相关器械。

（五）手术过程

（1）桡动脉 6F EBU 3.5 指引导管，工作导丝至前降支远段。

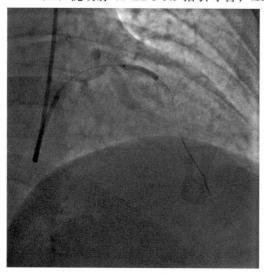

图 4-4　前降支病变球囊充分扩张

（2）送入 2.5mm 球囊以 16atm（1atm=1.01×10^5Pa）扩张前降支中段病变处（图 4-4）。

（3）前降支近中段植入 2.5mm×38mm、2.75mm×26mm 共 2 枚支架（图 4-5）。

（4）股动脉 7F AL 0.75 SH 指引导管，工作导丝至右冠状动脉远段。

（5）通过微导管更换工作导丝为旋磨导丝，以 1.25mm 旋磨头、16 万～18 万转／分至右冠状动脉中远段病变处旋磨，时间 8 秒（图 4-6），心电监测显示心脏停搏、血压下降（图 4-7），立即停止旋磨，并予以心脏按压，静脉注射阿托品 0.5mg、多巴胺 3mg，并持续泵入多巴胺，心率恢复至 90～100 次／分，血压 100/65mmHg。再次进行旋磨 4 次，每次

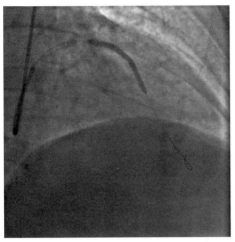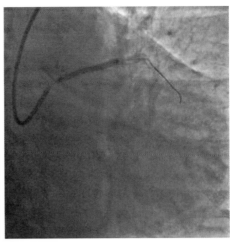

图 4-5　前降支植入 2 枚支架

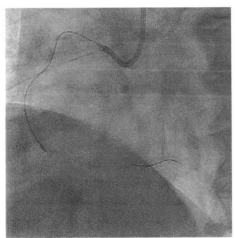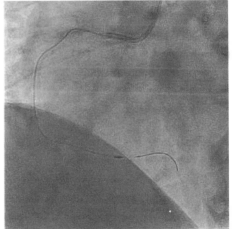

图 4-6　在右冠状动脉中远段病变处进行旋磨

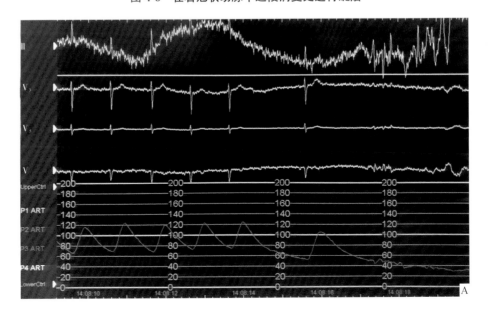

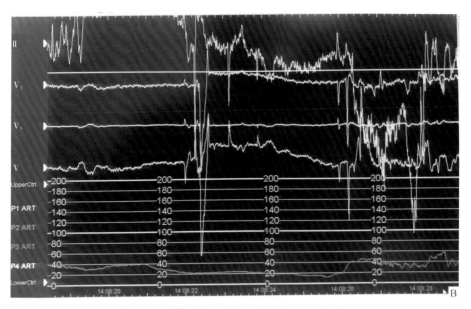

图 4-7   旋磨过程中出现心脏停搏、血压下降

A. 旋磨过程中心率逐渐减慢；B. 心脏停搏

6～8 秒，最终通过病变。

（6）通过微导管更换为工作导丝，送入 2.5mm 球囊 16atm 扩张右冠状动脉中段病变（图 4-8），球囊均不能通过右冠状动脉远段病变。

（7）延长导管支撑下沿工作导丝送入 2.5mm 球囊，到达右冠状动脉远段病变处，以 20atm 扩张（图 4-9）。

（8）右冠状动脉最终成功植入 2.5mm×32mm、2.75mm×28mm、3.0mm×38mm、3.5mm×28mm 共 4 枚支架（图 4-10）。

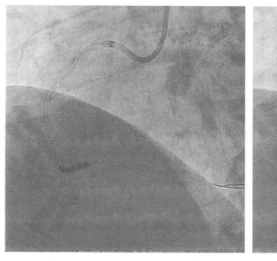
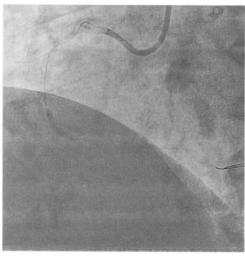

图 4-8   2.5mm 球囊充分扩张右冠状动脉中段病变

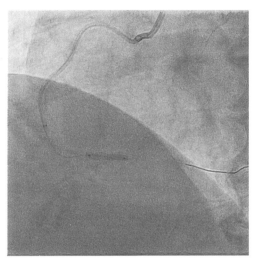

图 4-9　延长导管支撑下 2.5mm 球囊充分扩张右冠状动脉远段病变

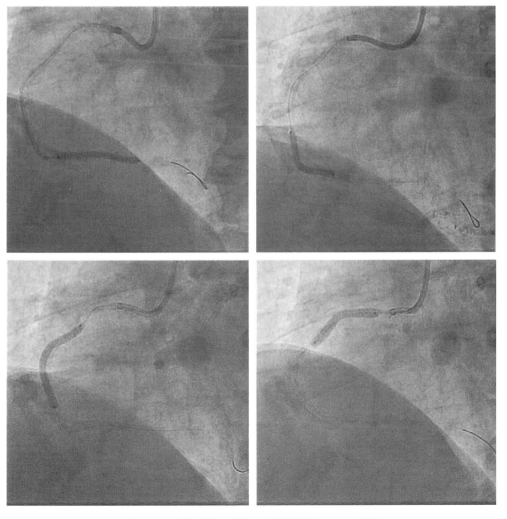

图 4-10　延长导管支撑下右冠状动脉植入 4 枚支架

（六）手术结果

术后复查冠状动脉造影（图4-11），显示前降支及右冠状动脉支架通畅，膨胀良好，未见明显残留狭窄。支架边缘未见明显冠状动脉夹层。前向血流 TIMI 3 级。

（七）小结

对优势型回旋支或者优势型右冠状动脉行旋磨治疗时，由于旋磨头阻断血流引起的缺血，以及旋磨引起的慢血流 / 无复流等并发症，患者可能会出现心脏停搏、房室传导阻滞等缓慢型心律失常。为了预防上述情况发生，可备好临时起搏器或于旋磨前给予阿托品及多巴胺等血管活性药物，以保证患者的心率、血压在稍高的水平。在旋磨操作过程中，建议从直径较小的旋磨头开始旋磨，并且每次旋磨的时间适当缩短，同时密切注意患者的心率及血压，一旦发生缓慢型心律失常，应立即停止旋磨操作，嘱患者用力咳嗽，并给予阿托品、多巴胺等药物，待患者心率、血压恢复后，再行进一步的旋磨治疗。

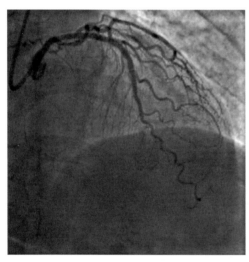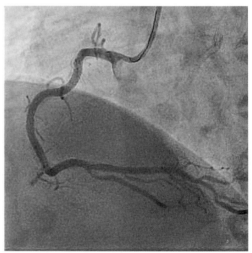

图 4-11   PCI 术后复查冠状动脉造影

病例 4-2   IVUS 指导前降支钙化结节旋磨治疗

（一）病史基本资料

患者，男性，56 岁，因"间断胸闷 3 年，加重伴胸痛 2 个月"入院。患者 3 年前活动、情绪激动时出现胸闷，冠状动脉造影提示前降支中段 50% 狭窄，回旋支、右冠状动脉无明显狭窄，行药物保守治疗。2 个月前步行 3 分钟或爬 1 层楼即可出现上述症状，伴胸痛，向后背放射，每日发作 3 ～ 4 次，为进一步诊治入院。既往史：高脂血症 5 年，吸烟史 30 余年。

查体：血压 136/78mmHg，脉搏 68 次 / 分；颈静脉无怒张；双肺呼吸音清，未闻及干、湿啰音；心律齐，各瓣膜听诊区未闻及杂音；腹软，无压痛，移动性浊音阴性；双下肢无水肿。

辅助检查：实验室检查，Scr 70μmol/L，eGFR 100.2ml/（min·1.73m^2），LDL-C 4.15mmol/L，糖化血红蛋白 6.5%，TnI、CK-MB 、MYO 均阴性。心电图：窦性心律，心

率 68 次 / 分，电轴不偏，完全右束支传导阻滞（图 4-12）。超声心动图：LVEF 76.2%，心脏结构及心内血流未见明显异常。

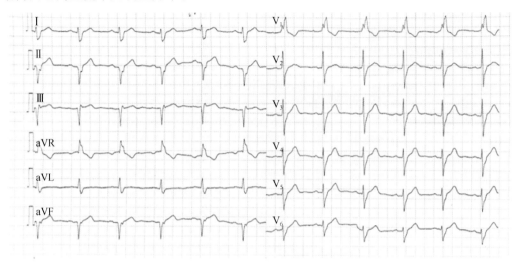

图 4-12 心电图

临床诊断：①冠状动脉粥样硬化性心脏病，不稳定型心绞痛，窦性心律，心界不大，心功能 Ⅱ 级（NYHA 分级）；②高脂血症。

（二）冠状动脉造影结果

（1）桡动脉入路，右冠优势型。

（2）左主干未见明显狭窄。

（3）前降支近中段钙化，近段 50% 狭窄，中段模糊病变，局部 80% 狭窄，中远段心肌桥，收缩期 90% 狭窄。

（4）回旋支中远段 95% 狭窄。

（5）右冠状动脉近中段 50% 狭窄，中段 40% 狭窄（图 4-13）。

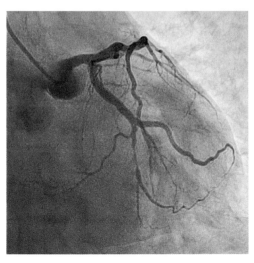
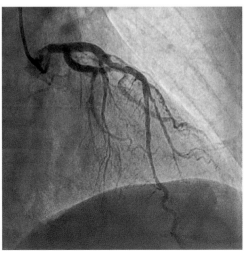

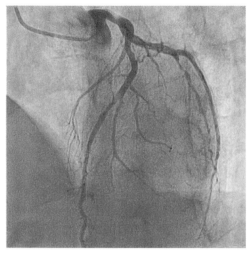
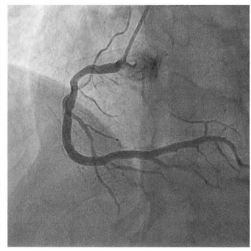

图 4-13 冠状动脉造影

（三）治疗策略

患者前降支中段模糊病变，拟行 IVUS 评估病变性质及管腔狭窄程度，以制定进一步介入治疗策略。

（四）器械准备

（1）6F EBU 3.5 指引导管、工作导丝。

（2）IVUS 导管、微导管及旋磨相关器械。

（五）手术过程

（1）右侧桡动脉入路，送入 6F EBU 3.5 指引导管、常规工作导丝至前降支远段，从前降支回撤 IVUS 导管评估病变情况。IVUS 导管显示前降支中段病变处有钙化结节，最小管腔面积为 2.84mm^2，患者有典型缺血症状，故决定对前降支行介入治疗。IVUS 可见钙化结节，拟采取计划性冠状动脉斑块旋磨预处理病变（图 4-14）。

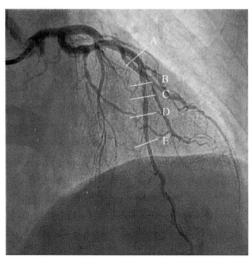
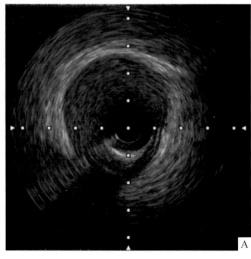

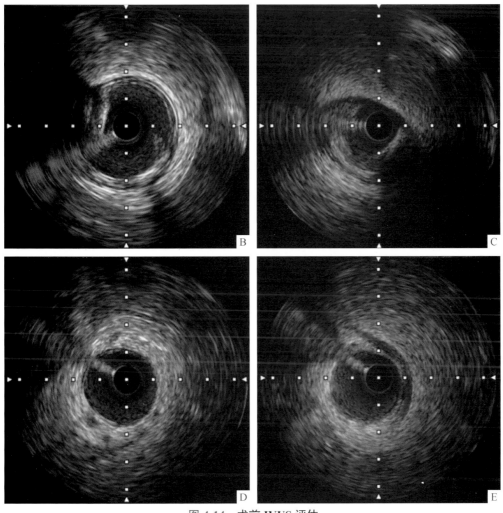

图 4-14　术前 IVUS 评估

A. 前降支近段平均参考血管直径为 3.7mm；B. 前降支中段病变可见钙化结节（8 ～ 11 点方向）；C. 中段最小管腔面积为 2.84mm²；
D. 前降支病变远段平均参考血管直径为 2.8mm；E. 中远段心肌桥

（2）通过微导管更换为旋磨导丝，选用 1.5mm 旋磨头对前降支中段病变进行旋磨，15 万 ～ 16 万转 / 分，共旋磨 3 次，每次 10 ～ 15 秒（图 4-15）。

（3）旋磨后使用 2.5mm 非顺应性球囊以 16atm 充分扩张前降支病变，对角支用 1.5mm 球囊拘禁下于前降支病变处植入 1 枚 3.0mm×22mm 支架，并先后使用 3.0mm、3.5mm 非顺应性球囊进行后扩张（图 4-16）。

（六）手术结果

支架植入后，通过 IVUS 评估支架状态。支

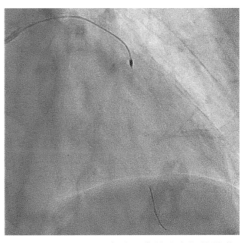

图 4-15　1.5mm 旋磨头旋磨前降支钙化结节

架全程贴壁，支架远端无夹层，前降支最小支架面积为 5.27mm²（图 4-17）。

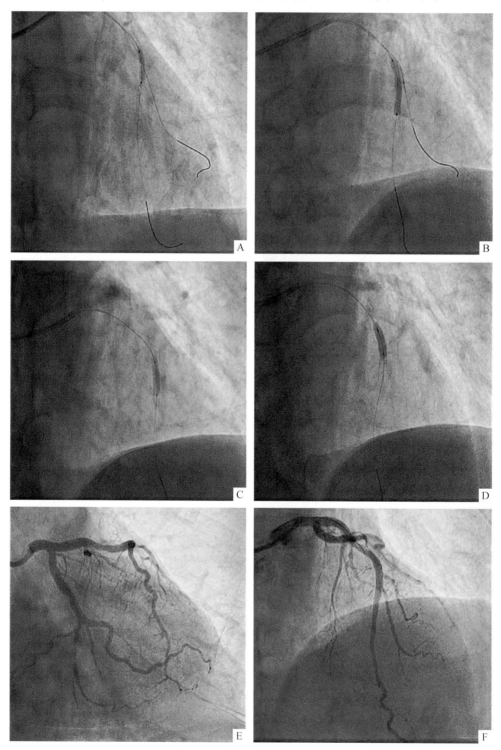

图 4-16　前降支支架植入过程

A. 2.5mm 非顺应性球囊扩张；B. 对角支用 1.5mm 球囊拘禁下在前降支植入 3.0mm×22mm 支架；C. 3.0mm 非顺应性球囊后扩张；
D. 3.5mm 非顺应性球囊后扩张；E、F. 支架植入后最终造影

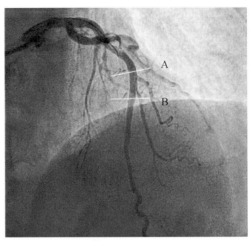

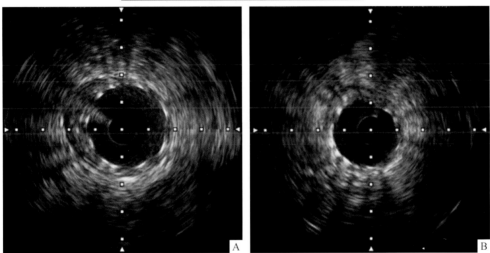

图 4-17　**IVUS 评估支架植入效果**

A. 前降支支架近段膨胀、贴壁良好；B. 支架远段良好，最小支架面积 5.27mm^2

（七）小结

钙化结节常导致球囊、支架等器械通过受阻，甚至导致球囊破裂、血管穿孔等严重并发症。IVUS 对于钙化结节的诊断具有较高的敏感性，表现为突出管腔的不规则团块，边缘毛糙。该患者前降支病变 IVUS 可见管腔严重狭窄伴钙化结节，为避免器械受阻等并发症，选择计划性旋磨预处理病变，最终顺利植入支架，支架膨胀、贴壁良好。

病例 4-3　IVUS 指导前降支严重钙化及钙化结节旋磨治疗

（一）病史基本资料

患者，女性，79 岁，因"活动后胸闷 2 个月，加重 1 个月"入院。患者 2 个月前开始出现活动后胸闷，休息后可缓解，近 1 个月症状加重，运动耐量明显下降。门诊行心脏 CT 冠状动脉造影检查提示三支病变，左前降支、回旋支及钝缘支中至重度狭窄，左主干、第一对角支、右冠状动脉及后侧支中度狭窄伴明显钙化，为进一步治疗入院。既往史：高血压 20 年，高脂血症 20 年。

查体：心率 79 次 / 分，血压 135/72mmHg；双肺呼吸音清，未闻及明显干、湿啰音；心界不大，心律齐，各瓣膜听诊区未闻及病理性杂音；腹平软，无压痛、反跳痛及肌紧张，肠鸣音正常；双下肢无水肿。

辅助检查：实验室检查，Scr 60μmol/L，eGFR 83.65ml/（min·1.73m²），LDL-C 1.41mmol/L，TnI、CK-MB、MYO 均阴性。心电图：窦性心律，心率 79 次 / 分，$V_1 \sim V_6$ 导联 T 波低平，电轴不偏（图 4-18）。心脏彩超：左房、左室扩大，室间隔基底段增厚，左室舒张功能减退，二尖瓣轻中度反流，LVEF 66.3%。心脏 CT 冠状动脉造影：冠状动脉粥样硬化改变，三支病变，左前降支、回旋支及钝缘支中至重度狭窄，左主干、第一对角支、右冠状动脉及后侧支中度狭窄伴明显钙化（图 4-19）。

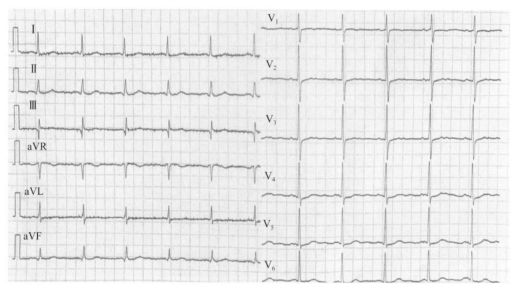

图 4-18　心电图

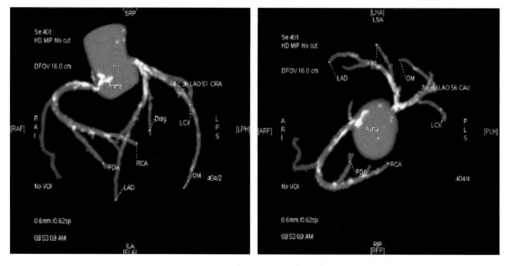

图 4-19　心脏 CT 冠状动脉造影

入院诊断：①冠状动脉粥样硬化性心脏病，不稳定型心绞痛，心界不大，窦性心律，心功能Ⅱ级（NYHA 分级）；②高血压；③高脂血症。

（二）冠状动脉造影结果

（1）桡动脉入路，右冠优势型。

（2）左主干末端不光滑伴钙化。

（3）前降支近端偏心、成角钙化，开口至近段 90% 狭窄伴钙化，中段 70% 狭窄，对角支开口至近段 80% 狭窄。

（4）回旋支开口至近段不光滑伴钙化，钝缘支粗大，近段至中段 50% 弥漫狭窄。

（5）右冠状动脉近中段不光滑，后降支开口至近段 50% 狭窄，后侧支近中段不光滑（图 4-20）。

（三）治疗策略

（1）患者 SYNTAX 评分 24 分，选择行介入治疗。

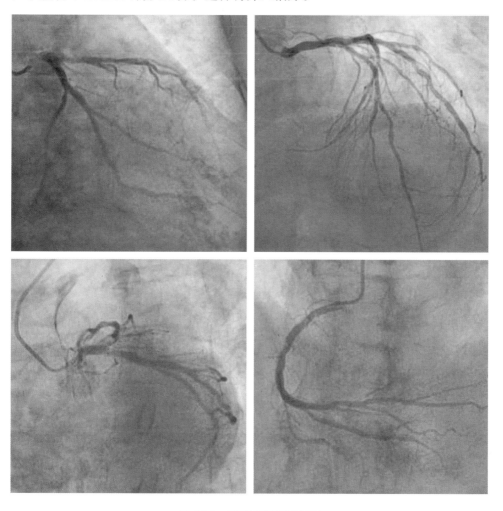

图 4-20　冠状动脉造影结果

（2）前降支近段偏心病变伴严重狭窄，开口至近段呈弥漫性中重度狭窄伴严重钙化，中段临界病变，行 IVUS 评估近段病变是否需旋磨治疗及判断中段临界病变是否需干预。

（四）器械准备

（1）6F EBU 3.5 指引导管、工作导丝。
（2）IVUS 导管、微导管及旋磨相关器械。

（五）手术过程

（1）桡动脉入路，6F EBU 3.5 指引导管到位，工作导丝送至前降支远段，IVUS 导管不能通过前降支近段病变，启动旋磨治疗（图 4-21）。

（2）通过微导管更换为旋磨导丝，用 1.5mm 旋磨头以 15 万转/分旋磨 4 次（图 4-22）。

（3）旋磨后行 IVUS 检查：前降支近端发出对角支前 360° 钙化伴钙化结节，最小管腔面积为 1.32mm²，可见近 360° 钙化、多重反射现象及钙化环断裂，中段严重狭窄，最小管腔面积为 1.61mm²（图 4-23）。

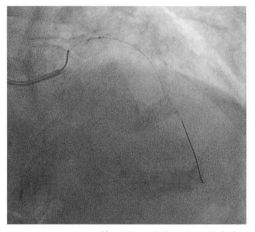 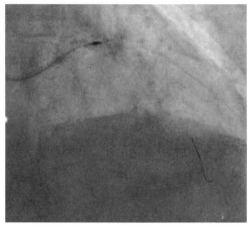

图 4-21　IVUS 导管不能通过前降支近段病变　　　图 4-22　前降支旋磨治疗

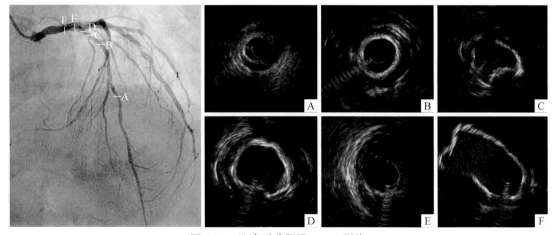

图 4-23　旋磨后造影及 IVUS 影像

A. LAD 中段严重狭窄；B. 发出对角支前 360° 钙化；C. LAD 近段钙化结节；D. LAD 近段 360° 钙化；E. LAD 近段成角、钙化、严重狭窄；F. LM 末端

（4）应用 2.5mm 球囊以 14atm 不能充分扩张病变，更换为 2.5mm 及 2.75mm 非顺应性球囊以 20atm 充分扩张（图 4-24）。

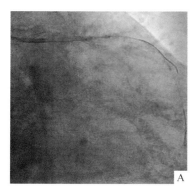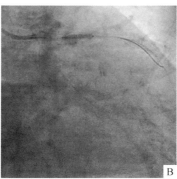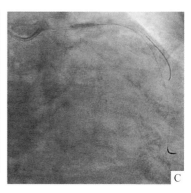

图 4-24　球囊扩张

A. 2.5mm 球囊不能充分扩张；B. 换用 2.5mm 非顺应性球囊 20atm 充分扩张；C. 升级为 2.75mm 非顺应性球囊再次扩张

（5）拟复查 IVUS，但 IVUS 导管不能通过病变处，升级为 1.75mm 旋磨头以 15 万转 / 分旋磨 5 次（图 4-25）。

（6）1.75mm 旋磨头旋磨后 IVUS 导管及 2.5mm 球囊仍不能通过。在延长导管支撑下球囊顺利通过，应用 2.5mm 及 2.75mm 非顺应性球囊以 18atm 充分扩张（图 4-26），延长导管支撑下植入 2.25mm×30mm、2.75mm×30mm、3.5mm×22mm 共 3 枚支架（图 4-27）。

（7）先后送入 2.5mm、2.75mm、3.5mm、4.0mm 非顺应性球囊以 14 ～ 24atm 充分扩张后，IVUS 评估支架植入的即刻效果。

（六）手术结果

术后复查 IVUS，左主干最小支架面积为 12.84mm²，前降支近段最小支架面积为 6.06mm²（图 4-28）。

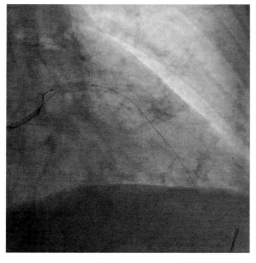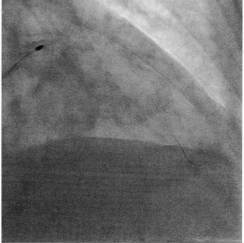

图 4-25　IVUS 导管不能通过近段病变，1.75mm 旋磨头旋磨

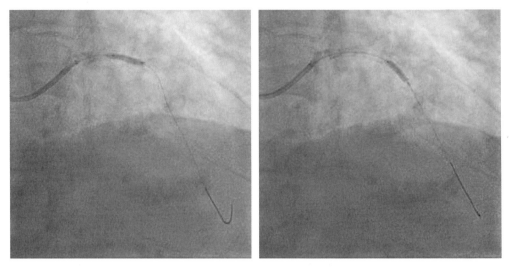

图 4-26　在延长导管支撑下球囊顺利通过并充分扩张

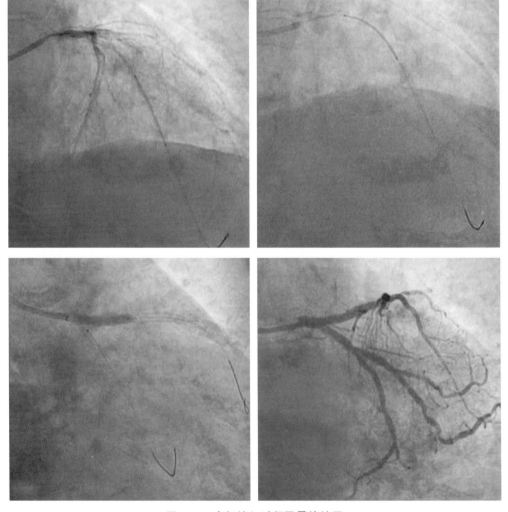

图 4-27　支架植入过程及最终结果

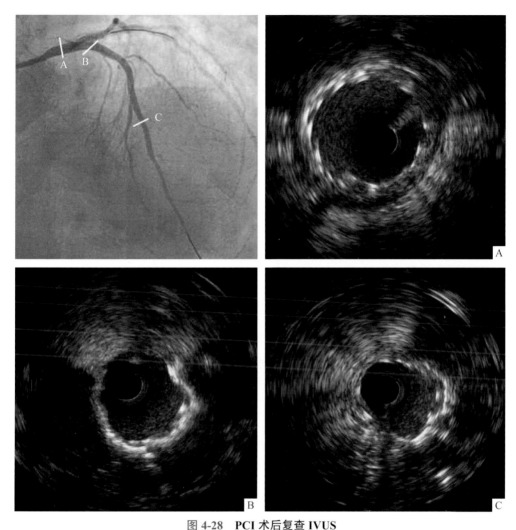

图 4-28　PCI 术后复查 IVUS

A. LM 最小支架面积为 12.84mm²；B. LAD 近段最小支架面积为 6.06mm²；C. LAD 中段支架

（七）小结

（1）冠状动脉造影显示前降支严重钙化病变，术前 IVUS 导管不能通过病变，故采取计划性旋磨策略。

（2）钙化结节是一种特殊类型的钙化，通常成簇存在，突出于管腔。IVUS 对于钙化结节的诊断具有较高的敏感性，表现为突出管腔的不规则团块，边缘毛糙，无明显的弧形光滑内侧面。钙化结节常导致球囊、支架等器械通过障碍，甚至导致球囊破裂、血管破裂等严重并发症的发生。对于导致器械通过障碍的钙化结节，应采用旋磨治疗。

（3）IVUS 可评估钙化病变的范围及性质、旋磨术后效果。该患者旋磨术后可见多重反射、钙化环断裂，非顺应性球囊可充分扩张，但由于钙化结节存在及合并偏心成角病变，器械通过受阻（图 4-29），因此增加了治疗难度，需在延长导管支撑下完成手术。尽管合并严重钙化病变，经过旋磨有效预处理，术后 IVUS 显示支架贴壁良好，膨胀满意。

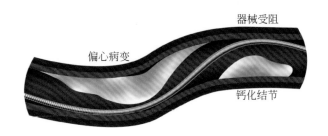

图 4-29 器械受阻原因

病例 4-4 回旋支严重狭窄，球囊不能通过后非计划性旋磨治疗

（一）病史基本资料

患者，男性，73 岁，因"活动时胸闷 2 年余，加重 20 余天"入院。患者 2 年前步行 50 ～ 100m 时出现心前区胸闷不适，伴气促，休息后可缓解。近 20 天症状加重，步行 50m 即感胸闷，发作频率较前增加。在外院行心脏 CT 冠状动脉造影检查提示三支病变，左前降支中段狭窄 50% ～ 75%，回旋支管壁不规则伴钙化，狭窄＞ 75%，右冠状动脉管壁不规则伴钙化，狭窄 50% ～ 75%。已于笔者所在医院行冠状动脉造影并在右冠状动脉病变处植入 3.0mm × 24mm、3.5mm × 24mm 共 2 枚支架，为进一步行回旋支介入治疗入院。既往史：陈旧性脑梗死 3 年余，2 型糖尿病 3 年余。

辅助检查：实验室检查，Scr 88μmol/L，eGFR 74.85ml/（min · 1.73m^2），LDL-C 1.41mmol/L，糖化血红蛋白 8.0%，TnI、CK-MB、MYO 均阴性。心电图：窦性心律，心率 75 次 / 分，电轴左偏，肢体导联低电压。超声心动图：室间隔基底段增厚，左室舒张功能减退，LVEF 63.1%。

（二）冠状动脉造影结果

（1）桡动脉入路，右冠优势型。

（2）左主干未见明显狭窄。

（3）前降支近段 50% 狭窄，中段 80% 狭窄。

（4）回旋支远段完全闭塞，近段 – 钝缘支中段 90% 狭窄。

（5）右冠状动脉近中段支架通畅，远段 50% 狭窄（图 4-30）。

（三）治疗策略

患者回旋支近段 – 钝缘支中段弥漫性病变，伴成角，狭窄程度重，但造影未见明显钙化，拟直接行介入治疗。

（四）器械准备

（1）6F EBU 3.5 指引导管、6F EBU 3.75 指引导管、常规工作导丝、Fielder 导丝。

（2）延长导管、微导管及旋磨相关器械。

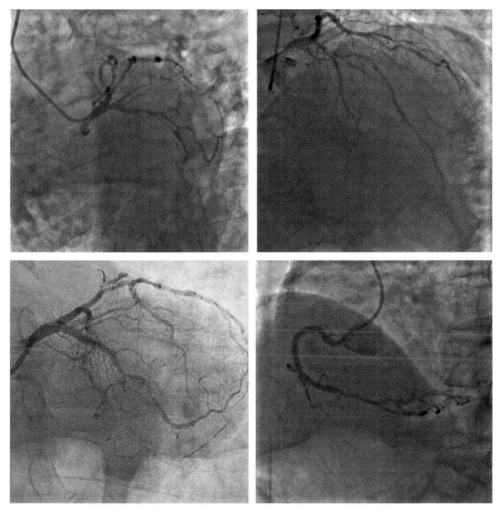

图 4-30　冠状动脉造影

（五）手术过程

（1）桡动脉入路，6F EBU 3.5 指引导管到位，常规工作导丝送至钝缘支远段，沿导丝先后送入 2.0mm、1.5mm 球囊，无法通过钝缘支中段病变处（图 4-31、图 4-32）。

（2）延长导管支撑下送入 1.25mm 球囊，仍无法通过，更换为 6F EBU 3.75 指引导管增加支撑力，仍无法通过，遂启动旋磨治疗。

（3）通过微导管更换旋磨导丝，用 1.25mm 旋磨头以 15 万转 / 分旋磨 3 次，每次 7 ~ 10 秒（图 4-33）。

（4）通过微导管更换工作导丝，因操作

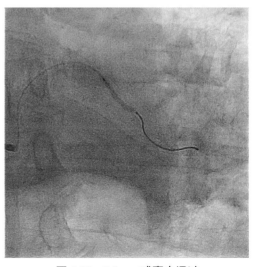

图 4-31　**2.0mm 球囊未通过**

欠规范，不慎将旋磨导丝和微导管一同撤出，造影见钝缘支闭塞（图 4-34），常规工作导丝不能到达钝缘支远端，更换为 Fielder 导丝后顺利通过钝缘支中段夹层处并到达远端血管真腔。

（5）再次送入 1.25mm 球囊，顺利通过病变处并进行扩张，送入 2.0mm 球囊至病变处再次进行扩张（图 4-35）。

（6）最终成功植入 2.25mm×26mm、2.5mm×30mm 共 2 枚支架（图 4-36）。

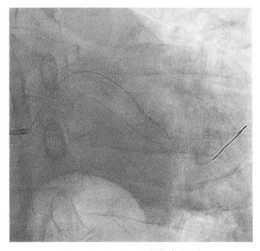

图 4-32　1.5mm 球囊未通过

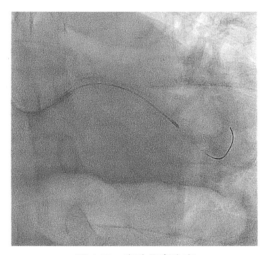

图 4-33　启动旋磨治疗

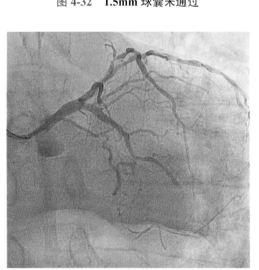

图 4-34　钝缘支闭塞

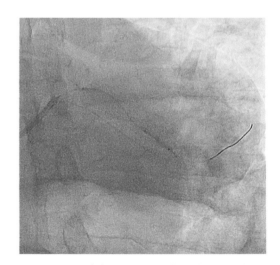

图 4-35　球囊顺利通过病变处并充分扩张

（六）手术结果

术后复查冠状动脉造影（图 4-37），显示回旋支支架通畅，膨胀良好，未见明显残留狭窄。支架边缘未见明显冠状动脉夹层。前向血流 TIMI 3 级。

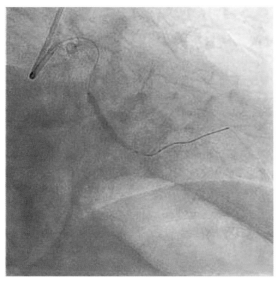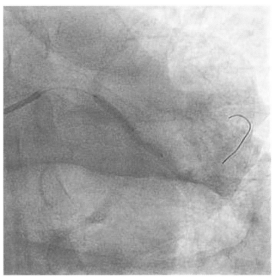

图 4-36　支架植入过程

（七）小结

（1）球囊无法通过的病变是启动冠状动脉斑块旋磨术的适应证之一，目前指南推荐对于冠状动脉严重钙化或纤维化的非弹性斑块，在器械尝试失败后、支架植入前可采用非计划旋磨的策略处理病变。

（2）对回旋支进行冠状动脉斑块旋磨术的操作难度较大，如同时存在成角病变，术中出现穿孔并发症的风险较高，需要术者掌握一定的旋磨技巧并在术中规范操作。建议先选用小旋磨头，推送旋磨头通过左主干后在回旋支近段启动旋磨治疗。对于成角病变，应先在成角病变的近段磨出一个新的平台，然后再旋磨成角拐弯处，避免旋磨头顶在拐弯成角处，需要轻柔接触病变，最后旋磨拐弯处病变的远段。

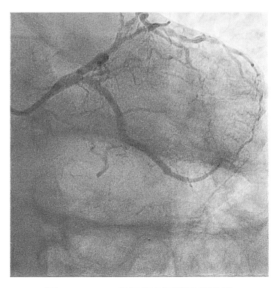

图 4-37　PCI 术后复查冠状动脉造影

（3）旋磨可能会引起血管夹层，操作结束后需要通过微导管交换工作导丝，且交换时应沿旋磨导丝尽量前送微导管至病变以远，确保微导管到位，以便于工作导丝到达血管远端。如使用微导管交换时出现工作导丝无法到达血管远端的情形，可尝试选择超滑导丝（如 Fielder 导丝）。该患者通过微导管交换为工作导丝，但导丝不能到达钝缘支远端，换用 Fielder 导丝后最终顺利到达钝缘支远端。

病例 4-5　非 ST 段抬高心肌梗死患者急诊 PCI 术中旋磨治疗

（一）病史基本资料

患者，女性，87 岁，因"间断胸痛半年，加重 10 天"入院。患者半年前休息时出现 1～2 次心前区隐痛，口服地尔硫䓬 30mg、每天 3 次后好转，后未再发作。10 天前晚上无诱因出现心前区隐痛，含服硝酸甘油半小时后缓解，查 TnI 阴性。2 天前患者再次出现心前区隐痛 2 次，程度较弱，查心电图较前无明显动态变化，TnI、CK-MB 均轻度升高，继续二级预防药物治疗，之后胸痛暂未发作，现为进一步诊治入院。入院第 2 天患者小便后出现气促伴胸痛。查体：双肺满布湿啰音。完善心电图：$V_2 \sim V_6$ 导联 ST 段压低（图 4-38），心肌损伤标志物升高：TnI 2.687ng/ml，CK-MB 17.77ng/ml，考虑心肌缺血引起急性心力衰竭发作，给予吸氧、利尿、扩张冠状动脉治疗，症状逐渐缓解。考虑诊断为"急性前壁非 ST 段抬高心肌梗死（极高危）"，立即于导管室行冠状动脉造影检查。既往史：10 余年前左锁骨外伤，胸椎（T_{12}）压缩性骨折但未手术，7 年前行白内障手术，4 年前腰椎（L_1、L_3）骨折行椎体成形术，1 年前再次因腰痛行腰椎椎体成形术。因活动不便，诱发抑郁状态 1 个月，目前口服度洛西汀、米氮平、劳拉西泮进行治疗。

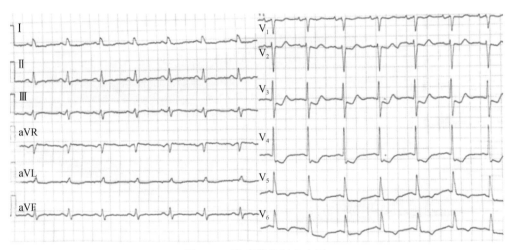

图 4-38　胸痛发作时心电图

查体：体温 36.4℃，脉搏 74 次／分，呼吸 18 次／分，血压 104/58mmHg；神志清，精神可；双肺呼吸音清，双肺未闻及干、湿啰音；心律齐，未闻及杂音；腹平软，无压痛、反跳痛，肝脾肋下未触及；双下肢无水肿。

辅助检查：实验室检查，Scr 56μmol/L，eGFR 60.92ml/（min·1.73m^2），LDL-C 2.86mmol/L，TnI 0.98ng/ml，CK-MB 44.43ng/ml，NTproBNP 14 688.2pg/ml。心脏彩超：节段性室壁运动异常，左室轻度扩大，升主动脉增宽，二尖瓣轻中度反流，三尖瓣中度反流，左室舒张功能减退，肺动脉收缩压轻度增高，LVEF 51.1%。

修正诊断：①冠状动脉粥样硬化性心脏病，急性前壁非 ST 段抬高心肌梗死，心界不大，窦性心律，心功能Ⅲ级（Killip 分级）；②抑郁状态；③胸椎压缩性骨折；④腰椎骨折术后；⑤严重骨质疏松；⑥白内障（术后）。

（二）冠状动脉造影结果

（1）桡动脉入路，右冠优势型。

（2）左主干未见明显狭窄。

（3）前降支开口 80% 狭窄，近中段 90% 弥漫性狭窄。

（4）回旋支次全闭塞，近段 95% 狭窄。

（5）右冠状动脉近中段 70% 狭窄，后侧支中段 90% 狭窄，向回旋支形成侧支循环（图 4-39）。

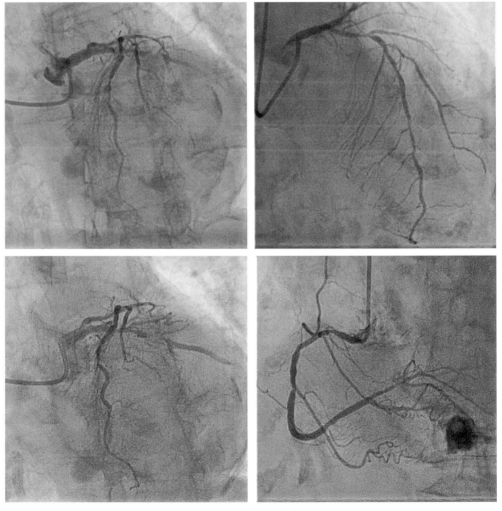

图 4-39　冠状动脉造影

（三）治疗策略

根据患者心电图表现，考虑病变血管为前降支，但前降支开口严重狭窄，支架需骑跨回旋支到左主干，因此干预前降支之前先行回旋支 PCI，然后继续干预前降支。

（四）器械准备

（1）6F EBU 3.5 指引导管、工作导丝。

（2）微导管及旋磨相关器械。

（五）手术过程

（1）先进行回旋支介入治疗，送入 2.5mm 球囊至病变处，以 16atm 扩张 3 次，后植入 2.75mm×30mm 支架 1 枚（图 4-40）。

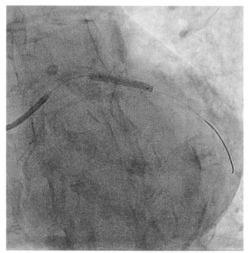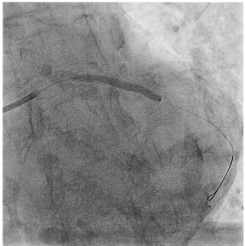

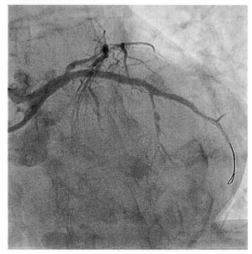

图 4-40　回旋支支架植入过程及造影结果

（2）2.5mm 非顺应性球囊以 28atm 不能充分扩张前降支近段病变，故采用旋磨治疗，通过微导管更换前降支导丝为旋磨导丝，用 1.5mm 旋磨头以 14 万转 / 分至前降支近段和中段病变处反复旋磨 4 次，每次 10 ～ 12 秒，最终通过狭窄病变处（图 4-41）。

（3）通过微导管更换为工作导丝，再次送入 2.5mm 球囊以 14atm 充分扩张前降支近中段病变（图 4-42）。

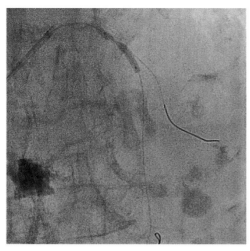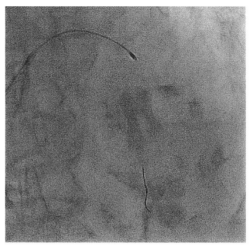

图 4-41　前降支近段球囊不能充分扩张后启动旋磨治疗

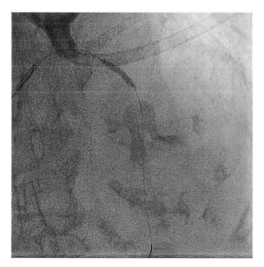

图 4-42　旋磨后球囊充分扩张

（4）前降支成功植入 2.25mm×30mm、2.5mm×30mm、3.5mm×30mm 共 3 枚支架（图 4-43）。

（六）手术结果

术后复查造影显示支架展开良好，无残余狭窄、夹层、撕裂，前向血流 TIMI 3 级（图 4-44）。

（七）小结

（1）明显富含血栓的病变是冠状动脉斑块旋磨术的禁忌证，急性心肌梗死患者的罪犯病变常富含血栓，应尽量避免旋磨操作。此患者根据心电图及冠状动脉造影结果，考虑前降支近段为

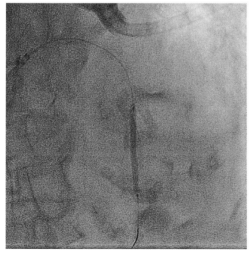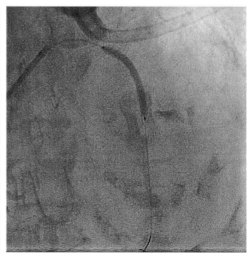

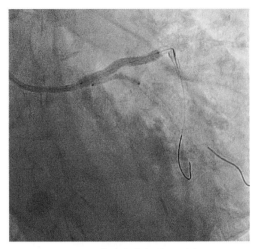

图 4-43　前降支支架植入过程

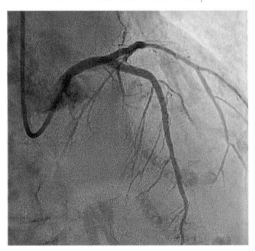

图 4-44　复查造影结果

罪犯病变，但 2.5mm 非顺应性球囊以 28atm 不能扩张，且冠状动脉造影并无明显的血栓征，故采取冠状动脉斑块旋磨术。

（2）急诊介入治疗高危心肌缺血患者，如高龄、合并多支血管病变，需同时干预前降支及回旋支时，应仔细评估心功能，必要时启动 IABP 等辅助装置以防止血流动力学崩溃。

病例 4-6　前降支严重钙化伴动脉瘤旋磨治疗

（一）病史基本资料

患者，女性，65 岁，因"胸闷 2 周"入院。患者 2 周前出现活动后胸闷，当地医院完善冠状动脉造影提示三支病变伴严重钙化，为进一步治疗入院。既往史：高血压 30 余年，血压控制可；胆囊结石 10 余年；脂肪肝 9 年余，2 型糖尿病 2 年余。无烟酒嗜好。

查体：体温 36℃，脉搏 65 次 / 分，呼吸 18 次 / 分，血压 150/90mmHg；双肺未闻及干、湿啰音；心律齐，各瓣膜听诊区未闻及病理性杂音及额外心音；腹软，无压痛、反跳痛；双下肢未见水肿。

辅助检查：实验室检查，Scr 66μmol/L，eGFR 84.22ml/（min·1.73m²），LDL-C 1.20mmol/L，糖化血红蛋白6.4%，TnI、MYO、CK-MB均阴性。心电图：窦性心律，心率65次/分，心脏逆钟向转位（图4-45）。超声心动图：左室舒张功能减退，LVEF 71.1%。

入院诊断：①冠状动脉粥样硬化性心脏病，不稳定型心绞痛，心界不大，窦性心律，心功能Ⅰ级（NYHA分级）；②高血压（3级，极高危）；③2型糖尿病；④脂肪肝；⑤胆囊结石。

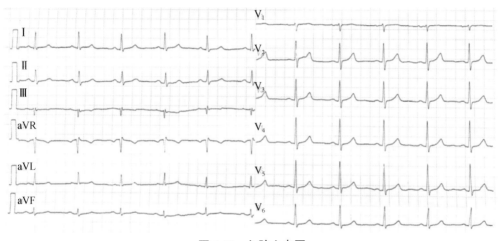

图4-45　入院心电图

（二）冠状动脉造影结果

（1）桡动脉入路，均衡型。

（2）左主干未见明显狭窄。

（3）前降支近段至中远段95%弥漫性狭窄伴钙化，第一对角支开口至近段70%狭窄，发出第二对角支处可见动脉瘤，第二对角支开口至近段90%狭窄。

（4）回旋支近段至远段70%弥漫性狭窄伴钙化。

（5）右冠状动脉近段至远段90%弥漫性狭窄（图4-46）。

（三）治疗策略

患者冠状动脉造影三支病变伴钙化，SYNTAX评分43分，建议患者首选冠状动脉旁路移植术，但患者拒绝，选择介入治疗。拟首先干预前降支，前降支开口病变，近中段弥漫性病变，建议行腔内影像学检查评估，但患者因经济原因拒绝，故直接行PCI治疗，如球囊无法通过或充分扩张病变处，拟采取旋磨治疗。

（四）器械准备

（1）6F EBU 3.5指引导管、工作导丝。

（2）微导管及旋磨相关器械。

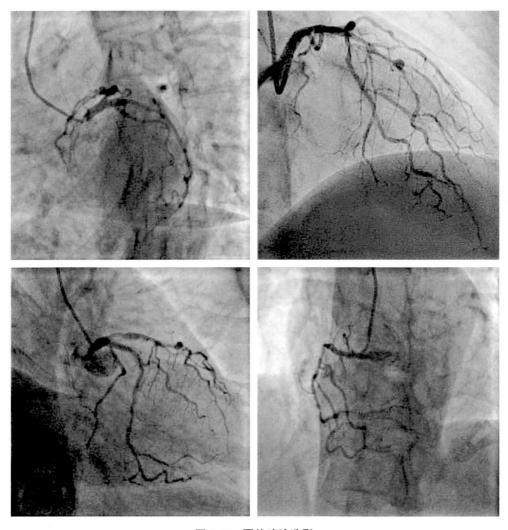

图 4-46　冠状动脉造影

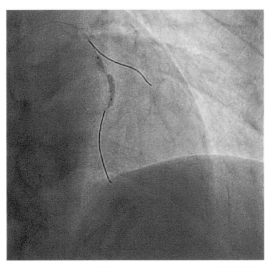

图 4-47　2.5mm 球囊难以通过且无法完全扩张病变

（五）手术过程

（1）桡动脉入路，6F EBU 3.5 指引导管到位，工作导丝送至前降支远段，另一工作导丝至第一对角支远段，沿导丝送入 2.5mm 球囊，难以通过动脉瘤远端病变，于动脉瘤近端以 14atm 球囊扩张，球囊无法充分膨胀，启动旋磨治疗（图 4-47）。

（2）通过微导管更换旋磨导丝，撤出对角支导丝，以 1.25mm 旋磨头、15 万转 / 分于前降支近中段病变处旋磨，共 8 次，但始终无法通过动脉瘤远端钙化病变，将转速升高至 16.5 万转 / 分后，最终通过病变（图 4-48）。

（3）通过微导管更换工作导丝，再次送入另一导丝至第一对角支远段，先后送入 2.0mm、2.5mm 球囊，以 12 ～ 16atm 充分扩张病变处（图 4-49）。

（4）前降支中段植入 2.25mm×30mm 支架 1 枚（图 4-50），复查冠状动脉造影，前降支近段可见夹层（图 4-51）。

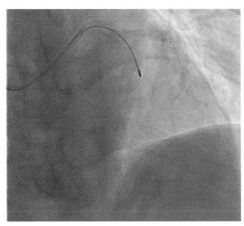
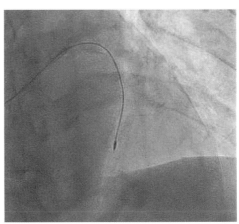

图 4-48　前降支近中段旋磨

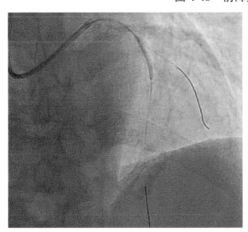
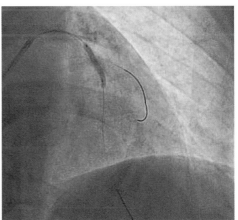

图 4-49　球囊通过病变处并充分扩张

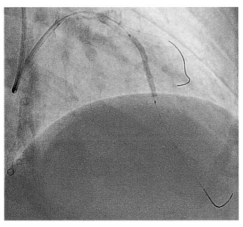
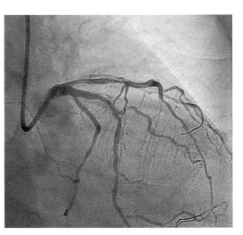

图 4-50　前降支中段植入 1 枚支架　　　　图 4-51　前降支近段可见夹层

（5）前降支近中段植入 2.75mm×22mm 支架 1 枚，调整对角支导丝至回旋支远段，前降支近段至左主干植入 3.5mm×22mm 支架 1 枚，充分扩张（图 4-52）。

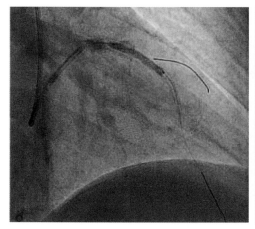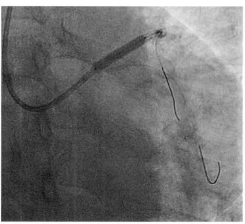

图 4-52　前降支另植入 2 枚支架

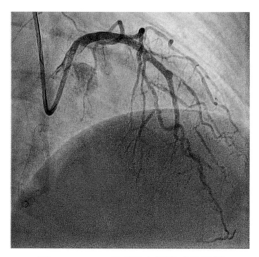

图 4-53　PCI 术后复查冠状动脉造影

（六）手术结果

术后复查冠状动脉造影（图 4-53），显示前降支支架通畅，膨胀良好，未见明显残留狭窄。支架边缘未见明显冠状动脉夹层。前向血流 TIMI 3 级。

（七）小结

（1）球囊无法通过或无法充分扩张的病变是启动冠状动脉斑块旋磨术的适应证之一。目前指南推荐对于冠状动脉严重钙化或纤维化的非弹性斑块，在器械尝试失败后、支架植入前可采用非计划旋磨的策略处理病变。

（2）旋磨可能会引起血管夹层，手术过程中应注意密切观察有无夹层出现。一旦发现夹层，应确保导丝仍在血管中，并在真腔的情况下植入支架。该患者旋磨术后前降支近段出现夹层，完成支架植入后夹层明显改善。

（3）动脉瘤并非旋磨治疗的禁忌证，但是当钙化病变存在动脉瘤时，会增加血管并发症的风险。建议从 1.25mm 的小旋磨头开始旋磨，每次推进的距离要短，谨慎操作，避免血管穿孔。

病例 4-7　60MHz IVUS 指导下严重钙化成角病变应用强支撑型旋磨导丝旋磨治疗

（一）病史基本资料

患者，女性，77 岁，因"间断胸闷 8 个月，加重 12 天"入院。患者 8 个月前开始出现活动后胸闷，休息后可缓解。12天前无明显诱因出现胸骨后压榨样疼痛，完善心电图提示：心房颤动，Ⅰ、aVL、V$_1$～V$_6$导联ST段压低（图4-54），TnI 1.4ng/ml，考虑为非ST段抬高心肌梗死，外院冠状动脉造影提示左主干+三支病变，为进一步治疗入院。既往史：高血压50年，2型糖尿病20年，高脂血症14年，阵发性心房颤动8年。无烟酒嗜好。

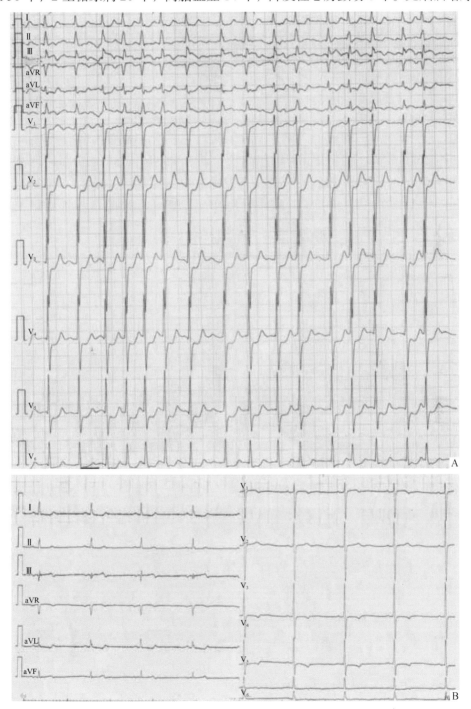

图4-54 胸痛发作及缓解时心电图

A. 发作时心电图；B. 缓解时心电图

查体：体温 36℃，脉搏 66 次 / 分，呼吸 23 次 / 分，血压 114/56mmHg；双肺未闻及干、湿啰音；心律齐，各瓣膜听诊区未闻及病理性杂音及额外心音；腹软，无压痛、反跳痛；双下肢未见水肿。

辅助检查：实验室检查，Scr 54μmol/L，eGFR 87.28ml/（min·1.73m^2），LDL-C 2.30mmol/L，糖化血红蛋白 6.5%，高敏 TnI 259.9pg/ml，CK-MB 1.9ng/ml，BNP 113pg/ml。复查心电图：窦性心律，心率 50 次 / 分，V$_3$～ V$_5$ 导联 T 波倒置，心脏逆钟向转位（图 4-54）。超声心动图：室间隔增厚，心内结构与血流未见异常，LVEF 64%。血管彩超：双下肢动脉硬化伴斑块形成，右侧股动脉重度狭窄，双侧颈总动脉硬化伴斑块形成，双侧颈内动脉起始部狭窄，右侧锁骨下动脉起始部斑块形成。头颅 MRA：左侧大脑前动脉、左侧大脑中动脉、双侧大脑后动脉多发狭窄。主动脉 CTA：主动脉多发钙化斑块形成，腹主动脉远端近髂动脉分叉处管腔狭窄 70% ～ 99%。

入院诊断：①冠状动脉粥样硬化性心脏病，急性非 ST 段抬高心肌梗死，心界不大，阵发性心房颤动，心功能 Ⅰ 级（Killip 分级）；②高血压（3 级，极高危）；③ 2 型糖尿病；④高脂血症；⑤双侧颈内动脉狭窄；⑥右侧股动脉狭窄；⑦颅内动脉多发狭窄；⑧腹主动脉狭窄。

（二）冠状动脉造影（外院）结果

（1）右侧桡动脉入路。

（2）左主干严重钙化，体部至末端 40% 狭窄。

（3）前降支严重钙化，近中段严重成角病变，90% 弥漫性狭窄，第一对角支近段 90% 狭窄。

（4）回旋支严重钙化，近段 90% 狭窄。

（5）右冠状动脉严重钙化，开口 100% 闭塞（图 4-55）。

（三）治疗策略

（1）患者冠状动脉造影提示左主干 + 三支病变，SYNTAX 评分 42 分，SYNTAX Ⅱ 评分 PCI 4 年死亡率为 32.4%，CABG 4 年死亡率为 19.2%，有行冠状动脉旁路移植术的指征，但患者合并有多发颅内血管狭窄、双侧颈动脉严重狭窄，心外科会诊考虑围术期卒中风险

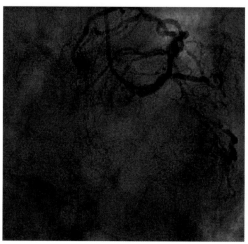
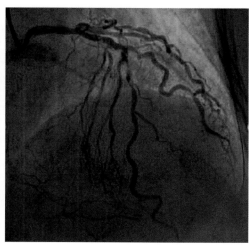

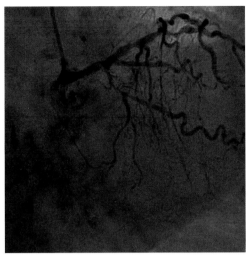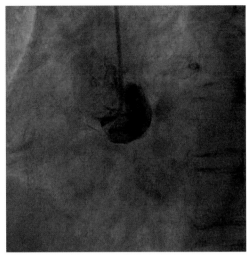

图 4-55　冠状动脉造影

极高（STS 评分死亡风险为 7.401%，卒中风险为 14.343%），患者及家属经慎重考虑后拒绝行冠状动脉旁路移植术，选择介入治疗。

（2）患者双侧桡动脉搏动弱，右侧股动脉严重狭窄，入路困难，只能选择左侧股动脉途径。

（3）患者右冠状动脉慢性完全闭塞，拟首先尝试经左侧股动脉途径正向开通右冠状动脉。若右冠状动脉开通成功，则择期干预前降支，根据情况决定是否行 IABP 支持。若右冠状动脉开通失败，原则上需在 ECMO 辅助下行前降支旋磨术和支架植入术，但患者大动脉 CTA 提示腹主动脉末端严重狭窄，为 ECMO 禁忌证，故只能在 IABP 支持下干预前降支。

（4）患者前降支严重钙化，为成角病变，选择强支撑型旋磨导丝增加支撑力，降低旋磨并发症风险，并在 IVUS 指导下进行。

（四）器械准备

（1）6F AL 0.75 指引导管、7F EBU 3.5 指引导管、工作导丝、Pilot 200 导丝、Pilot 50 导丝。

（2）微导管、延长导管、60MHz IVUS 设备及旋磨相关器械。

（五）手术过程

1. 右冠状动脉介入治疗

（1）经左股动脉将 6F AL 0.75 指引导管送至右冠状动脉开口，在微导管支撑下 Pilot 200 导丝顺利通过右冠状动脉闭塞处并到达远段（图 4-56）。

（2）通过微导管交换工作导丝，先后送

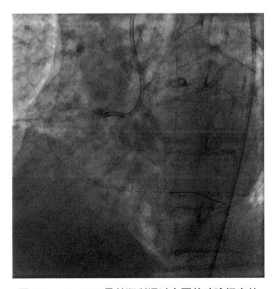

图 4-56　**Pilot 200 导丝顺利通过右冠状动脉闭塞处**

入 1.5mm 球囊、2.5mm 球囊扩张右冠状动脉近段病变，送入 1.5mm 球囊、2.5mm 球囊扩张右冠状动脉远段病变（图 4-57）。

（3）造影提示右冠状动脉近段严重钙化，开口处可见模糊病变，故行 IVUS 检查。IVUS 提示右冠状动脉近段部分呈 360° 钙化，近段及开口处可见钙化结节（图 4-58），遂启动旋磨治疗。

（4）通过微导管交换旋磨导丝，以 1.5mm 旋磨头、15 万转 / 分于右冠状动脉近段病变处反复旋磨，共 4 次（图 4-59），复查 IVUS 可见右冠状动脉近段钙化环断裂，钙化结

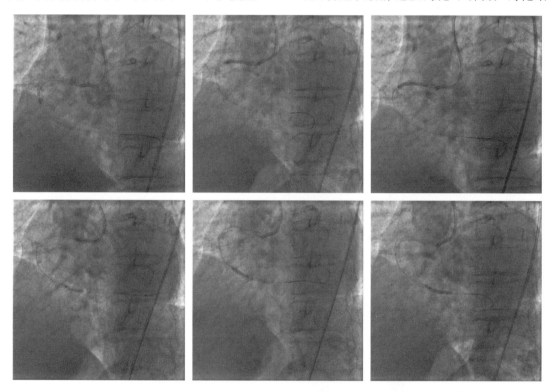

图 4-57　右冠状动脉近段及远段病变行球囊扩张

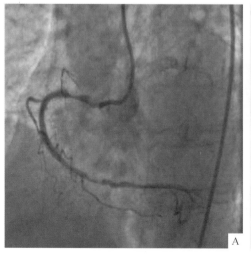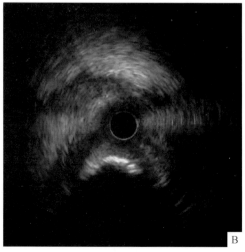

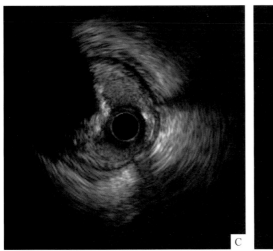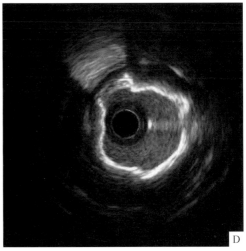

图 4-58　右冠状动脉行 IVUS 检查

A. 右冠状动脉近段严重钙化，开口处可见模糊病变；B、C. IVUS 检查显示右冠状动脉可见钙化结节，D. 部分呈 360° 钙化

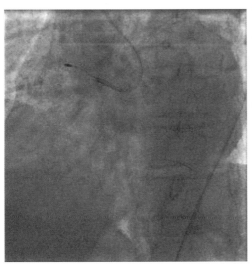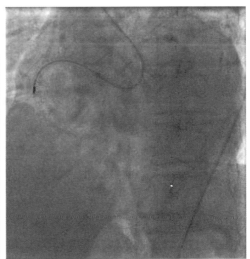

图 4-59　右冠状动脉近段病变旋磨

节较前明显减轻（图 4-60）。

（5）送入 2.5mm×26mm 支架不能通过，遂送入 2.5mm 球囊以 20atm 扩张远段病变处，先后送入 2.75mm 棘突球囊及 2.75mm、3.5mm 非顺应性球囊扩张右冠状动脉近段病变处（图 4-61）。

（6）延长导管支撑下于右冠状动脉植入 2.5mm×26mm、3.0mm×26mm、3.5mm×22mm 共 3 枚支架（图 4-62）。

（7）先后送入 2.5mm、3.0mm、3.5mm 非顺应性球囊至右冠状动脉远段、中段和近段支架内，均以 20atm 进行后扩张（图 4-63）。

（8）术后 48 小时患者坐于床边吃晚饭时突发左下肢穿刺部位疼痛，查体可见严重皮下血肿，血管彩超提示左侧股动脉假性动脉瘤伴血肿，大小约 8.5cm×5.8cm×3.6cm，在超声引导下局部再次压迫 36 小时，血管破口闭塞。

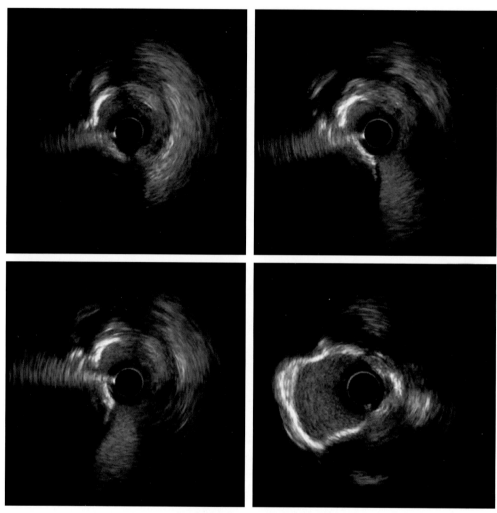

图 4-60　右冠状动脉近段病变旋磨后复查 IVUS

右冠状动脉近段钙化环断裂，钙化结节较旋磨前明显减轻

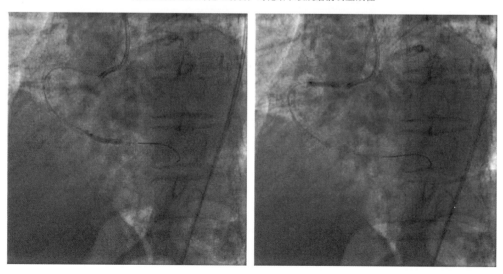

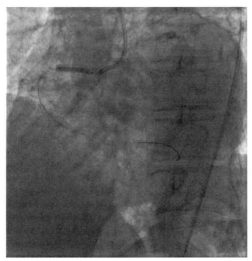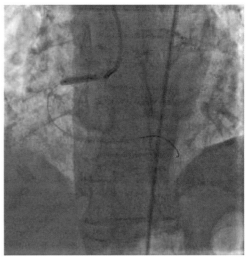

图 4-61　右冠状动脉支架不能通过，再次行球囊扩张预处理病变

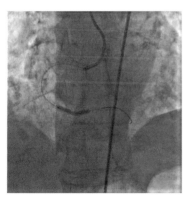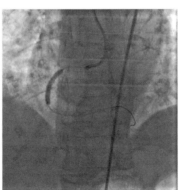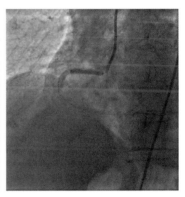

图 4-62　延长导管辅助下于右冠状动脉植入 3 枚支架

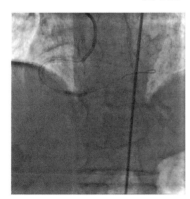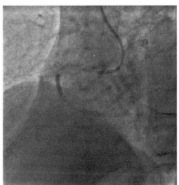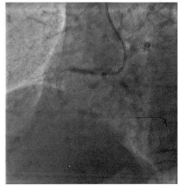

图 4-63　右冠状动脉植入支架后充分后扩张

（9）2 周后介入干预前降支，术前复查超声心动图：左房扩大，LVEF 71.2%。

2. 前降支介入治疗

（1）虽然右侧股动脉严重狭窄，但由于左侧股动脉有巨大假性动脉瘤，只能选择右侧股动脉途径。将 7F EBU 3.5 指引导管送至左冠状动脉开口，工作导丝送至前降支远段，送入的 IVUS 导管不能通过近段病变处。前降支近段及左主干末端 IVUS 检查可见 360° 钙化，拟直接采取旋磨治疗，但微导管亦不能通过严重成角钙化病变处，遂将微导管抵在病变近段尝试直接操控旋磨导丝，不能通过病变（图 4-64）。造影发现局部夹层，更换工作导丝后仍不能通过病变，最终用 Pilot 50 导丝通过病变。在延长导管支撑下再次尝试微导管仍不能通过病变（图 4-65）。

（2）延长导管支撑下送入 1.25mm 球囊通过前降支近段病变处，以 20atm 扩张（图 4-66），前送微导管至前降支远段。

（3）通过微导管交换强支撑型旋磨导丝，送入 1.25mm 旋磨头至前降支近段病变处，以 15 万～ 17 万转 / 分分段旋磨，共 7 次，再次送入 1.5mm 旋磨头至前降支近段病变处，以 15 万转 / 分分段旋磨，共 6 次（图 4-67）。

（4）通过微导管交换工作导丝，送入另一导丝至对角支远段，先后送入 2.0mm、2.5mm 球囊至前降支近中段病变处，分别以 20atm、16atm 扩张（图 4-68）。

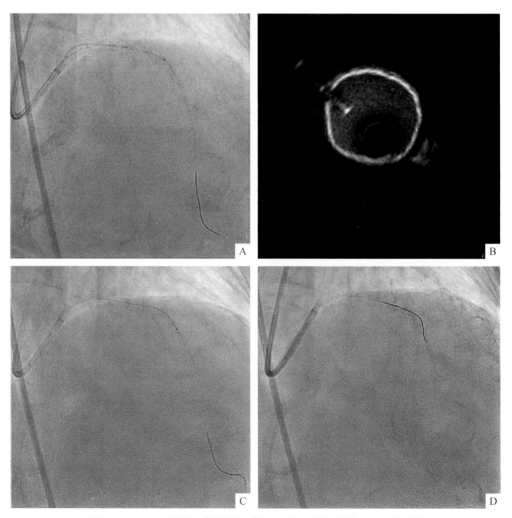

图 4-64　IVUS 导管、微导管、旋磨导丝不能通过前降支近段病变

A. IVUS 导管不能通过前降支近段病变；B. IVUS 提示左主干末端 360° 钙化；C. 微导管不能通过前降支近段病变；D. 旋磨导丝不能通过前降支近段病变

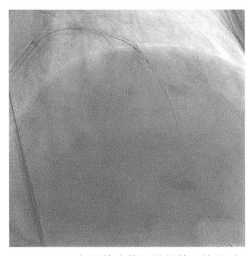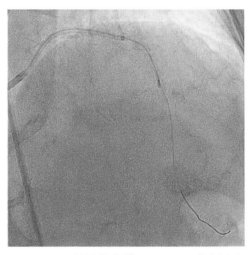

图 4-65 延长导管支撑下微导管不能通过前降支近段病变 | 图 4-66 延长导管支撑下 1.25mm 球囊通过前降支近段病变

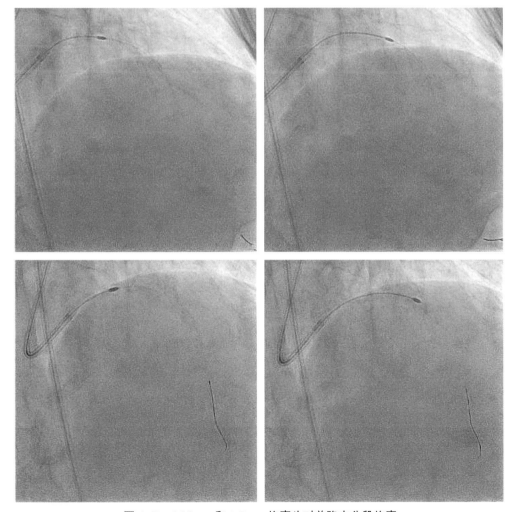

图 4-67 1.25mm 和 1.5mm 旋磨头对前降支分段旋磨

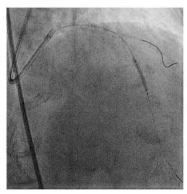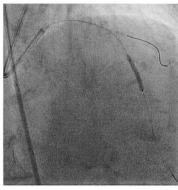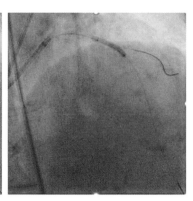

图 4-68   球囊充分扩张前降支近中段病变处

（5）前降支近中段植入 2.25mm×38mm、2.75mm×32mm 共 2 枚支架，均以 14atm 释放（图 4-69），送入 2.75mm 非顺应性球囊并以 20atm 进行后扩张。

（6）调整对角支导丝至回旋支远段，回旋支用 2.0mm 球囊拘禁，前降支近段至左主干植入 3.5mm×30mm 支架 1 枚，以 14atm 释放（图 4-70）。造影检查提示左主干末端支架严重膨胀不全。

（7）先后送入 3.0mm 非顺应性球囊以 30atm、3.5mm 非顺应性球囊以 20atm、3.0mm 棘突球囊以 24atm 进行后扩张（图 4-71），复查造影仍提示左主干末端支架严重膨胀不全；行 IVUS 检查提示左主干末端 360° 钙化，局部支架膨胀不全，MLA 为 3.52mm^2（图 4-72）。

（8）送入 3.5mm 非顺应性球囊以 26atm 进行后扩张，膨胀不全明显改善，再次行 IVUS 检查，提示支架膨胀不全处 MLA 为 7.82mm^2（图 4-73），送入 4.0mm 非顺应性球囊以 18atm 再次进行后扩张。

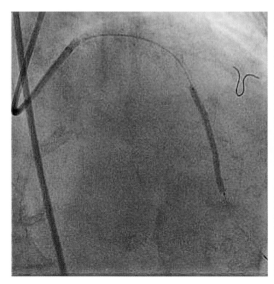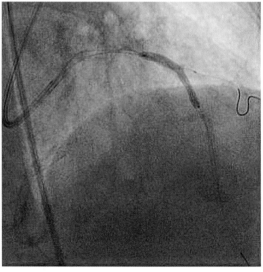

图 4-69   前降支近中段植入 2 枚支架并充分进行后扩张

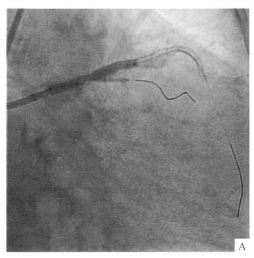
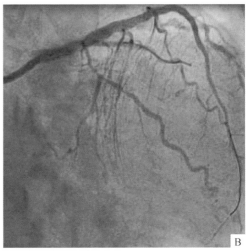

图 4-70　前降支近段至左主干植入 1 枚支架

造影提示左主干末端严重支架膨胀不全

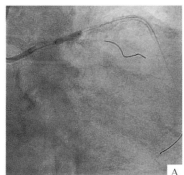
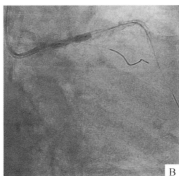
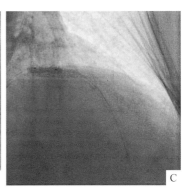

图 4-71　左主干支架植入后进行球囊后扩张

A. 3.0mm 非顺应性球囊以 30atm 进行后扩张；B. 3.5mm 非顺应性球囊以 20atm 进行后扩张；C. 3.0mm 棘突球囊以 24atm
进行后扩张

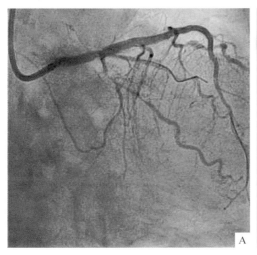
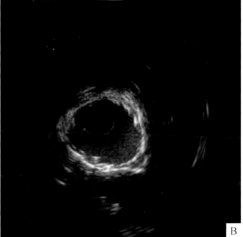

图 4-72　造影及 IVUS 检查提示左主干末端局部支架膨胀不全

A. 造影仍提示左主干末端严重支架膨胀不全；B. 左主干末端 360° 钙化，局部支架严重膨胀不全，MLA 为 3.52mm^2

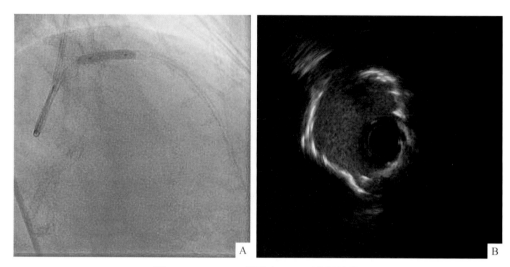

图 4-73　3.5mm 球囊以 26atm 进行扩张

支架膨胀明显改善，IVUS 检查提示 MLA 为 7.82mm²

（六）手术结果

术后复查冠状动脉造影，IVUS 提示右冠状动脉和前降支的支架均膨胀完全，贴壁良好（图 4-74、图 4-75）。

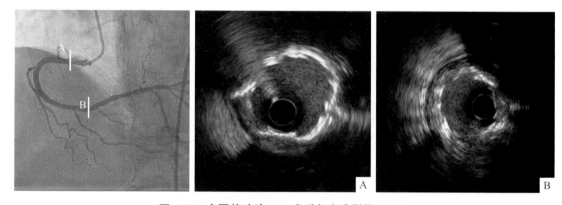

图 4-74　右冠状动脉 PCI 术后复查造影及 IVUS

A. 右冠状动脉近段最小支架面积为 8.68mm²；B. 右冠状动脉远段最小支架面积为 5.73mm²

（七）小结

（1）钙化结节是一种特殊类型的钙化，通常表现为突出管腔的不规则团块，边缘毛糙，成簇存在。钙化结节常导致球囊、支架等器械通过障碍，甚至球囊破裂等严重并发症。对于引起器械通过障碍的钙化结节，应采取冠状动脉斑块旋磨术处理病变。

（2）对严重成角病变进行冠状动脉斑块旋磨术的操作难度较大，术中出现穿孔的风险较高，建议先选用小旋磨头，并在术中规范操作。使用强支撑型旋磨导丝可以减小病变成角，从而有助于降低旋磨过程中血管穿孔和夹层的风险（图 4-76）。该患者前降支严重钙化伴成角，使用强支撑型旋磨导丝最终顺利完成旋磨操作和支架植入。

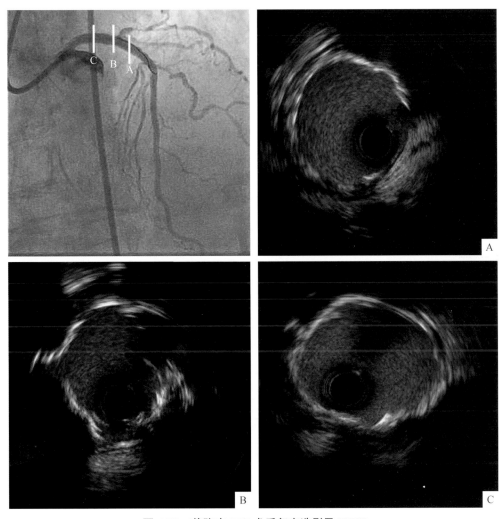

图 4-75　前降支 PCI 术后复查造影及 IVUS

A. 前降支近段最小支架面积为 10.96mm^2；B. 左主干末端最小支架面积为 9.21mm^2；C. 左主干体部最小支架面积为 11.88mm^2

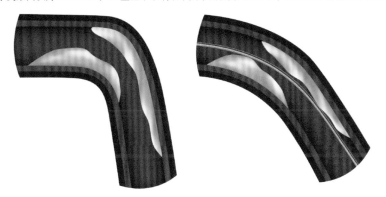

图 4-76　强支撑型旋磨导丝应用于严重成角病变

（3）支架植入术后即刻严重膨胀不全最常见的原因为局部严重钙化病变未经过充分的预处理，因此对于支架植入术后即刻严重膨胀不全的患者，应行腔内影像学检查以明确原因。可采取的处理手段包括：①准分子激光冠状动脉斑块销蚀术（详见第八章）；②冠状动脉斑块旋磨术（详见第六章）；③非顺应性球囊高压扩张。

第二节   冠状动脉斑块旋磨术的禁忌证

在我国 2017 年发表的《冠状动脉内旋磨术中国专家共识》中以下情形被列为冠状动脉斑块旋磨术的禁忌证：①旋磨导丝无法通过的病变；②明显富含血栓的病变；③静脉桥血管病变；④大于 90° 的成角病变；⑤严重螺旋性夹层。对于上述病变，临床实践中应尽量避免使用冠状动脉斑块旋磨术。

《北美旋磨专家述评》中列出的冠状动脉斑块旋磨术禁忌证和相对禁忌证与《冠状动脉内旋磨术中国专家共识》稍有不同，两者的比较见表 4-1。

表 4-1   国内外专家共识中冠状动脉斑块旋磨术禁忌证的比较

共识/述详	禁忌证
《冠状动脉内旋磨术中国专家共识》	旋磨导丝无法通过的病变
	富含血栓的病变
	静脉桥血管病变
	大于 90° 的成角病变
	严重螺旋性夹层
《北美旋磨专家述评》	静脉桥血管病变
	富含血栓的病变
	夹层
	旋磨导丝无法通过的病变
	难以行冠状动脉旁路移植手术的病变[a]
	严重三支或无保护左主干病变[a]
	严重左室功能不全[a]
	长度超过 25mm 的病变[a]
	大于 45° 的成角病变[a]

a 相对禁忌证。

（卢明瑜   侯   昌）

参 考 文 献

曹成富，王伟民，刘健，等，2018.冠状动脉严重钙化病变计划与非计划旋磨的安全性及有效性比较.中国介

入心脏病学杂志 , 26(7): 381-384.

葛均波 , 王伟民 , 霍勇 , 2017. 冠状动脉内旋磨术中国专家共识 . 中国介入心脏病学杂志 , 25(2): 61-66.

孙婷 , 白静 , 王禹 , 等 , 2016. 直接旋磨和球囊预扩旋磨治疗冠状动脉钙化病变的对比研究 . 中国循环杂志 , 31(4): 327-331.

赵兵兵 , 李滔 , 田刚 , 等 , 2017. 冠状动脉旋磨术联合药物洗脱支架植入术治疗冠状动脉严重钙化病变的临床研究 . 中国介入心脏病学杂志 , 25(3): 158-162.

Abdel-Wahab M, Toelg R, Byrne RA, et al, 2018. High-speed rotational atherectomy versus modified balloons prior to drug-eluting stent implantation in severely calcified coronary lesions. Circ Cardiovasc Interv, 11(10): e007415.

Allali A, Abdel-Wahab M, Sulimov DS, et al, 2017. Comparison of bailout and planned rotational atherectomy for heavily calcified coronary lesions: a single-center experience. J Interv Cardiol, 30(2): 124.

Barbato E, Carrié D, Dardas P, et al, 2015. European expert consensus on rotational atherectomy. EuroIntervention, 11(1): 30-36.

Cortese B, Piraino D, Godino C, et al, 2017. Effects of drug-eluting stents after rotational atherectomy: Evidence from a multicenter experience. J Cardiovasc Med, 18(5): 354-358.

De Waha S, Allali A, Büttner HJ, et al, 2016. Rotational atherectomy before paclitaxel-eluting stent implantation in complex calcified coronary lesions: Two-year clinical outcome of the randomized ROTAXUS trial. Catheter Cardiovasc Interv, 87(4): 691-700.

Gorol J, Tajstra M, Hudzik B, et al, 2018. Comparison of outcomes in patients undergoing rotational atherectomy after unsuccessful coronary angioplasty versus elective rotational atherectomy. Adv Interv Cardiol, 14(2): 128-134.

Gupta T, Weinreich M, Greenberg M, et al, 2019. Rotational atherectomy: A contemporary appraisal. Interv Cardiol, 14(3): 182-189.

Hachinohe D, Kashima Y, Kanno D, et al, 2018. Rotational atherectomy and new-generation drug-eluting stent implantation. Catheter Cardiovasc Interv, 91(6): 1026-1034.

Hiroyuki J , Shoichi K , Tomohiro S , et al, 2017. Five-year clinical outcomes after drug-eluting stent implantation following rotational atherectomy for heavily calcified lesions. Circ J, 82(4): 983-991.

Kawamoto H, Latib A, Ruparelia N, et al, 2016. Planned versus provisional rotational atherectomy for severe calcified coronary lesions: Insights from the ROTATE multi-center registry. Catheter Cardiovasc Interv, 88(6): 881-889.

Riley RF, Henry TD, Mahmud E, et al, 2020. SCAI position statement on optimal percutaneous coronary interventional therapy for complex coronary artery disease. Catheter Cardiovasc Interv, 96(2): 346-362.

Tomey MI, Kini AS, Sharma SK, 2014. Current status of rotational atherectomy. JACC Cardiovasc Interv, 62(4): 485-498.

Uetani T, Amano T, 2018. Current status of rotational atherectomy in the drug-eluting stent era. Circ J, 82(4): 946, 947.

Windecker S, Kolh P, Alfonso F, et al, 2014. 2014 ESC/EACTS Guidelines on myocardial revascularization: The task force on myocardial revascularization of the European Society of Cardiology (ESC) and the European Association for CardioThoracic Surgery (EACTS)* developed with the special contribution of the European Association of Percutaneous Cardiovascular Interventions (EAPCI). Eur Heart J, 46(4): 517-592.

第五章

影像学在冠状动脉斑块旋磨术中的作用

第一节　钙化病变的影像学识别

冠状动脉钙化病变是动脉粥样硬化中普遍存在的炎症和修复过程的一部分，是动脉粥样硬化的特异性表现。冠状动脉钙化病变发生率在各个年龄段并不相同，随着年龄的增长而增加，在40～49岁人群中的发生率为50%，60～69岁人群中的发生率为80%。钙化病变尤其是严重钙化病变明显增加了介入治疗的难度和风险，被称为"导管室的噩梦"。目前临床常见的识别和评估冠状动脉钙化病变的影像学手段包括冠状动脉CT血管造影（computed tomographic angiography，CTA）、冠状动脉造影（coronary angiography，CAG）、血管内超声（intravascular ultrasound，IVUS）及光学相干断层成像（optical coherence tomography，OCT），早期、准确地识别、评估钙化病变，对于评估冠状动脉狭窄、钙化病变严重程度，选择适当的介入治疗技术，提高手术成功率、减少手术相关并发症、改善患者近期/远期预后具有重要意义。

一、冠状动脉CT血管造影

随着CT技术的高速发展，冠状动脉CT血管造影（CTA）广泛用于临床疑似冠心病患者的筛查，目前已经成为冠状动脉钙化病变的主要无创检查手段。冠状动脉CTA是经静脉注射造影剂后通过CT对冠状动脉进行扫描成像，以三维重建形式确定和分析冠状动脉管壁病变情况，其诊断冠心病的敏感度和特异度较高，尤其是阴性预测价值高达95%以上。但由于钙化的存在，通常会影响对冠状动脉狭窄程度评估的准确性。钙化病变在冠状动脉CTA上表现为白色、高密度影像（图5-1），通过测定CT密度值可确定斑块的性质，一般认为CT值＞130HU的病变为钙化病变，CTA具有较高的敏感度和特异度。

冠状动脉钙化评分（coronary calcification score，CCS）是冠状动脉CTA评价冠状动脉病变的一种重要手段，可定量分析钙化程度，评估冠状动脉钙化的严重程度。目前常用的方法为Agatston评分和钙化容积评分等。

Agatston评分主要根据钙化面积、体积、血管分布等因素综合评定。钙化积分计算方法为CT峰值计分与钙化面积乘积，即钙化积分＝钙化面积×钙化灶峰值CT值。将CT值≥130HU、钙化面积＞1mm²的区域定义为钙化灶。钙化积分的计分规定为：130～199HU计1分，200～299HU计2分，300～399HU计3分，≥400HU计4分，将各支血管的钙化灶积分相加即为血管钙化总积分。当Agatston评分≤10时，除外冠心病（狭窄＜10%）的阴性预测值为96%～100%；当Agatston评分＞100时诊断冠状动脉造影证实的冠心病（狭窄＞50%）的敏感度为95%，特异度为79%。多项针对无症状患者的大型

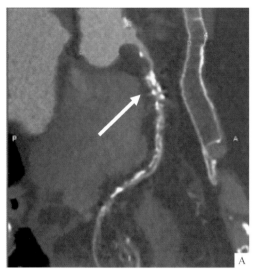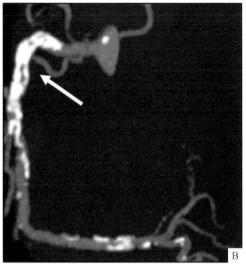

图 5-1　冠状动脉 CT 血管造影钙化病变影像

A. 前降支钙化（箭头）；B. 右冠状动脉钙化（箭头）

随访研究认为钙化积分能够预测心血管事件。Haberl 等对 1764 例有症状的疑似冠心病患者进行冠状动脉 CTA 和冠状动脉造影检查，冠状动脉钙化积分为 0 时，预测冠状动脉造影证实的冠心病的可能性 < 1%。一项对 5000 余例患者进行的前瞻性观察研究发现，钙化积分 > 100 分的患者在随访 4.3 年后发生所有心血管事件、非致死性心肌梗死的相对危险度为 9.5 ～ 10.7，认为钙化积分在排除无须治疗的低危患者方面意义重大。Budoff 等对 25 253 名无症状患者进行为期 6.8 年的随访，发现死亡率与钙化积分呈正相关，认为钙化积分可作为独立于传统危险因素以外的预测全因死亡率的指标，并且预测价值优于传统危险因素。

因此，冠状动脉 CTA 作为无创影像手段，能够较准确地识别冠状动脉钙化病变，但与冠状动脉管腔狭窄程度无明确的线性正相关，目前通过冠状动脉 CTA 指导冠状动脉斑块旋磨术治疗的经验不足。高质量的冠状动脉 CTA 结果是基础，如果冠状动脉钙化积分很高，而冠状动脉狭窄程度极重，可能在进行冠状动脉造影及介入治疗术前需做好旋磨准备；对于冠状动脉钙化积分不高或冠状动脉狭窄不严重的患者，则需要旋磨的概率较低。

二、冠状动脉造影

冠状动脉造影是临床工作中评价冠状动脉病变应用得最广泛、最实用的传统检查手段，是指导钙化病变介入治疗的重要依据（图 5-2）。在 X 线透视下，冠状动脉钙化病变的特征性表现是沿血管走行的密度不均的高密度影像，在向血管内注射造影剂之前或者造影剂从血管排除后，可以看见高密度的阴影，且此阴影位于冠状动脉走行轨迹上。依据冠状动脉造影结果，可以将钙化病变的严重程度分为 4 级（表 5-1、图 5-3）。

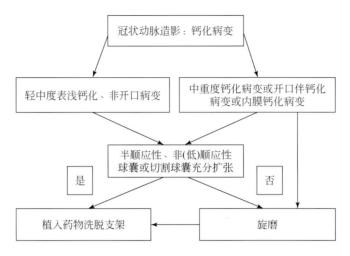

图 5-2 冠状动脉造影指导钙化病变介入治疗流程图

表 5-1 钙化病变严重程度分级

分级	造影表现
无钙化	未发现任何钙化阴影
轻度钙化	只有在心脏搏动时见到淡而模糊的钙化阴影，心脏不搏动时完全见不到钙化阴影
中度钙化	在心脏搏动时见到较清晰的钙化阴影
重度钙化	在心脏搏动和不搏动时均可见到清晰的钙化阴影

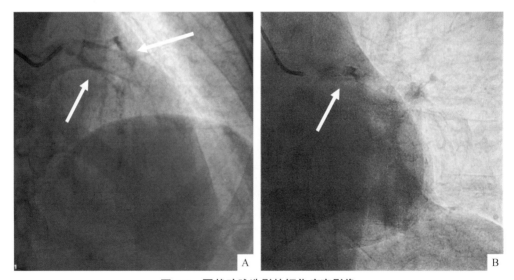

图 5-3 冠状动脉造影的钙化病变影像

前降支及回旋支血管走行区域可见钙化阴影

　　冠状动脉造影是诊断钙化病变最常用的工具，其诊断钙化病变的特异度高达 89%，尤其是严重钙化病变的特异度可达 98%，可在术中对钙化病变进行评估，有助于术式及器械的选择，以及对术后结局的预判。但受设备分辨率、解剖结构重叠、心脏瓣膜、椎体钙化的影响，以及非磷酸盐钙化在冠状动脉造影中并不能显影，其敏感度仅为 48%，因此依据冠状动脉造影来识别冠状动脉钙化病变仍然具有一定的局限性（图 5-4）。例如，冠状动脉造影只能根据病变组织与周围组织的密度差异评价钙化病变的程度，但不能量化钙化病变的面积和体积，而且冠状动脉造影只能显示冠状动脉管腔面，对于冠状动脉病变深浅及钙化结节的评价能力有限，其对局限性钙化或点状钙化的检出率较低，且不能判断钙化和管腔的关系。但在一些情况下，可见钙化病变与血管腔有一段距离，提示外膜钙化可能性大，这种情况对病变的通过性和可扩张性影响不大。另外，在造影中如果可见明显的双轨征，一般提示严重的环管周钙化，如果可见管腔内不规则或成角，则通常大部分需要行冠状动脉旋磨治疗。

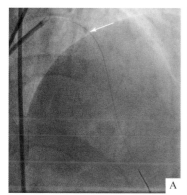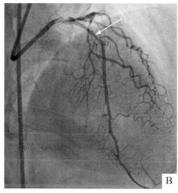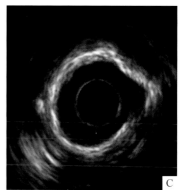

图 5-4　冠状动脉造影识别钙化病变的局限性

A、B. 冠状动脉造影显示钙化不明显（箭头）；C. IVUS 显示 360° 钙化

三、血管内超声

IVUS 是通过导管技术将微型超声探头置入血管腔，实时显示血管横截面图像，可观察血管腔和血管壁动脉粥样硬化病变的形态，并可根据病变回声特征判断病变的性质。目前，临床上应用的 IVUS 超声频率为 30～40MHz，其轴向分辨率为 100～200μm，横向分辨率为 250μm，能够清晰显示管腔及管壁的结构特点。笔者所在中心目前已引进波士顿科学公司最新 60MHz 频率 IVUS，其中心频率为 60MHz，导管搭配全新宽频传感器，在保证与原 40MHz 相似穿透性基础上，60MHz 频率 IVUS 在轴向分辨率及横向分辨率上均得到明显优化，从而成像更清晰、测量更准确（图 5-5）。IVUS 中钙化病变的典型表现为病变表面的明亮、白色影像，而钙化病变后方伴有黑色的声影，常伴多重反射。其诊断冠状动脉钙化病变的敏感度在 90% 以上，特异度可达 100%。IVUS 既能够对冠状动脉钙化病变进行定性评价，也能够精确地测量血管管腔和外弹力膜的直径与面积，测量最小管腔面积等数据，客观地评价病变局部的狭窄程度。2017 年一项研究纳入了 440 例患者，IVUS 发现了 364 处钙化病变，而冠状动脉造影只发现了 177 处钙化病变，在 IVUS 所发现的钙化病变中，冠状动脉造影诊断钙化病变的敏感度为 48.4%，特异度为 98.7%。另一项研究评价了 1155 处病变，IVUS 发现钙化病变的比例为 73%，冠状动脉造影为 38%。由此可见，IVUS 在识别钙化病变上比冠状动脉造影有更高的敏感度和特异度。

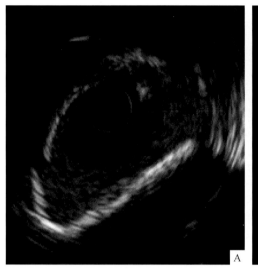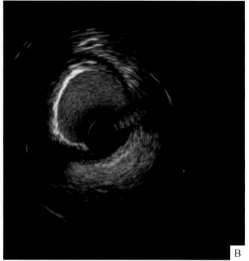

图 5-5　40MHz 与 60MHz 频率的 IVUS 图像对比

A. 40MHz 频率 IVUS；B. 60MHz 频率 IVUS

目前 IVUS 被认为是评估冠状动脉钙化病变的"金标准"。IVUS 评价钙化病变的优势在于能够明确钙化病变的部位和范围，能够精确测量钙化病变的弧度范围，并通过钙化弧度的大小量化钙化的程度。此外，IVUS 还可以准确测量钙化病变的长度，从而为介入治疗策略的选择提供依据。IVUS 评价钙化病变的不足在于无法穿透钙化病变，因此往往会低估钙化病变的深度和斑块的负荷，即深层钙化可被浅表钙化病变声影所覆盖，导致 IVUS 不能定量钙化病变的厚度，仅能通过钙化弧度大致判断钙化范围；此外，对于一些严重狭窄、成角等钙化病变，IVUS 导管可能无法通过病变而无法做出评估。

（1）根据 IVUS 所见钙化病变在血管壁分布的部位不同，可将钙化病变区分为：内膜钙化（浅表钙化）、基底膜钙化（深层钙化）及混合性钙化（图 5-6）。

1）内膜钙化（浅表钙化）：钙化累及范围在内膜侧可见，钙化病变与血管腔接触。因为内膜钙化更靠近中心管腔，所以对冠状动脉介入治疗器械通过有较大影响，并且可显著限制球囊等器械的扩张，是钙化病变中对介入手术影响最大的类型。同时，各类干预手段对浅表钙化均有一定的疗效，如切割球囊、冠状动脉斑块旋磨术等，对内膜钙化的治疗效果显著。

2）基底膜钙化（深层钙化）：钙化分布于斑块的深层，靠近中层与外膜交界侧。冠状动脉造影能够看到钙化病变所在的范围和位置，但通常无法区分深层钙化与浅表钙化，IVUS 可以判断基底膜钙化累及斑块基底膜侧。深层钙化一般不影响器械的通过及支架植入，所以对于介入治疗影响较小，一般不需要旋磨治疗。弥漫性深层钙化可限制血管的整体扩张，但由于其分布较深，常规预处理策略对其无效或干预价值有限。

3）混合性钙化：同时具有不同深度钙化。随着弥漫性病变越来越常见，混合性钙化在所有钙化病变中占比较大，表现为散在、小片状分布的钙化病变，存在于内膜浅层和基底膜深层各处。根据其不同的钙化程度和分布位置可对介入治疗过程有不同程度的影响，常规的高压力非顺应性球囊及切割球囊有一定的治疗效果。

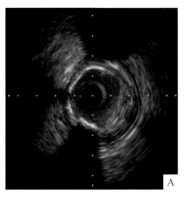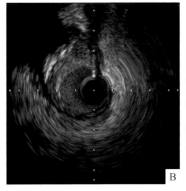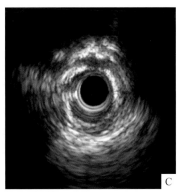

图 5-6　IVUS 所见钙化病变类型

A. 内膜钙化（浅表钙化）；B. 基底膜钙化（深层钙化）；C. 混合性钙化

（2）根据钙化病变在 IVUS 横截面图像弧度分布的范围不同，可以将钙化病变进行分级（表 5-2，图 5-7）。

IVUS 图像上，以管腔中心为圆点，以声影前缘为标准，可以得出钙化角度。按照角度的不同，确定不同的分级；相应的不同分级决定了治疗手段的异同。目前建议对于Ⅳ级钙化病变应首选旋磨术进行预处理，而对于Ⅲ级及以下钙化病变，可先行高压力非顺应性球囊或切割球囊处理，当球囊扩张不满意时可采取补救性旋磨治疗。Morris 等对 221 例患者的 662 处病变进行术前和术后 IVUS 检查，通过 IVUS 测量的钙化弧度对病变进行分组比较，结果发现病变钙化范围越大，术后非 Q 波心肌梗死和支架贴壁不良的发生率越高。

表 5-2　IVUS 钙化病变分级

钙化分级	钙化角度
Ⅰ级钙化	$< 90°$
Ⅱ级钙化	$91° \sim 180°$
Ⅲ级钙化	$181° \sim 270°$
Ⅳ级钙化	$> 270°$

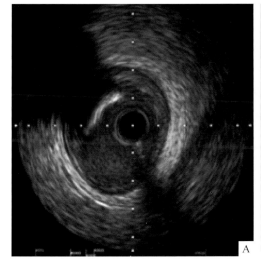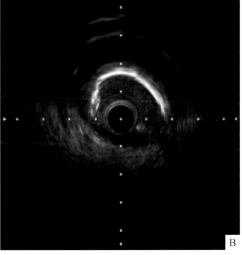

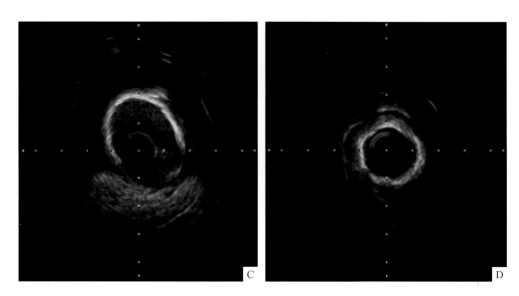

图 5-7　IVUS 显示钙化病变分级

A. Ⅰ级，钙化角度＜ 90°；B. Ⅱ级，钙化角度为 91°～ 180°；C. Ⅲ级，钙化角度为 181°～ 270°；D. Ⅳ级，钙化角度＞ 270°

（3）钙化结节是一种特殊类型的钙化，是易损斑块的一种特殊表现形式，占所有易损斑块的 2% ～ 7%。其病理基础是在钙化基质上覆盖骨性小结样物质，造成纤维帽不连续、内皮细胞缺失，从而易导致血栓形成，其引发的血栓病变通常不会完全阻塞冠状动脉。

钙化结节通常成簇存在，突出于管腔，IVUS 对于冠状动脉钙化结节的诊断具有较高的敏感性。IVUS 可明确区分钙化结节与普通的非结节样钙化。钙化结节表现为突出管腔的不规则钙化团块，无明显的弧形光滑内膜侧，更多表现为毛糙边缘，仍然存在钙化以外的声影缺失（图 5-8）。非结节样钙化则为表面平整，与管腔平行的高密度钙化伴其后的声影（表 5-3）。钙化结节由于其突出管腔且不规则的形状，在介入治疗过程中可能会出现器械通过困难，钙化结节通常需要旋磨治疗。

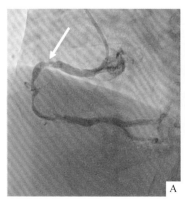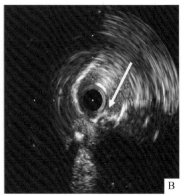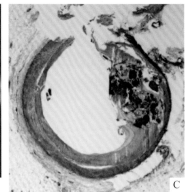

图 5-8　冠状动脉造影、IVUS 及病理图像下的钙化结节

A. 冠状动脉造影显示为模糊病变（箭头）；B. IVUS 显示钙化结节（箭头）；C. 钙化结节病理图像

表 5-3　**IVUS 钙化结节与非结节样钙化比较**

IVUS 特点	钙化结节比例（%）	非结节样钙化比例（%）
钙化病变突出管腔	94	10
钙化病变偏于一侧	100	16
病变管腔表面不规则	65	12
钙化边缘不规则	88	19

（4）在传统的灰阶 IVUS 中，不同的动脉粥样硬化斑块组织成分的回声特点可能是相近的，很难将这些组织成分区分出来。如高回声信号伴有声影的，也不能百分百地确定为钙化病变，也可能是致密的纤维斑块，这是因为非常致密的纤维斑块可以阻挡超声声波透过，而被误认为是钙化病变的影像。虚拟组织学血管内超声（virtual histology IVUS，VH-IVUS）能够对回声中的频谱信号进行分析处理，识别不同冠状动脉粥样硬化组织的不同回声频率，对动脉粥样硬化斑块的组织成分进行模拟显像，建立相应的色彩编码，从而区分不同的动脉粥样硬化斑块成分。有研究证实，VH-IVUS 与病理组织学具有很高的一致性。

VH-IVUS 定义了四种主要的粥样硬化斑块组织成分，纤维斑块定义为深绿色区域，纤维脂肪斑块定义为浅绿色区域，坏死核心定义为红色区域，钙化斑块定义为白色区域（图 5-9）。VH-IVUS 区分这些斑块组织的准确度：纤维斑块为 93.4%，纤维脂肪斑块为 94.6%，坏死核心为 95.1%，钙化斑块为 96.8%。VH-IVUS 可判断钙化病变的分布及程度。

四、光学相干断层成像

光学相干断层成像（OCT）是采用近红外光纤成像，根据测量红外光线的回波延迟时间和强度来描述冠状动脉病变的特点，具有成像速度快和分辨率高的优势，其空间分辨率可高

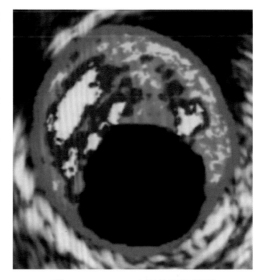

图 5-9　**VH-IVUS 区分斑块类型**

达 10 ～ 20μm，是血管内超声成像的 10 倍左右，对于评价冠状动脉斑块具有重要价值，其诊断钙化病变的敏感度为 96%，特异度为 97%。一项研究对比了 OCT 、IVUS 和冠状动脉造影检测钙化病变的能力，结果显示冠状动脉造影可观察到 40.2% 的钙化病变，IVUS 为 82.7%，OCT 为 76.8%，冠状动脉造影不可见，而 OCT 或 IVUS 可见的钙化病变通常为浅表钙化且不会影响支架膨胀。

OCT 以近红外光相干干涉测量方法为基本原理，通过对生物组织内部不同深度入射相干光源发出连续相干的近红外光，并结合不同深度形成的背向反射 / 散射信号，综合判定光线到被测组织内部各种结构的距离，进而得到不同深度组织的信号。其中，钙化斑块在

OCT图像上具有低背反射和低衰减的特性，通常表现为边缘锐利的低信号或不均匀区域。根据形态的不同可分为浅表钙化、深层钙化、环形钙化、点状钙化和结节样钙化（钙化结节）等。在OCT成像中，钙化病变的影像学特点为边缘清晰锐利、弱衰减、均一的低信号区域（图5-10）。该定义适用于较大的钙化，一些特殊类型的钙化，如微小或点状钙化，可能与斑块稳定性相关。如钙化结节OCT特征为结节样钙化突出到管腔内，浅表钙化，通常在病变近段或远段可见严重钙化（图5-10）。OCT成像根据钙化斑块的范围、深度等特征，将其分为以下四种类型：①环形钙化，指钙化斑块角度超过270°的钙化；②点状钙化，指钙化角度＜90°，长度＜10mm的钙化；③深层钙化，指钙化斑块距离管腔超过100μm的钙化；④浅表钙化，指钙化斑块距离管腔65～100μm的钙化。

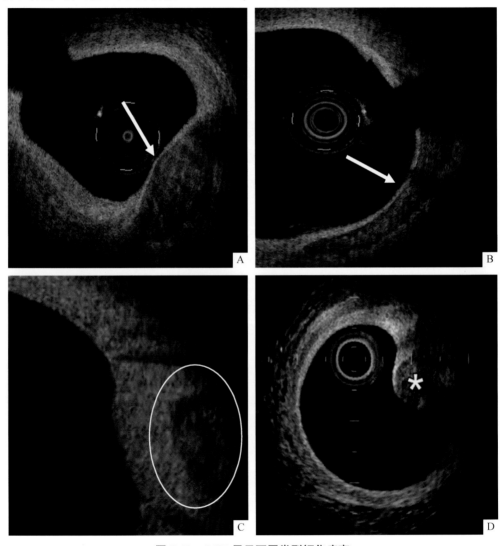

图5-10　OCT显示不同类型钙化病变

A.钙化斑块（箭头）；B.浅表钙化（箭头）；C.点状钙化（圈）；D.钙化结节（星号）

　　病理研究表明，斑块破裂（plaque rupture，PR）、斑块侵蚀（plaque erosion，PE）及钙化结节（calcified nodule，CN）是急性冠脉综合征的三个主要病理学机制（图5-11）。

由于 OCT 有着较高的图像分辨率和组织区分度，其对于急性冠脉综合征患者中斑块的病理学特征有较高的特异性，因此 OCT 被认为是目前在体内水平研究急性冠脉综合征病理机制最有效的影像学手段之一。

在急性冠脉综合征中，钙化病变所致可以占到 10%。引起急性冠脉综合征的钙化病变不同，通常其影像学结构也不尽相同。目前引起急性冠脉综合征的钙化病变大致分为以下三类：①暴发样钙化结节（eruptive calcified nodules），表现为大量簇状的小钙化结节突出管腔，导致纤维帽破裂，血栓形成；②钙化性突起（calcified protrusion），指突出于管腔的块状钙化突起，没有簇状的小钙化结节存在；③表层钙化片（superficial calcific sheet），位于表层的片状钙化斑块，通常无明显的簇状结节和块状突起，表面覆盖非常薄的纤维帽，其纤维帽是撕裂的或不连续的（图 5-12）。

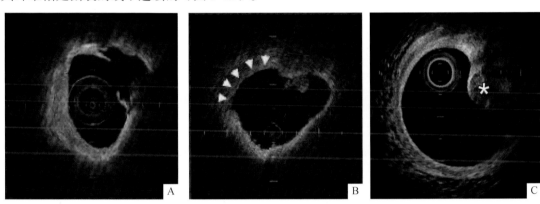

图 5-11　急性冠脉综合征的主要病理学机制的 OCT 影像

A.斑块破裂；B.斑块侵蚀（三角）；C.钙化结节（星号）

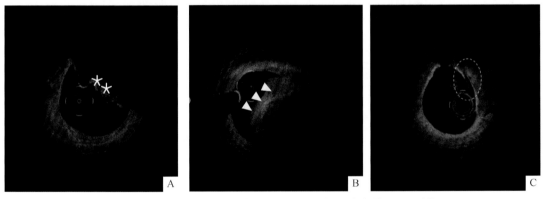

图 5-12　引起急性冠脉综合征的三种特殊钙化病变的 OCT 影像

A.暴发样钙化结节（星号）；B.钙化性突起（三角）；C.表层钙化片（圈）

暴发样钙化结节和钙化性突起都可以统称为结节样钙化（nodular calcification）。对于上述两种钙化病变，IVUS 在影像方面并不能做出很好的区分，这可能是因为 IVUS 的分辨率有限，不足以清晰地看到结节样钙化的表面。而 OCT 凭借着其更高的分辨率，能很好地通过识别结节样钙化表面的簇状小钙化结节或其表面相对光滑的特点而区分暴发样钙化结节及钙化性突起。

OCT 可以通过准确测量钙化病变的容积来量化钙化病变的程度。同时 OCT 无声影效应，能评价钙化病变整体及钙化深部病变，对于冠状动脉斑块早期检测和钙化病变的识别具有积极意义。其量化分析主要是通过对冠状动脉进行适当的分段，节段性测定斑块体积，再将其进行整合，从而能够精准地评估钙化病变的位置、厚度、角度、长度等信息。和 IVUS 相比，OCT 评估钙化病变的优势在于能够评估钙化病变的厚度，这对指导选择恰当的预处理策略有重要意义。但由于近红外光穿透能力较弱，当钙化斑块较厚时（超过1.2～1.6mm），由于 OCT 近红外光的衰减影响光穿透斑块的能力，有时会观测不到钙化斑块后缘的钙化轮廓。当钙化斑块混有脂质成分时，由于脂质成分富含红细胞，也会影响光线对钙化斑块的穿透，从而影响 OCT 对钙化斑块厚度的评估能力（图 5-13）。OCT 检测浅表钙化区域的定量结果与组织学具有更好的相关性。

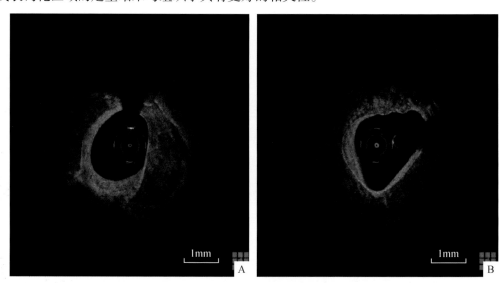

图 5-13　OCT 可精准评估钙化病变的厚度

A. OCT 可精准评估钙化病变的厚度；B. 由于钙化病变太厚，OCT 无法测得钙化病变的外侧缘

由于 OCT 检测钙化病变的敏感度（95%）和特异度（97%）很高，当钙化位于斑块表面，并没有延伸到血管壁的更深层时，通常 OCT 可以很好地显示出其整个斑块及斑块后方的轮廓结构。但当钙化斑块混有脂质成分时，由于脂质成分富含红细胞，也会影响光线对钙化斑块的穿透，从而影响 OCT 成像，此时应选择 IVUS 进行检查以确保斑块检测的准确性（图5-14）。另外，血液中存在的红细胞将对 OCT 成像产生影响，因此冠状动脉血流减慢、闭塞、血管腔较大及同轴性不好的血管较难获得高质量的结果，将严重影响 OCT 评价钙化病变的能力和价值。此外需同纤维钙化斑块相鉴别的是，纤维钙化斑块表现为低信号强度或异质信号，但具有清晰边界。

五、总结

目前，对于冠状动脉钙化病变的评价主要分为无创影像学技术和有创影像学技术。冠状动脉 CTA 是识别冠状动脉钙化病变的主要无创影像技术手段，可以通过钙化积分来

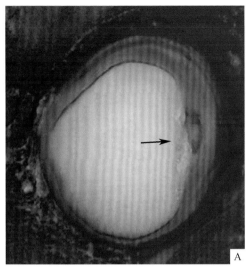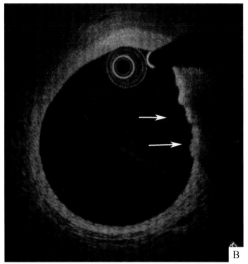

图 5-14　OCT 斑块衰减后影像

A. 钙化斑块（箭头）；B. 由于表面高衰减信号，OCT 无法测得钙化斑块（箭头）

识别钙化病变部位和程度，但是无法据此准确判断冠状动脉病变的狭窄程度。在有创影像学技术方面，冠状动脉造影是临床应用最久、简便和实用的技术，但是其评价钙化病变的敏感度和特异度有限，对于冠状动脉造影提示中重度的钙化病变，建议进一步行腔内影像学检查以精确评估。IVUS 是诊断冠状动脉钙化病变的"金标准"，对于检出钙化病变具有较高的敏感度。IVUS 可以区分表浅和深层钙化病变，并根据钙化影像弧度的分布，间接地量化钙化病变的程度。OCT 具有更高的成像分辨率，既可以精确地检出钙化病变，亦可根据对钙化病变的分布区域、面积和体积的测量，定量分析钙化病变。介入医生应根据患者个体情况，以及拥有的技术条件，选择合理的影像学手段来诊断和评价冠状动脉钙化病变（表 5-4）。

表 5-4　冠状动脉钙化病变影像学识别方法比较

项目	CAG	CTA	IVUS	OCT
分辨能力（μm）	100	0.5 ～ 1.0	100 ～ 200	10 ～ 20
识别钙化病变能力	+	+++	+++	+++
优点	在体，动态观察	利用钙化积分进行钙化量化分析，无创	穿透力强，根据钙化弧度量化	可量化钙化病变，测量钙化厚度、面积和体积
缺点	敏感性低，结果较主观，无法分析斑块及钙化病变精细结构	无法分析钙化病变精细结构，易过高估计狭窄程度	钙化后方存在声影，观察钙化不全面	穿透力有限，深部钙化可能扫描不全

第二节　腔内影像学指导冠状动脉斑块旋磨术

随着经皮冠状动脉介入治疗患者逐年增加，需要处理的复杂病变也越来越多，冠状动脉严重钙化病变目前仍然是介入治疗领域的一大挑战。冠状动脉斑块旋磨术是目前对于严重钙化病变及球囊无法通过或无法充分扩张病变的最有效的治疗方法，但冠状动脉造影识别钙化病变的敏感性低，且不能提供钙化弧度、钙化厚度、钙化长度、钙化深度、特殊类型钙化等多维信息，无法准确评估旋磨术效果及支架膨胀、贴壁情况，应用具有一定的局限性。因此，对于冠状动脉造影提示的中重度钙化病变，或者球囊扩张失败的病变，建议行腔内影像学检查评估。以 IVUS 和 OCT 为代表的腔内影像学技术可获得清晰的血管壁结构及管腔平面图，准确评估病变的性质、部位和范围，对于钙化病变的精确评估、指导旋磨策略、明确旋磨预处理效果、指导手术策略、评价支架植入术后效果等方面具有重要意义。IVUS/OCT 在介入治疗过程中各个环节均可发挥辅助决策和优化介入治疗的效果，帮助医生取得满意的临床疗效。

一、腔内影像学在冠状动脉斑块旋磨术中的作用

钙化病变属于高阻力病变，如果预处理不充分，容易出现支架膨胀不全、贴壁不良、支架不规则变形等（图 5-15），从而导致支架内血栓、支架内再狭窄等风险增加。因此，术前判断冠状动脉斑块的性质对于治疗方案的选择十分重要，建议对冠状动脉造影显示中重度钙化病变、模糊病变、球囊不能通过或不能扩张的病变等推荐常规使用 IVUS/OCT 进行评价，明确病变性质、评估钙化病变的严重程度，以选择合适的预处理策略。即使出现导管无法通过病变的情况，IVUS/OCT 所提供的靶病变近端血管解剖学信息也是非常有用的，这些信息将有助于选择合适尺寸的旋磨头及治疗策略。当旋磨结束后应再次进行 IVUS/OCT 检查，评估旋磨术后病变前后的变化，评估旋磨效果，指导进一步的预处理策略。支架植入术后进行 IVUS/OCT 检查可清晰地观察支架植入后的管腔情况，从而判断支架植入后的即刻效果，有助于减少支架内再狭窄和支架内血栓发生，改善患者远期预后。

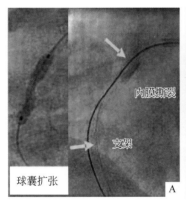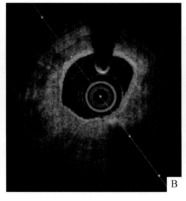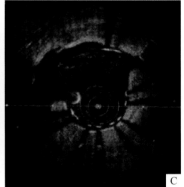

图 5-15   钙化病变导致支架膨胀不全

A. 钙化病变球囊不能充分扩张，植入支架后，支架严重膨胀不全，支架近端血管严重夹层（箭头）；
B. OCT 所示严重钙化病变；C. 支架植入术后，OCT 显示支架膨胀不全

二、IVUS/OCT 评估旋磨治疗时机

2020 年美国心血管造影和介入学会（SCAI）共识指出，对于冠状动脉造影显示中重度

钙化病变，或者球囊不能扩张的病变，推荐常规使用腔内影像学检查进行评价。根据腔内影像学检查的结果，选择不同的预处理策略（图 5-16）。

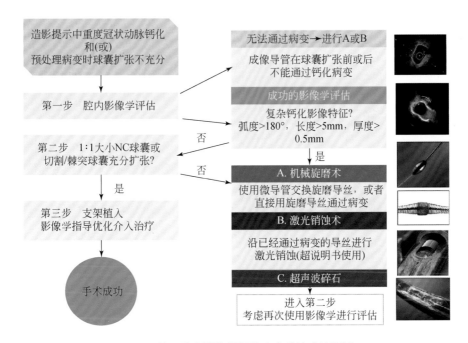

图 5-16　基于腔内影像学钙化病变的治疗流程图

[引自：Riley RF，Henry TD，Mahmud E，et al，2020. SCAI position statement on optimal percutaneous coronary interventional therapy for complex coronary artery disease. Catheter Cardiovasc Interv，96（2）：346-362.]

根据钙化病变的位置，IVUS/OCT 可将冠状动脉钙化病变分为浅表钙化、深层钙化及混合性钙化。根据钙化病变累及的范围，可将钙化病变分为点状钙化、偏心钙化、环形钙化。单纯的深层（基底膜）钙化大多对介入治疗的影响不大，可按常规操作，一般无须旋磨治疗（图 5-17）。

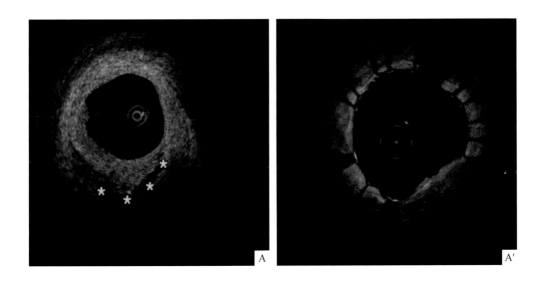

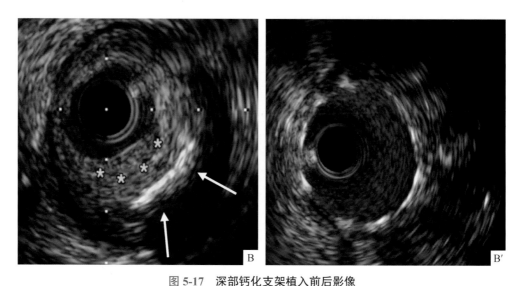

图 5-17　深部钙化支架植入前后影像

A、B. OCT、IVUS 显示纤维斑块（星号）、深部钙化（箭头）；A'、B'. 支架植入术后影像

　　小于 180° 的偏心钙化一般不需要旋磨治疗，但由于钙化侧血管顺应性的下降，在进行球囊预扩张时容易导致对侧血管壁严重夹层（图 5-18）。有研究显示，对于钙化厚度超过 0.88mm 的 180° 偏心钙化，仍可导致支架膨胀不全，PCI 术后支架可呈 "D" 形（图 5-19），对于此类偏心钙化病变，只要 PCI 术后能够获得足够的支架内最小面积，一般不强求高压后扩张，高压扩张有导致血管破裂的风险。随着冠状动脉内碎石术的推广及应用，今后针对此类严重偏心钙化病变，可先行冠状动脉内碎石术对钙化病变进行销蚀，有助于改善介入术后的支架形态及支架膨胀率。

　　严重的浅层（内膜）钙化会影响器械的通过和支架膨胀，影响手术成功率及患者远期预后。目前建议 IVUS 发现 360° 环形钙化或钙化病变弧度超过 270° 的内膜钙化，此时无法单纯通过球囊，常不能充分扩张病变，应主动选择冠状动脉斑块旋磨术。而对于 < 270° 或者非内膜钙化可选择先尝试非顺应性球囊、棘突球囊、切割球囊等扩张，如果能充分扩张钙化病变，则进一步植入支架；如果不能充分扩张病变，可进一步选择非计划性冠状动脉斑块旋磨术对病变进行预处理（图 5-20）。

　　近期一项研究归纳了支架膨胀不全患者的 IVUS 影像学特点。该研究入选了 IVUS 检查钙化弧度 > 270° 的患者，根据支架膨胀程度是否良好进行分组统计，最终结果表明钙化病变越长、病变血管直径越小、支架植入前未出现 > 90° 的多重反射及存在钙化结节的患者，其支架膨胀不全概率较高。提示对于该类患者，在冠状动脉斑块旋磨术前后均要进行仔细评估，以做到最优化的预处理，提高患者的支架膨胀率，改善远期预后。

　　与 IVUS 比较，OCT 的优势在于可以测量钙化的厚度，更加精准地评估钙化病变的程度，从而指导后续手术策略的选择，降低支架膨胀不全的发生概率。

　　对于 OCT 发现的厚度小于 0.2 ~ 0.3mm 的环形钙化病变，一般不需要进行旋磨治疗，单纯应用非顺应性球囊、切割球囊或棘突球囊等高压扩张即可出现钙化环断裂（图 5-21）。甚至有研究显示，对于 OCT 显示钙化厚度为 0.4 ~ 0.5mm 的环形钙化，单纯应用棘突球囊

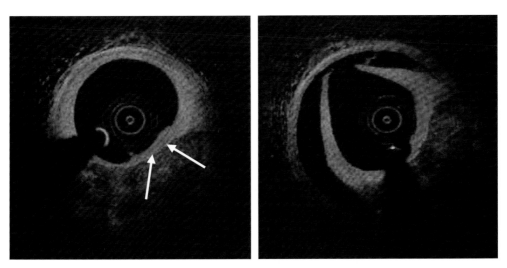

图 5-18　偏心钙化（箭头）球囊扩张后严重夹层

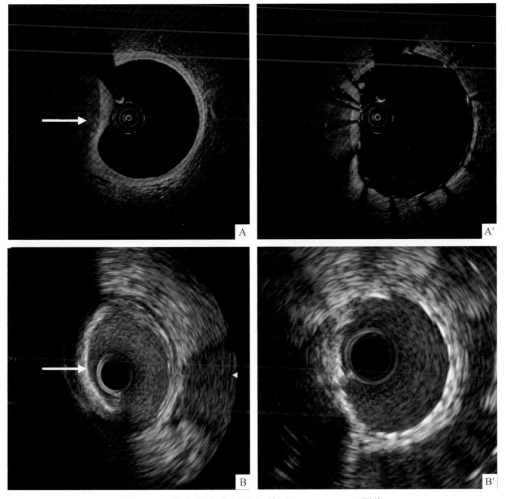

图 5-19　偏心钙化支架植入前后 OCT、IVUS 影像

A、B. OCT、IVUS 显示偏心钙化（箭头）；A'、B'. 支架植入后呈"D"形

也能实现钙化环的断裂（图 5-22）。但对于较厚的环形钙化病变，建议主动进行冠状动脉斑块旋磨术以充分预处理（图 5-23）。

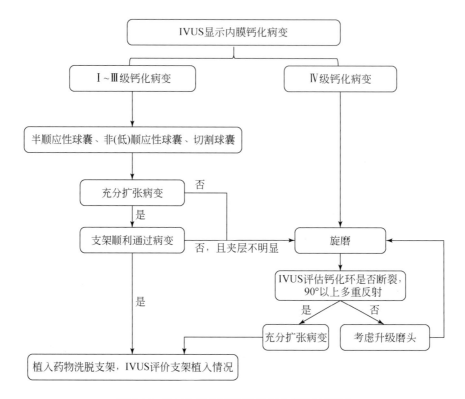

图 5-20　IVUS 指导冠状动脉钙化病变流程图

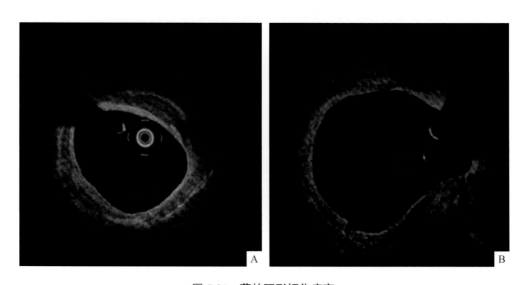

图 5-21　薄的环形钙化病变

A. OCT 提示 360° 环形钙化；B. 非顺应性球囊扩张后出现钙化环断裂

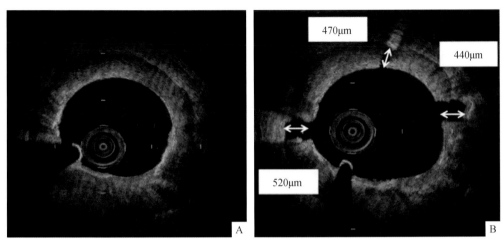

图 5-22　厚的环形钙化病变
A. OCT 显示 360° 环形钙化；B. 棘突球囊扩张后出现钙化环断裂（箭头）

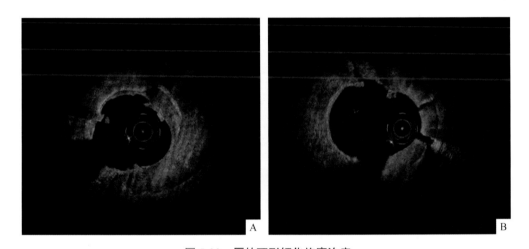

图 5-23　厚的环形钙化旋磨治疗
A. OCT 提示环形钙化病变，钙化厚度超过 10mm；B. 旋磨后出现钙化环断裂

　　需要强调的是，不能单纯通过 OCT 提示的最大钙化厚度来选择不同的预处理手段，严重钙化病变能否实现钙化环的断裂，除上述钙化厚度外，还受到钙化病变最大钙化弧度、钙化病变长度等影响。基于 OCT 的研究，预测钙化病变支架膨胀不全的钙化积分系统在近几年得到了广泛的关注。Fujino 等纳入了 128 名有钙化病变的患者在 PCI 术前后进行 OCT 检查，结果显示 PCI 术前 OCT 检查提示如钙化病变最大钙化弧度＞180°、钙化长度＞5mm、最大钙化厚度＞0.5mm，则存在较高的支架膨胀不全风险。根据其在多因素回归分析中的权重对这三项指标进行赋分，得到如图 5-24 所示的 OCT 钙化积分系统，并在后续试验中得到进一步验证（图 5-25）。该研究表明，当该钙化积分为 4 分时，支架平均膨胀率只有 69%。因此，2020 年 SCAI 基于腔内影像学检查的钙化病变处理流程指出，当 OCT 提示钙化病变的最大钙化弧度＞180°、最大钙化厚度＞0.5mm、钙化长度＞5mm 时，即钙化积分为 4 分时，则存在较高的支架膨胀不全风险，建议行冠状动脉斑块旋磨术对病变进行充分预处理。

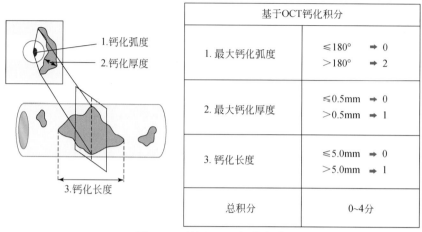

基于OCT钙化积分		
1. 最大钙化弧度	≤180°	➡ 0
	>180°	➡ 2
2. 最大钙化厚度	≤0.5mm	➡ 0
	>0.5mm	➡ 1
3. 钙化长度	≤5.0mm	➡ 0
	>5.0mm	➡ 1
总积分	0~4分	

图 5-24　基于 OCT 钙化积分

[引自：Fujino A，Mintz GS，Matsumura M，et al，2018. A new optical coherence tomography-based calcium scoring system to predict stent underexpansion. Eurointervention，13（18）：e2182-e2189.]

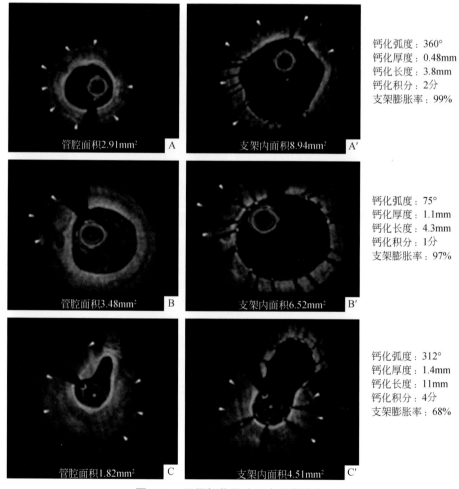

钙化弧度：360°
钙化厚度：0.48mm
钙化长度：3.8mm
钙化积分：2分
支架膨胀率：99%

钙化弧度：75°
钙化厚度：1.1mm
钙化长度：4.3mm
钙化积分：1分
支架膨胀率：97%

钙化弧度：312°
钙化厚度：1.4mm
钙化长度：11mm
钙化积分：4分
支架膨胀率：68%

图 5-25　不同钙化积分下支架膨胀率

[引自：Fujino A，Mintz GS，Matsumura M，et al，2018. A new optical coherence tomography-based calcium scoring system to predict stent underexpansion. Eurointervention，13（18）：e2182-e2189.]

此外，对于钙化结节等特殊类型的钙化病变，由于其突出管腔且形状不规则，可能会导致器械通过困难、球囊破裂、支架脱载、支架膨胀不全、支架植入后不规则甚至血管破裂等严重并发症。因此，结合笔者所在中心的经验，如果 IVUS/OCT 发现有介入治疗指征的钙化结节，建议直接行冠状动脉斑块旋磨术进行预处理，以避免反复操作可能带来的并发症（图 5-26）。

三、IVUS/OCT 指导选择旋磨头尺寸

随着经验的积累，冠状动脉斑块旋磨术的理念从早期的斑块销蚀转变为现在的斑块修饰。在如今斑块修饰的理念下，倾向于选择小尺寸的旋磨头。2015 年《欧洲冠状动脉斑块旋磨术专家共识》建议旋磨头 / 参考血管直径比为 0.6；对于多数病变，使用 1.5mm 直径旋磨头多数能达到理想的旋磨效果。2019 年《北美专家旋磨述评》推荐使用的最大旋磨头 / 参考血管直径比为 0.4 ～ 0.6。直径＜ 3mm 的血管可选用 1.5mm 的旋磨头，直径＞ 3mm 的血管可以从 1.75mm 的旋磨头开始旋磨。

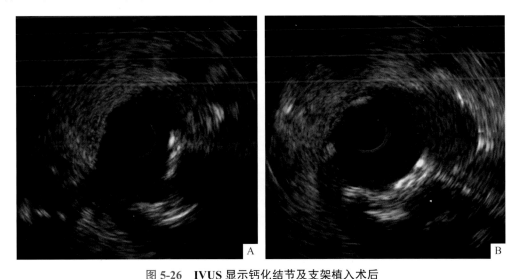

图 5-26　IVUS 显示钙化结节及支架植入术后

A. IVUS 显示钙化结节，导致器械通过受阻；B. 旋磨后植入支架，仍可见支架不规则影像

IVUS/OCT 可准确测量旋磨靶病变目标区域的钙化环最小直径，依据该直径可以选择合适的起始旋磨头，一般可以选择稍大于该直径的旋磨头，最终达到修饰斑块的目的，改善血管僵硬程度，有利于器械通过和支架释放。但过大的旋磨头可能导致旋磨前进困难、发生嵌顿，而过小的旋磨头则可能无法有效旋磨，但对于严重成角病变、CTO 病变、微导管不能通过病变、病变处存在夹层等，仍建议从 1.25mm 的旋磨头开始旋磨。

四、IVUS/OCT 评估旋磨治疗效果

冠状动脉斑块旋磨术后能否出现钙化环断裂是影响支架膨胀的关键因素（图 5-27）。有研究显示，出现钙化环断裂的患者，支架膨胀率要显著高于没有出现钙化环断裂的患者（支架膨胀率：0.88 ± 0.17 vs 0.78 ± 0.18，$P=0.03$）。因此，在旋磨治疗后，IVUS/OCT 显示出

现钙化环断裂可以作为终止旋磨操作的指征之一，但最终需要球囊是否能够充分扩张病变来验证。也有少部分极严重钙化病变的患者，尽管出现钙化环断裂，但球囊仍不能充分扩张（图 5-28），需进一步充分销蚀钙化斑块。

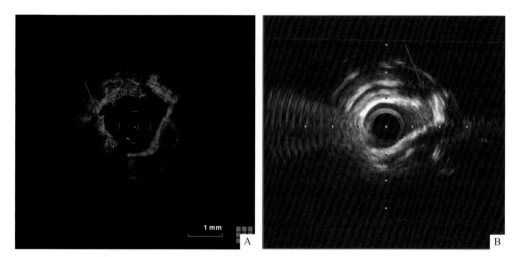

图 5-27　钙化环断裂影像

A. OCT 显示钙化环断裂（箭头）；B. IVUS 显示钙化环断裂（箭头）

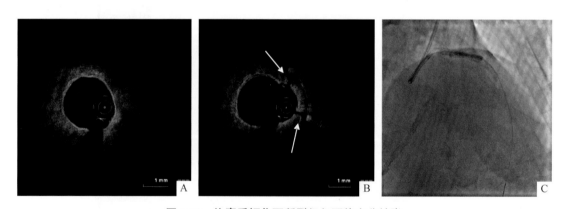

图 5-28　旋磨后钙化环断裂但仍不能充分扩张

A. 术前 OCT 显示环形钙化，钙化厚；B. 旋磨后出现钙化环断裂（箭头）；C. 非顺应性球囊仍扩张不充分

（一）IVUS 评估旋磨治疗效果

IVUS 可以观察旋磨前后钙化环的变化，明确旋磨效果，如果出现钙化环断裂或钙化环出现薄弱环节，说明旋磨取得预期效果，可进行非顺应性球囊、棘突球囊或者切割球囊扩张（图 5-29），常可获得满意的预处理效果。

部分患者在旋磨术后虽未能出现钙化环断裂现象，但 IVUS 可发现多重反射现象（图 5-30），通过与 OCT 对比研究发现，IVUS 的多重反射现象多提示钙化病变的厚度 < 0.5mm，特别是出现超过 90° 的多重反射，也可作为旋磨有效的指征之一。此时，可考虑终止旋磨操作，尝试选择非顺应性球囊、棘突球囊、切割球囊等进行扩张，如果球

囊能够完全膨胀，可进一步植入支架，如果不能完全膨胀，可使用原旋磨头在病变处再次反复旋磨，或者升级旋磨头尺寸再次旋磨，以获得满意效果。

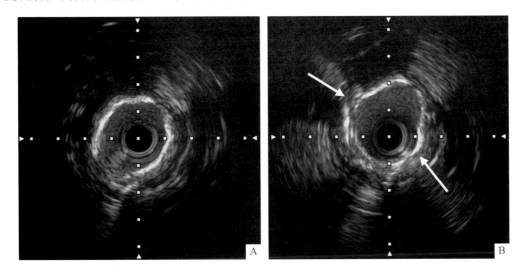

图 5-29　旋磨前后 IVUS 影像

A. IVUS 显示环形钙化；B. 旋磨后钙化环断裂（箭头）

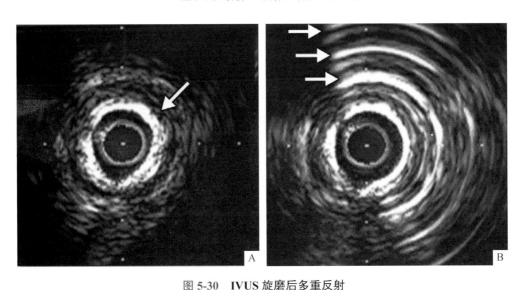

图 5-30　IVUS 旋磨后多重反射

A. 旋磨前 IVUS 所示环形钙化（箭头）；B. 旋磨后 IVUS 所示多重反射（箭头）

（二）OCT 评估旋磨治疗效果

与 IVUS 相比，OCT 能够评估钙化病变的厚度，从而实现对钙化病变更精准的评估。Norihiro 等的研究显示，OCT 指导的旋磨治疗效果优于 IVUS 指导的旋磨治疗。该研究纳入了 209 例需进行旋磨治疗的冠状动脉严重钙化病变患者，分为 OCT 指导组（$n=88$）和 IVUS 指导组（$n=121$），结果显示 OCT 指导的冠状动脉斑块旋磨术的旋磨头尺寸升级更常见（55% vs 32%，$P=0.001$），且最终旋磨头尺寸更大（1.75mm vs 1.5mm，$P < 0.001$）。同时，OCT 指导组的即刻支架膨胀率显著高于 IVUS 组（83%±15% vs

72%±16%，*P*=0.004），随访1年后缺血所导致的靶病变血运重建率OCT组也更低（6.8% vs 11.6%，*P*=0.25），但差异无统计学意义。笔者所在中心的对比OCT与IVUS指导的冠状动脉斑块旋磨术的研究结果同样显示，OCT指导组比IVUS指导组可以获得更高的支架膨胀率［（82±8）% vs（75±10）%，*P*=0.002］，尽管两组患者最终旋磨头尺寸一致，但OCT指导组旋磨后切割/棘突球囊使用比例高于IVUS指导组，一系列的研究说明OCT在旋磨后可以更清楚地判断钙化病变修饰情况，必要时可以通过升级旋磨头进行更好的修饰或旋磨后联合使用切割/棘突球囊，从而能获得较好的支架膨胀率（图5-31）。

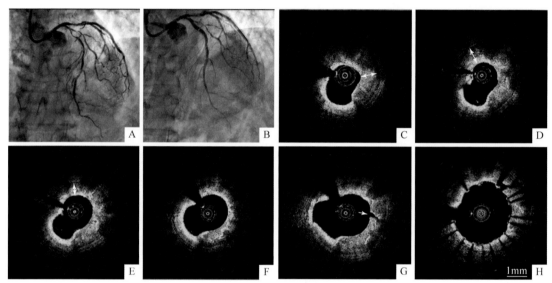

图 5-31　OCT 指导旋磨治疗

A. 冠状动脉造影显示前降支近段严重狭窄伴钙化；B. PCI 术后；C. OCT 显示最小钙化厚度 0.97mm（箭头）；D. 1.5mm 旋磨头旋磨后最小钙化厚度 0.93mm（箭头）；E. 升级 1.75mm 旋磨头旋磨后最小钙化厚度 0.67mm（箭头）；F. 2.5mm 球囊扩张；G. 3.0mm 球囊扩张后出现钙化环断裂（箭头）；H. 支架膨胀良好（引自：Nobuhiko, Maejima, Kiyoshi, et al, 2016. Relationship between thickness of calcium on optical coherence tomography and crack formation after balloon dilatation in calcified plaque requiring rotational atherectomy. Circulation Journal：Official Journal of the Japanese Circulation Society）

　　在旋磨操作结束后行 OCT 检查评估旋磨效果，可出现两种情况：① OCT 发现钙化环断裂；② OCT 未发现钙化环断裂。此时根据不同的情况可以选择不同的预处理策略。

　　1. OCT 发现钙化环断裂　如果旋磨术后 OCT 发现钙化环断裂，进一步的处理策略同上述 IVUS 指导的旋磨治疗，可进行非顺应性球囊、棘突球囊或者切割球囊扩张（图 5-32），常可获得满意的预处理效果。

　　2. OCT 未能发现钙化环断裂　目前冠状动脉斑块旋磨术的理念是斑块修饰，旋磨头/参考血管直径比已经降到 0.6 以下，因此 1.5mm 旋磨头可适用于多数病例。这也导致了很多病例在旋磨术后并不出现钙化环断裂。但这并不意味着一定要升级旋磨头再次进行旋磨操作。在钙化病变经过旋磨修饰后，当钙化角度和厚度达到特定值时，再行球囊扩张往往可出现钙化环断裂。随着 OCT 应用的逐渐推广与普及，OCT 指导钙化病变旋磨治疗的经验越来越丰富。一项纳入了 36 例严重钙化病变的研究显示，在进行冠状动脉斑块旋磨术后，

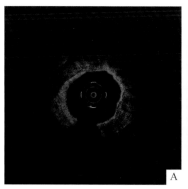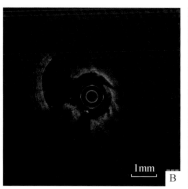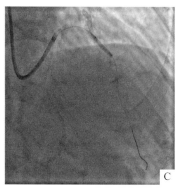

图 5-32　OCT 指导旋磨治疗（钙化环断裂）

A. 术前 OCT 显示近 360° 钙化，钙化厚度 0.92mm；B. 1.5mm 旋磨头旋磨后可见夹层及钙化环断裂；C. 2.5mm×15mm 非顺应性球囊 14atm 可充分扩张，顺利植入支架

OCT 下观察到的较大的钙化弧度和较小的钙化厚度与球囊扩张后的钙化环断裂有关，该研究显示预测球囊扩张后能够出现钙化环断裂的最佳临界值是钙化弧度＞ 227° 和最小钙化厚度＜ 0.67mm，另一项基于 OCT 的研究显示，能够被球囊扩张而出现钙化环断裂的临界钙化厚度为 0.45mm。另有研究显示，与旋磨术后联合非顺应性球囊扩张相比，冠状动脉斑块旋磨术联合切割球囊扩张能使更厚的钙化环发生断裂，切割球囊是能够出现钙化环断裂的独立预测因素，并最终获得更好的支架膨胀率（旋磨联合切割球囊为 78.9%，旋磨联合非顺应性球囊为 66.7%，$P＜0.01$）。

笔者所在中心的经验：对于旋磨后无钙化环断裂的患者，①如果 OCT 评估最大钙化厚度＜ 0.6mm，可以首先尝试非顺应性球囊扩张（图 5-33）。②如果 OCT 评估最大钙化厚度为 0.6～0.8mm，可尝试非顺应性球囊、棘突球囊、切割球囊扩张（图 5-34）；经过上述操作，绝大多数患者均可出现钙化环断裂并最终顺利植入支架。③对于 OCT 评估钙化厚度仍＞ 0.8mm 的患者，可尝试非顺应性球囊、棘突球囊、切割球囊等进行扩张，但较多患者仍然存在 "狗骨头" 形球囊影像，且有可能导致血管夹层等并发症，影响后续操作。因此，建议对于钙化厚度＞ 0.8mm 的患者（图 5-35），首先考虑升级旋磨头再次进行旋磨。

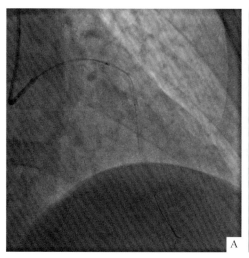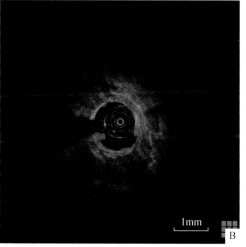

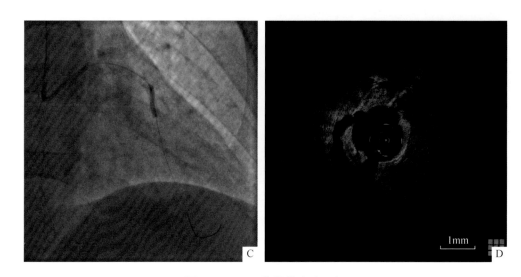

图 5-33　OCT 指导旋磨（一）

A. 术前 OCT 导管不能通过；B. 旋磨后无钙化环断裂，但最大钙化厚度为 0.55mm；C. 非顺应性球囊充分扩张；
D. 复查 OCT 出现钙化环断裂

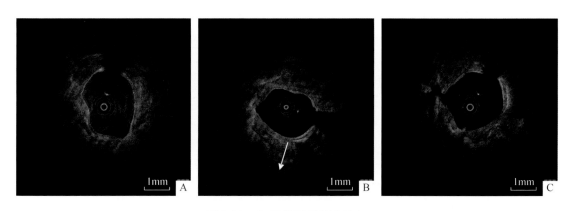

图 5-34　OCT 指导旋磨（二）

A. 术前 OCT；B. 旋磨后 OCT 显示钙化厚度变薄，无钙化环断裂，最大钙化厚度为 0.8mm（箭头）；
C. 棘突球囊扩张出现钙化环断裂

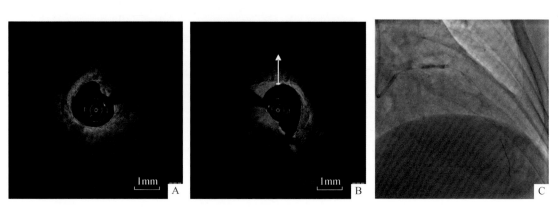

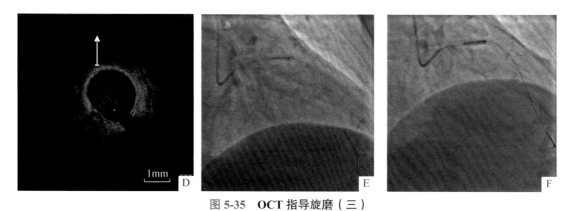

图 5-35　OCT 指导旋磨（三）

A. 术前 OCT 显示 360° 钙化，钙化厚度无法测得；B. 1.5mm 旋磨头旋磨后钙化厚度为 0.98mm（箭头）；C. 2.5mm 非顺应性球囊不能扩张，此时拟升级旋磨头旋磨，但当时 1.75mm 旋磨头无法获取，因此使用 1.5mm 旋磨头再次旋磨；D. 再次旋磨后钙化厚度变薄（0.89mm）（箭头），但仍无钙化环断裂；E. 2.5mm 棘突球囊不能充分扩张；F. 最终 2.75mm 非顺应性球囊 26atm 充分扩张

　　结合笔者所在中心的经验及循证医学的证据，归纳 OCT 指导冠状动脉钙化病变介入治疗流程见图 5-36。

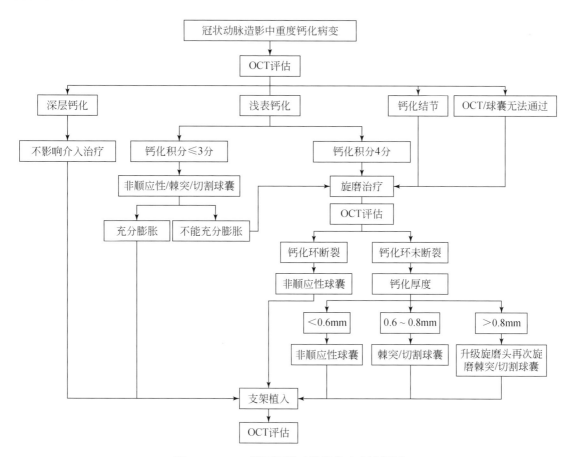

图 5-36　OCT 指导冠状动脉钙化病变流程图

五、IVUS/OCT 评价支架膨胀效果

目前指导 PCI 最常用的手段是冠状动脉造影。但不可否认的是,冠状动脉造影对于评估斑块性质,以及支架大小、长度、释放位置、扩张程度等确实存在一些不足。严重钙化病变往往干扰造影判断,不能准确判断支架膨胀、贴壁情况,而支架膨胀不全、贴壁不良在钙化病变中常见,所以单纯应用冠状动脉造影评估存在不足,而应用腔内影像学 IVUS/OCT 可以评估介入治疗效果是否满意(图 5-37)。ILUMIEN Ⅱ 研究印证了腔内影像学在评价支架扩张程度方面的巨大优势,并且其结果显示 IVUS 与 OCT 在评估支架膨胀率方面具有可比性。ILUMIEN Ⅲ 研究结果进一步证实了 OCT 指导支架植入的精准性,并且可以发现 IVUS 未能评估的支架贴壁不良和血管夹层。

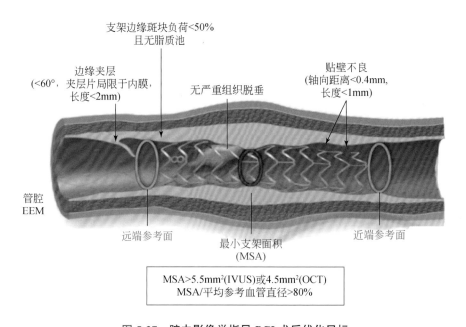

支架边缘斑块负荷<50%
且无脂质池

边缘夹层
(<60°,夹层片局限于内膜,
长度<2mm)

无严重组织脱垂

贴壁不良
(轴向距离<0.4mm,
长度<1mm)

管腔
EEM

远端参考面

最小支架面积
(MSA)

近端参考面

MSA>5.5mm²(IVUS)或4.5mm²(OCT)
MSA/平均参考血管直径>80%

图 5-37　腔内影像学指导 PCI 术后优化目标

支架膨胀不全是支架内再狭窄和支架内血栓形成的重要原因,因此对于腔内影像学指导下的 PCI 治疗,通常要求达到最小支架面积 > 5.5mm² (IVUS) 或 4.5mm² (OCT)、支架膨胀率达到 80% 以上的优化目标。钙化病变、斑块负荷较重的偏心性斑块极易出现支架膨胀不全,而 IVUS/OCT 的特性能够帮助我们更清晰地观察支架植入后的管腔情况,从而判断支架植入后的即刻效果。笔者所在中心的研究显示,OCT 或 IVUS 指导下的旋磨术支架膨胀率分别达到(82% ±8%)和(75% ±10%),最小支架面积分别达到 5.6mm² 和 5.7mm²,这可能有助于患者获得更好的远期效果。根据笔者所在中心的经验,在腔内影像学检查发现支架膨胀不全后应进行积极处理,对于严重的支架膨胀不全,可采用非顺应性球囊高压后扩张、准分子激光冠状动脉斑块销蚀术或者冠状动脉斑块旋磨术进一步治疗,处理后需再次行腔内影像学检查,直至支架膨胀满意。但需要注意的是,对于严重钙化病变,即使进行了充分的预处理,通常不能达到理想的支架膨胀率,切不可为

了追求完美的手术效果而选择大一号球囊进行盲目高压扩张，以免造成血管破裂等灾难性结果（图 5-38）。

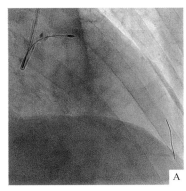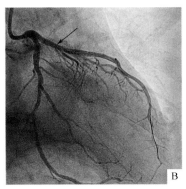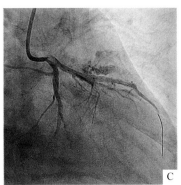

图 5-38　高压球囊扩张致血管破裂

A. 前降支 1.5mm 旋磨头旋磨；B. 旋磨后植入 3.0mm×24mm 支架，局部支架内仍存在残余狭窄（箭头）；
C. 3.5mm×15mm 非顺应性球囊扩张后出现血管破裂

总之，IVUS/OCT 作为评价冠状动脉病变情况的重要腔内影像学手段，对于指导冠状动脉斑块旋磨术和 PCI 过程具有重要作用。当冠状动脉造影显示中重度钙化病变、模糊病变、球囊不能通过或不能扩张的病变时，推荐使用 IVUS/OCT 进行评价，明确病变性质，评估钙化病变的严重程度，以选择合适的预处理策略。IVUS 可以根据钙化的弧度，OCT 可以根据钙化弧度、长度、厚度等决定是否启动旋磨术预处理病变。此外，IVUS/OCT 可准确测量旋磨靶病变区域的钙化环最小直径，依据该直径选择合适的起始旋磨头。当旋磨结束后行 IVUS/OCT 检查，可以进一步评估旋磨术效果，指导进一步的处理策略。支架植入术后进行 IVUS/OCT 检查可清晰地观察支架植入后的即刻效果，以达到最佳的优化目标。因此，IVUS/OCT 作为重要的辅助工具，不仅可以准确评估病变性质、位置、程度，在指导旋磨术及 PCI 过程的各个环节中还可帮助决策和评估，从而最终取得满意的临床疗效。

病例 5-1　IVUS 识别右冠状动脉模糊病变及指导旋磨治疗

（一）病史基本资料

患者，男性，68 岁，因"活动后胸痛、胸闷 9 年，再发 3 个月"入院。患者 9 年前出现活动后胸痛、胸闷，外院行冠状动脉造影提示"前降支 80% 狭窄，右冠状动脉 60% 狭窄，于前降支植入 1 枚支架"。3 个月前症状再发，外院冠状动脉造影检查提示右冠状动脉严重狭窄，尝试右冠状动脉介入治疗，但导丝不能通过病变，现为进一步治疗入院。既往史：高血压 30 余年，糖尿病 1 年，吸烟 46 年，已戒烟。

查体：血压 145/96mmHg，心率 61 次 / 分；双肺呼吸音清，未闻及干、湿啰音；心律齐，各瓣膜听诊区未闻及杂音，心界不大；双下肢无水肿。

辅助检查：实验室检查，Scr 76μmol/L，eGFR 89.11ml/（min·1.73m^2），LDL-C 2.20mmol/L，TnI 0.065ng/ml，MYO、CK-MB 均阴性。心电图：窦性心律，心率 61 次 / 分，Ⅲ、

aVF 导联可见 Q 波，$V_4 \sim V_6$ 导联 T 波低平（图 5-39）。超声心动图：左室壁运动弥漫性减低，左房、左室扩大，左室舒张末期内径 6.3cm，LVEF 39.1%。

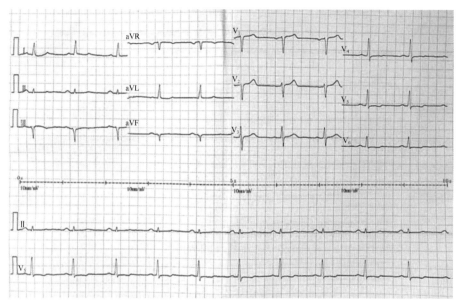

图 5-39　心电图

临床诊断：①冠状动脉粥样硬化性心脏病，急性非 ST 段抬高心肌梗死，心界不大，窦性心律，心功能Ⅰ级（Killip 分级）；②高血压；③ 2 型糖尿病。

（二）冠状动脉造影结果

（1）桡动脉入路，右冠优势型。

（2）左主干未见明显狭窄。

（3）前降支原支架通畅，近段 50% 狭窄伴钙化，中间支中段 80% 狭窄。

（4）回旋支细小，近段 80% 狭窄。

（5）右冠状动脉近段模糊影，50% 狭窄；中段 80% 狭窄伴钙化（图 5-40）。

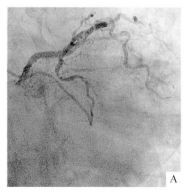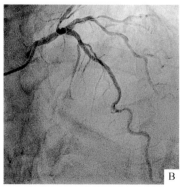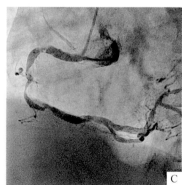

图 5-40　冠状动脉造影

A. 左冠状动脉足位造影；B. 左冠状动脉头位造影；C. 右冠状动脉造影

（三）治疗策略

患者右冠状动脉近段模糊影，行 IVUS 评估近段病变性质，指导进一步预处理策略。

（四）器械准备

（1）6F AL 0.75 指引导管、工作导丝。
（2）IVUS、微导管及旋磨相关器械。

（五）手术过程

（1）桡动脉途径，6F AL 0.75 指引导管到位，工作导丝送至右冠状动脉远段，IVUS 导管不能通过右冠状动脉近段模糊病变，IVUS 显示模糊病变近段可见 180° 钙化病变（图 5-41）。

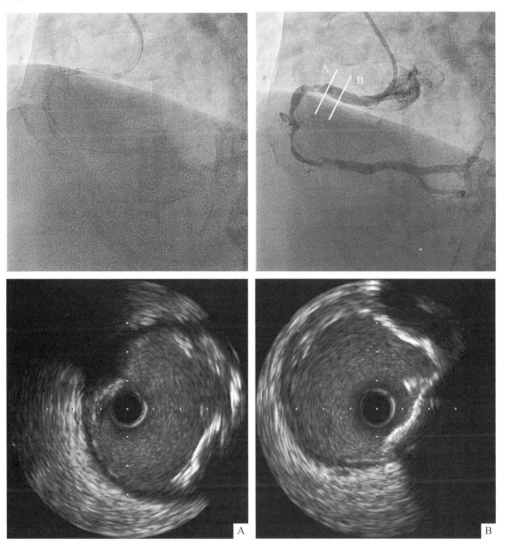

图 5-41　IVUS 导管不能通过近段病变及 IVUS 影像

A、B. 冠状动脉造影模糊病变近段 IVUS 影像，可见 180° 钙化

（2）2.5mm 非顺应性球囊送至右冠状动脉近中段病变处，球囊以 10 ～ 16atm 仍不能充分扩张，IVUS 可通过近段病变处，但无法通过中段病变处，中段病变 IVUS 可见近 270°钙化，近段模糊影为凸起的钙化结节，遂启动旋磨治疗（图 5-42）。

（3）通过微导管更换为旋磨导丝，以 1.5mm 旋磨头 16 万～ 17 万转 / 分旋磨 4 次，每次 11 ～ 13 秒。旋磨后 IVUS 导管仍不能通过右冠状动脉中段病变处，在双导丝支撑下送入 2.5mm 非顺应性球囊，以 16atm 充分扩张，IVUS 导管顺利通过右冠状动脉中段病变处，可见钙化环断裂（图 5-43）。

（4）顺利地于右冠状动脉病变处植入 3.5mm×29mm、3.5mm×13mm、3.5mm×38mm共 3 枚支架并使用 4.0mm 非顺应性球囊充分进行后扩张（图 5-44）。

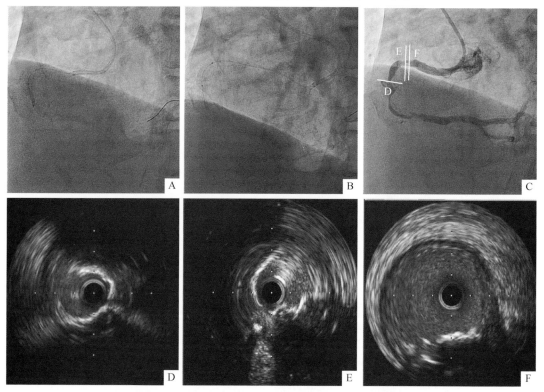

图 5-42　球囊不能充分扩张，IVUS 导管不能通过中段病变及 IVUS 影像

A. 2.5mm 非顺应性球囊不能充分扩张；B. IVUS 导管不能通过中段病变；C. 复查冠状动脉造影；D. 右冠状动脉中段 IVUS 显示270° 钙化；E、F. 右冠状动脉近段模糊病变，IVUS 显示钙化结节

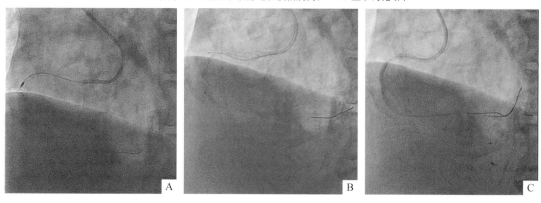

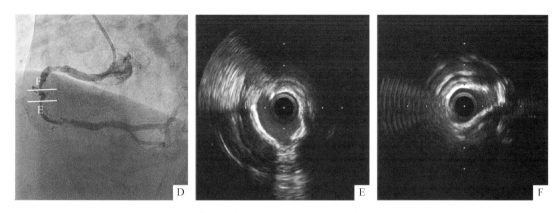

图 5-43 1.5mm 旋磨头旋磨右冠状动脉中段及旋磨后造影和 IVUS 影像

A.1.5mm 旋磨头旋磨右冠状动脉中段；B. 旋磨后 IVUS 导管仍不能通过右冠状动脉中段病变；C. 双导丝支撑下 2.5mm 非顺应性
球囊可充分扩张；D. 复查冠状动脉造影；E、F. 复查 IVUS 可见右冠状动脉中段近 360° 钙化环断裂及多重反射

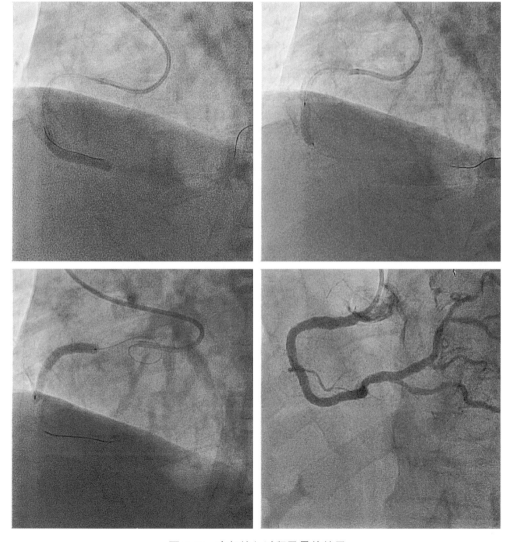

图 5-44 支架植入过程及最终结果

（六）手术结果

术后复查IVUS：支架贴壁良好，右冠状动脉中段重度钙化病变引起支架形态改变，最小支架面积为 11.16mm² （图 5-45 ）。

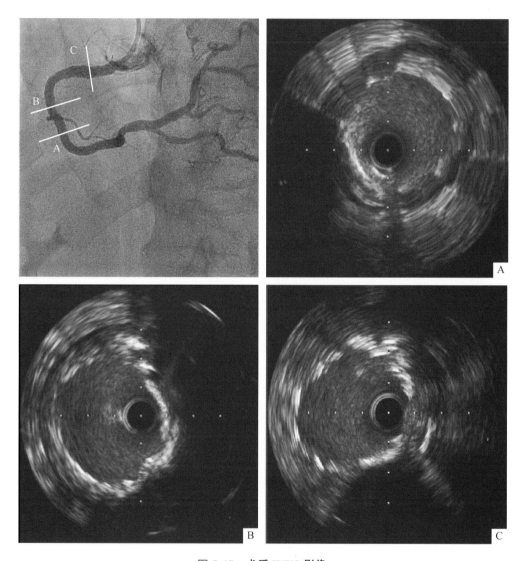

图 5-45 术后 IVUS 影像

A. 右冠状动脉中段支架形态改变，最小支架面积为 11.16mm²；B、C. 近中段支架膨胀、贴壁良好

（七）小结

与单纯冠状动脉造影指导相比，IVUS 可以帮助识别冠状动脉造影模糊病变的性质，从而进一步指导介入治疗的策略选择。该患者右冠状动脉近段模糊病变通过 IVUS 检查明确为钙化结节，中段严重狭窄病变可见 270° ～ 360° 钙化，通过旋磨术有效预处理后钙化环断裂，最终顺利植入支架，术后 IVUS 支架膨胀、贴壁良好，效果满意。

病例 5-2　IVUS 指导左主干及前降支钙化病变旋磨治疗

（一）病史基本资料

患者，男性，69 岁，因"喘憋、胸闷 4 个月，再发 1 个月"入院。患者 4 个月前夜间突发喘憋、不能平卧，诊断为急性非 ST 段抬高心肌梗死，拒绝行冠状动脉造影。后间断发作胸闷，休息 10 分钟左右可缓解。1 个月前患者再发胸闷、夜间不能平卧，为进一步诊治入院。既往史：2 型糖尿病 20 年，高血压 7 年，糖尿病肾病、慢性肾脏病 5 期，维持性血液透析 7 年，吸烟 10 年。

查体：血压 136/68mmHg，心率 69 次 / 分；肝颈静脉回流征阴性；双肺呼吸音粗，双肺可闻及湿啰音；心律齐，各瓣膜听诊区未闻及杂音，$P_2 > A_2$，无心包摩擦音；腹软，无压痛，移动性浊音阴性；双下肢轻度水肿。

辅助检查：实验室检查，Scr 590μmol/L，eGFR 7.7ml/（min·1.73m²），LDL-C 2.52mmol/L，糖化血红蛋白 7.1%，TnI 0.083ng/ml、CK-MB 1.86ng/ml、MYO 131.4ng/ml。心电图：窦性心律，心率 69 次 / 分，电轴不偏，Ⅰ、Ⅱ、aVF、$V_4 \sim V_6$ 导联 ST 段压低 0.1mV，aVR 导联 ST 段略抬高，$V_1 \sim V_3$ 导联 R 波递增不良（图 5-46）。床旁超声心动图：左室心尖部、室间隔中下段及左室下壁运动幅度减低，EF 41%，左房、左室扩大，二尖瓣、三尖瓣轻中度反流，肺动脉收缩压轻度增高，微量心包积液。

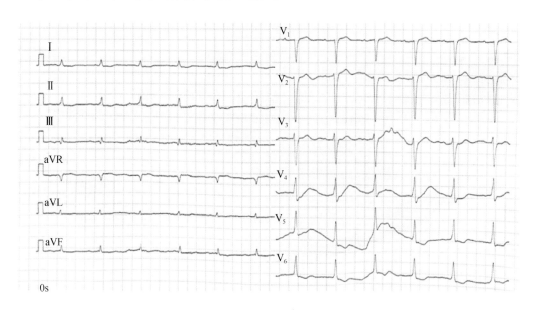

图 5-46　心电图

临床诊断：①冠状动脉粥样硬化性心脏病，不稳定型心绞痛，陈旧性心肌梗死，心界不大，窦性心律，全心衰竭；②心包积液；③慢性肾脏病 5 期，维持性血液透析，糖尿病肾病；④高血压；⑤2 型糖尿病。

（二）冠状动脉造影结果

（1）桡动脉入路。

（2）左主干开口 95% 狭窄伴钙化。

（3）前降支开口至中段 70% 弥漫性狭窄伴钙化。

（4）回旋支开口至中段 80% 弥漫性狭窄伴钙化（图 5-47）。

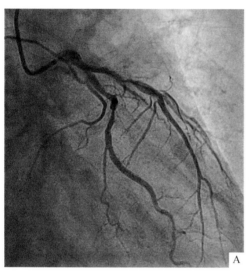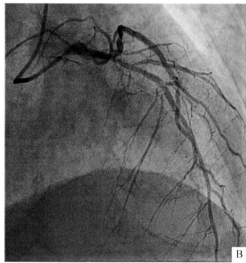

图 5-47　左冠状动脉造影

A. 左冠状动脉足位造影；B. 左冠状动脉头位造影

（5）右冠状动脉开口至近段 60% 狭窄伴钙化，中段 95% 狭窄，远段 90% 狭窄，伴钙化（图 5-48）。

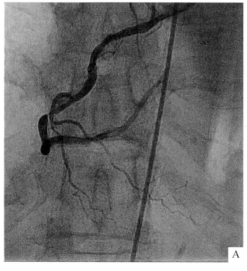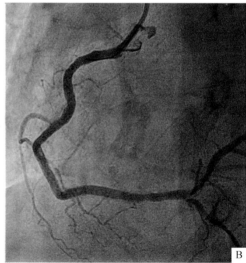

图 5-48　右冠状动脉造影

A. 右冠状动脉支架植入前；B. 右冠状动脉支架植入后

（三）治疗策略

（1）患者冠状动脉造影显示左主干合并三支病变，SYNTAX 评分 47 分，首选冠状动脉旁路移植术，但患者本人及家属均拒绝，故选择分次行介入治疗。

（2）首先干预右冠状动脉狭窄病变，顺利植入 1 枚 3.5mm×38mm 支架（图 5-48），1 周后择期干预左冠状动脉。患者有缺血性心肌病，左心功能减低，左主干合并三支血管病变伴重度钙化，如行旋磨及介入治疗，术中出现血流动力学不稳定或恶性心律失常风险大，因此拟在 IABP 辅助下处理左主干、前降支、回旋支病变。因冠状动脉造影显示左主干、前降支均存在重度钙化，左主干开口严重狭窄，主干末端分叉病变，拟行 IVUS 检查评估钙化病变程度，判断是否需行旋磨治疗，以及评估左主干、回旋支开口病变情况，以便选择介入治疗策略。

（四）器械准备

（1）7F EBU 3.5 SH 指引导管、工作导丝。

（2）IABP 导管、IVUS 导管、微导管及旋磨相关器械。

（五）手术过程

（1）穿刺左侧股动脉，置入 IABP 导管。从右侧股动脉置入 7F EBU 3.5 SH 指引导管、工作导丝至前降支远段，另一工作导丝至回旋支远段，因左主干开口狭窄严重，为避免术中缺血及左主干开口夹层，首先应用 2.75mm 棘突球囊以 12atm 扩张左主干开口（图 5-49）。

（2）扩张后分别从前降支、回旋支进行 IVUS 检查以评估病变。IVUS 显示，左主干开口最小管腔面积为 2.70mm²，前降支开口至近中段可见 360° 钙化病变，最小管腔面积为 2.10mm²，回旋支开口可见 360° 钙化，最小管腔面积为 8.24mm²（图 5-50）。根据患者 IVUS 结果，术者决定先干预回旋支病变，再干预左主干及前降支病变并进行旋磨治疗，左主干末端分叉病

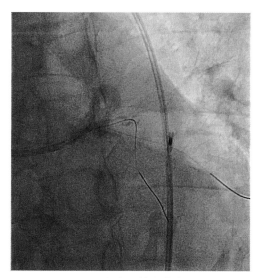

图 5-49　左主干棘突球囊扩张

变决定采用单支架 crossover 术式，主支植入支架，分支行球囊拘禁保护。

（3）回旋支使用 2.5mm 球囊以 14atm 扩张不充分，2.5mm 非顺应性球囊以 18atm 充分扩张，顺利植入 1 枚 2.75mm×38mm 支架，并使用 2.75mm 非顺应性球囊进行后扩张（图 5-51）。

（4）沿前降支导丝送入微导管，更换为旋磨导丝，选用 1.75mm 旋磨头，对左主干 - 前降支病变进行旋磨，16 万～ 17 万转 / 分，共旋磨 4 次，每次 10 秒。旋磨后继续使用 2.75mm 棘突球囊以 18atm 扩张、3.0mm 非顺应性球囊以 14 ～ 20atm 充分扩张左主干至前降支病变（图 5-52）。

（5）对角支用 2.0mm 球囊 8atm 拘禁下于前降支植入 1 枚 3.0mm×30mm 支架，回旋支用 2.0mm 球囊 8atm 拘禁下左主干 – 前降支植入 1 枚 4.0mm×30mm 支架，支架植入后先后使用 3.5mm、4.5mm 非顺应性球囊充分后扩张后造影显示支架植入即刻无残余狭窄，无支架边缘夹层，TIMI 血流 3 级（图 5-53）。

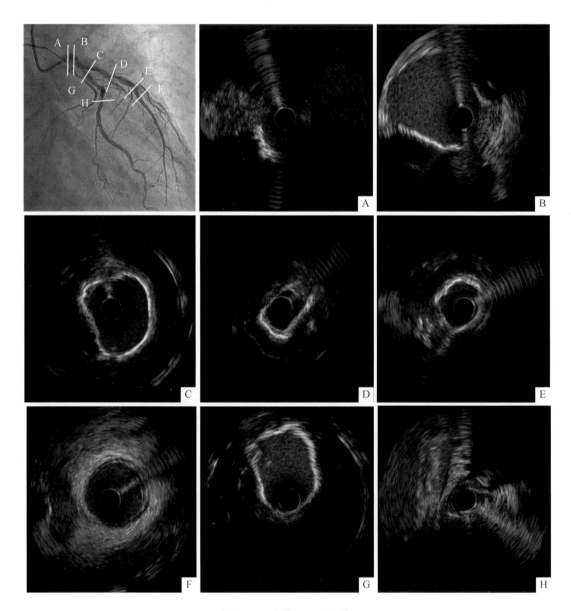

图 5-50　术前 IVUS 评估

A. 左主干开口预扩张后最小管腔面积为 2.70mm²；B. 左主干平均参考血管直径为 4.3mm；C. 前降支开口 360° 钙化；D. 前降支近段 360° 钙化，最小管腔面积为 2.10mm²；E. 前降支中段近 360° 钙化，最小管腔面积为 2.92mm²；F. 前降支中段平均参考血管直径为 3.0mm；G. 回旋支开口 360° 钙化，最小管腔面积为 8.24mm²；H. 回旋支中段最小管腔面积为 1.76mm²，未见明显钙化

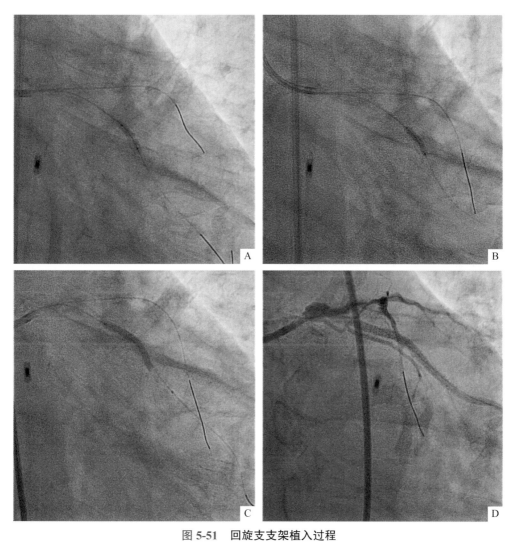

图 5-51　回旋支支架植入过程

A. 2.5mm 半顺应性球囊 14atm 扩张不充分；B. 2.5mm 非顺应性球囊 18atm 充分扩张；C. 回旋支支架释放；
D. 支架植入扩张后造影

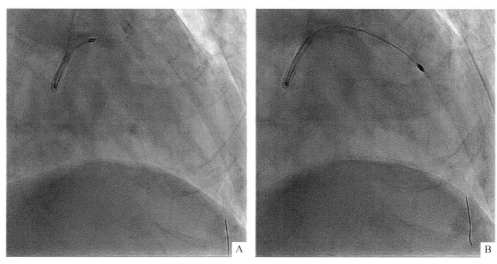

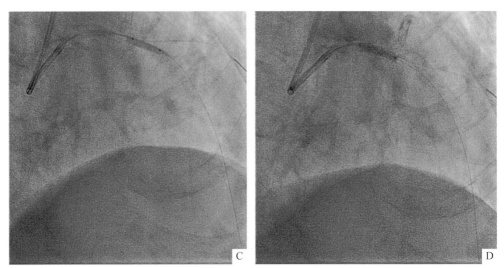

图 5-52　1.75mm 旋磨头旋磨及旋磨后球囊扩张

A. 旋磨左主干；B. 旋磨前降支；C. 2.75mm 棘突球囊扩张；D. 3.0mm 非顺性球囊扩张

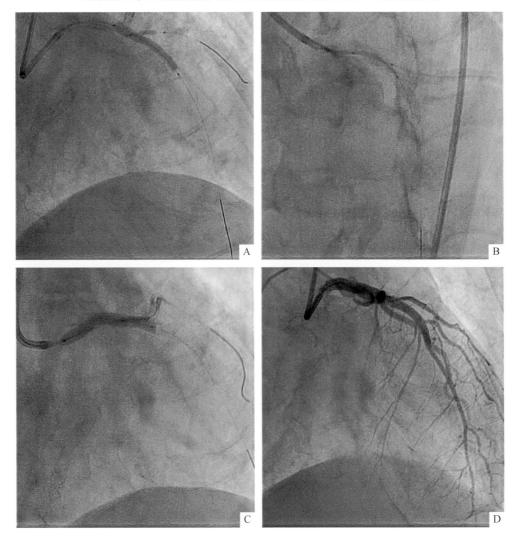

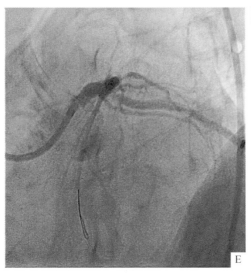
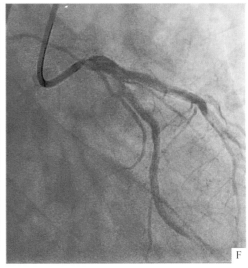

图 5-53　左主干 – 前降支支架植入过程

A. 前降支植入 3.0mm×30mm 支架，对角支用 2.0mm 球囊拘禁保护；B. 左主干开口支架定位；C. 左主干 – 前降支植入 1 枚
4.0mm×30mm 支架，回旋支用 2.0mm 球囊拘禁保护；D ～ F. 支架植入后的最终影像

（六）手术结果

支架植入后，IVUS 评估支架状态。支架全程贴壁，支架远端无夹层，前降支最小支架面积为 7.19mm²，左主干最小支架面积为 12.13mm²，手术结果满意（图 5-54）。

（七）小结

（1）对于无保护左主干病变、多支血管病变、左心室功能受损者等 CHIP 病例，通常应用循环辅助装置来降低术中风险。该患者左主干合并多支血管病变及严重钙化，左心功能减低，旋磨及介入治疗风险极大，为预防旋磨及介入术中并发慢血流或低血压而导致心脏功能障碍和血流动力学不稳定，预先放置主动脉球囊反搏泵（IABP），旋磨过程中密切进行心电、血压监测，顺利完成旋磨及介入治疗。

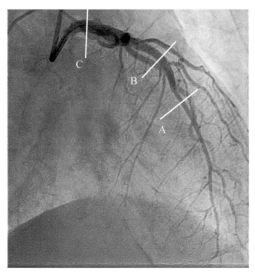
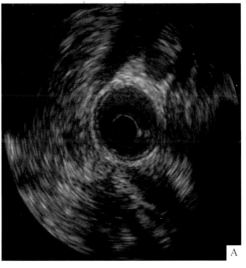

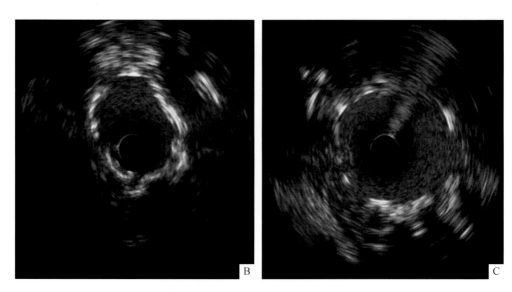

图 5-54　IVUS 评估支架植入效果

A. 前降支支架远端无夹层；B. 前降支最小支架面积为 7.19mm²；C. 左主干最小支架面积为 12.13mm²

（2）IVUS 可以评估斑块性质，钙化的严重程度，判断是否需要进行旋磨预处理，同时可以精确测量管腔直径以利于支架的优化选择。另外，IVUS 可以准确判断分叉病变类型，特别是分支开口严重程度，对于治疗策略选择具有重要指导意义。该患者左主干开口及前降支近中段均存在严重狭窄伴钙化，需要进一步旋磨处理，IVUS 评估回旋支开口面积足够，遂采取单支架 crossover 术式，左主干 – 前降支经旋磨充分预处理后最终达到理想的效果。

病例 5-3　OCT 指导前降支重度钙化病变旋磨治疗

（一）病史基本资料

患者，男性，70 岁，因"活动后胸闷 1 年，加重 1 个月"入院。患者 1 年前开始出现活动后胸闷，休息后可缓解。1 个月前患者上述症状频繁发作，现为进一步诊治入院。既往史：糖尿病 3 年，垂体功能减退 10 余年。

查体：血压 141/72mmHg，心率 57 次 / 分；无颈静脉充盈；双肺呼吸音清，未闻及干、湿啰音；心界不大，心律齐，各瓣膜听诊区未闻及杂音，无心包摩擦音；腹软，无压痛及反跳痛；双下肢无可凹性水肿。

辅助检查：实验室检查，Scr 63μmol/L，eGFR 94.91ml/（min·1.73m²），LDL-C 1.70mmol/L，TnI 0.046ng/ml，MYO、CK-MB 均阴性。心电图：窦性心律，心率 57 次 / 分，电轴不偏，大致正常心电图（图 5-55）。超声心动图：左房扩大，LVEF 74.4%。

临床诊断：①冠状动脉粥样硬化性心脏病，不稳定型心绞痛，窦性心律，心界不大，心功能 I 级（NHYA 分级）；② 2 型糖尿病；③垂体功能减退。

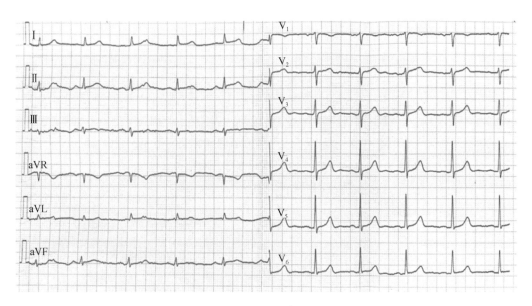

图 5-55　心电图

（二）冠状动脉造影结果

（1）桡动脉入路，均衡型。

（2）左主干未见明显狭窄。

（3）前降支近中段重度钙化成角，90% 弥漫性狭窄。

（4）回旋支钝缘支近段至中段 80% 狭窄（图 5-56）。

（5）右冠状动脉近段 40% 狭窄，中段 95% 狭窄，远段 90% 狭窄（图 5-57）。

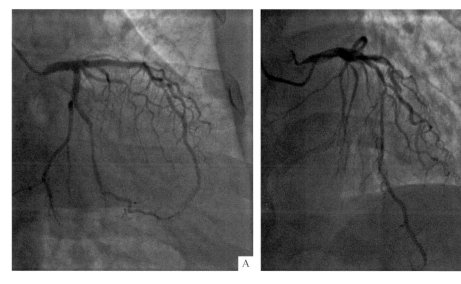

图 5-56　左冠状动脉造影

A. 左冠状动脉足位造影；B. 左冠状动脉头位造影

（三）治疗策略

（1）患者冠状动脉造影显示三支病变，SYNTAX 评分 26 分，选择分期行介入治疗。

（2）首先处理右冠状动脉狭窄病变，顺利植入 2 枚支架（图 5-57）。前降支冠状动脉造影显示重度钙化，1 周后拟行 OCT 评估钙化病变程度，判断是否需行旋磨治疗及指导进一步治疗策略。

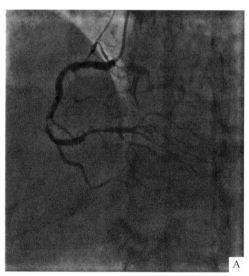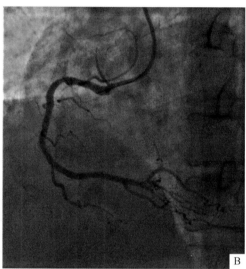

图 5-57　右冠状动脉造影

A. 右冠状动脉支架植入前；B. 右冠状动脉支架植入后

（四）器械准备

（1）6F EBU 3.5 指引导管、工作导丝。

（2）OCT、微导管及旋磨相关器械。

（五）手术过程

（1）经右侧桡动脉置入 6F EBU 3.5 指引导管、工作导丝至前降支远段，OCT 导管不能通过前降支近段病变，使用 1.5mm 球囊以 16atm 扩张后 OCT 导管仍不能通过近段病变处，遂启动旋磨治疗。通过微导管更换为旋磨导丝，患者钙化病变处严重成角，故选用 1.25mm 小旋磨头对前降支近中段病变进行旋磨，15 万～ 16 万转 / 分，共旋磨 5 次，每次 10 ～ 15 秒（图 5-58）。

（2）旋磨后更换为常规工作导丝，复查 OCT 显示 360° 钙化，最大钙化厚度为 0.85mm，钙化长度为 32mm，最小管腔面积为 $1.38mm^2$（图 5-59）。

（3）旋磨后虽然无钙化环断裂，但 OCT 提示最大钙化厚度为 0.85mm，根据笔者所在中心经验，选取 2.5mm 棘突球囊以 18atm 充分扩张，复查 OCT 显示钙化环断裂（图 5-60）。

（4）顺利于前降支病变处植入 3 枚支架，支架植入充分后扩张后造影显示支架植入即刻无残余狭窄，无支架边缘夹层，TIMI 血流 3 级（图 5-61）。

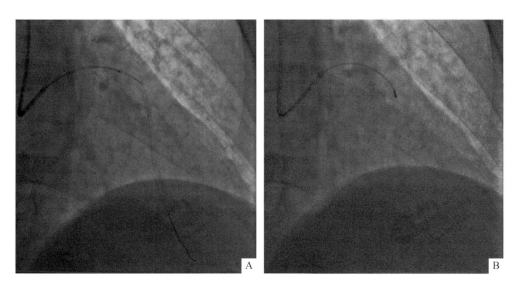

图 5-58　OCT 导管不能通过及 1.25mm 旋磨头旋磨前降支近中段

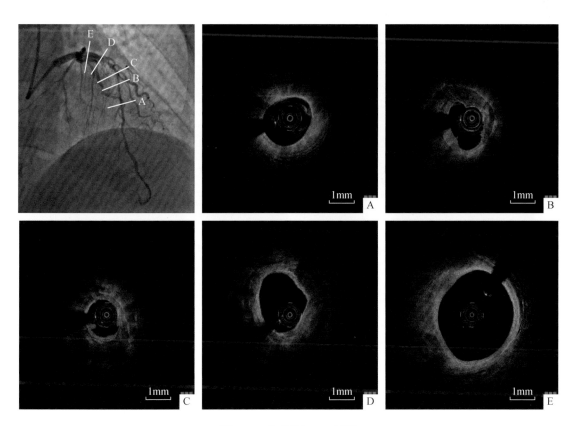

图 5-59　旋磨后 OCT 影像

A. 前降支远段未见明显钙化；B. 中段 270° 钙化；C. 中段 360° 钙化，最大钙化厚度为 0.85mm，最小管腔面积为 1.38mm²；

D. 前降支近段 270° 钙化；E. 前降支近段平均参考血管直径为 3.0mm

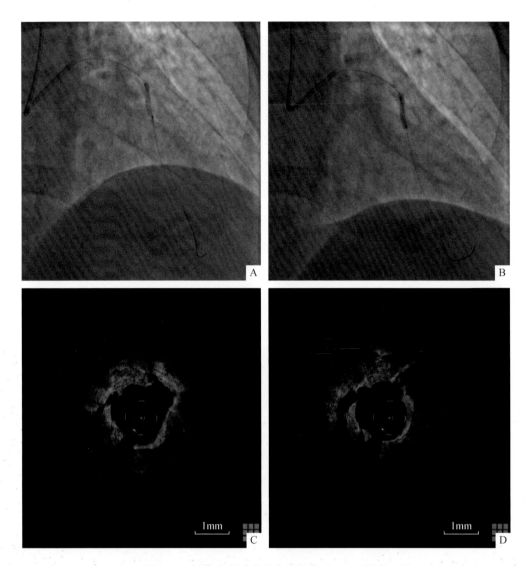

图 5-60　旋磨术后球囊扩张及扩张后 OCT 影像

A. 2.5mm 半顺应性球囊 12atm 扩张不充分；B. 2.5mm 棘突球囊 18atm 充分扩张；C、D. 球囊扩张后复查 OCT 显示钙化环断裂

（六）手术结果

术后复查 OCT：支架贴壁良好，近端、远端无夹层，支架内无明显组织脱垂，支架轻度膨胀不全，最小支架面积为 5.89mm^2（图 5-62）。

（七）小结

（1）冠状动脉造影显示前降支重度钙化病变，术前 OCT 导管不能通过病变，使用 1.5mm 小球囊扩张后仍不能通过，故采取旋磨策略预处理病变。

（2）钙化环断裂是支架获得良好膨胀的预测因素。旋磨术后 OCT 可根据钙化厚度明确旋磨修饰情况，决定继续旋磨或行球囊扩张，同时 OCT 可以明确血管管腔直径，以及病变长度，从而指导支架选择。该患者旋磨术后虽然无钙化环断裂，但最大钙化厚度为 0.85mm，经棘突球囊扩张后出现钙化环断裂，最终顺利植入支架，术后 OCT 显示支架膨胀，贴壁良好。

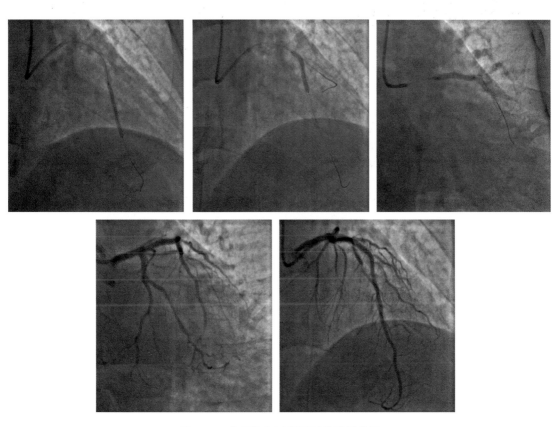

图 5-61　支架植入过程及最终造影结果

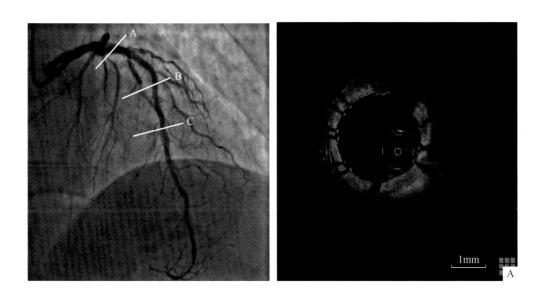

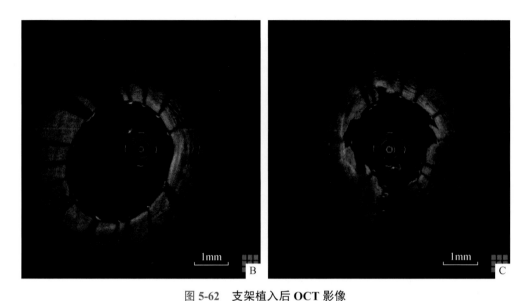

图 5-62　支架植入后 OCT 影像

A、B.前降支近段、远段支架膨胀，贴壁良好，无夹层；C.中段最小支架面积为 5.89mm²

（3）既往基于 OCT 研究显示最小支架面积小于 4.5mm²，是预后不良的预测因素，尽管该患者存在重度钙化病变，但经过旋磨预处理，支架植入后最小支架面积达到 5.89mm²，结果尚满意。

病例 5-4　IVUS 指导复杂钙化病变的优化治疗

（一）病史基本资料

患者，男性，60 岁，因"发作性剑突下不适伴意识丧失 3 个月"入院。患者 3 个月前开始出现静息时剑突下不适，随即出现意识丧失，心电图提示 V₄～V₆ 导联 ST 段下斜型压低，TnI 升高，其后间断发作意识丧失 3 次，心电监测提示心室颤动，心肺复苏后意识恢复，入院后植入 ICD，后进一步完善冠状动脉造影检查提示三支病变，现为进一步治疗入院。既往史：高血压、高脂血症 10 余年，吸烟 30 年。

查体：心率 62 次 / 分，血压 124/79mmHg；双肺呼吸音清，未闻及干、湿啰音；心界不大，心律齐，主动脉瓣听诊区可闻及 3 级收缩期吹风样杂音；腹平软，无压痛、反跳痛及肌紧张，肠鸣音正常；双下肢无水肿。

辅助检查：实验室检查，Scr 76μmol/L，eGFR 94.11ml/（min·1.73m²），LDL-C 2.3mmol/L，TnI、MYO、CK-MB 均阴性。心电图：窦性心律，心率 62 次 / 分，V₁～V₅ 导联 R 波递增不良（图 5-63）。心脏彩超：节段性室壁运动异常（下壁），起搏器植入术后，LVEF 62.9%。

入院诊断：①冠状动脉粥样硬化性心脏病，陈旧性心肌梗死，心界不大，室性期前收缩（R-on-T），心功能Ⅱ级（NYHA 分级）；②心律失常，心室颤动（猝死生还），室性期前收缩（R-on-T），植入性心脏转复除颤器（ICD 植入术后）；③高血压；④高脂血症。

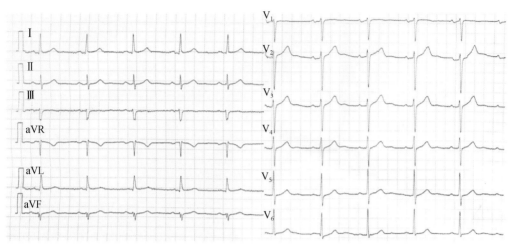

图 5-63　心电图

（二）冠状动脉造影结果

（1）桡动脉入路，右冠优势型。

（2）左主干末端 70% 狭窄。

（3）前降支开口至中远段 95% 弥漫性狭窄伴钙化。

（4）回旋支开口至近段 90% 狭窄，远段 50% 狭窄，钝缘支开口至近段 95% 狭窄。

（5）右冠状动脉开口至近段 50% 狭窄伴钙化，中段至远段 80% 狭窄伴钙化（图 5-64）。

（三）治疗策略

　　患者主干分叉病变，Medina 分型为 1，1，1，伴有前降支、回旋支严重钙化，拟采用 IVUS 指导下评估前降支及回旋支钙化程度，指导预处理策略的选择，同时优化左主干分叉介入治疗。

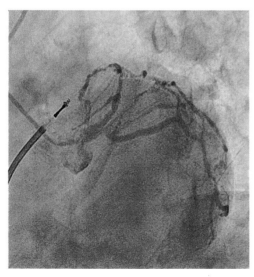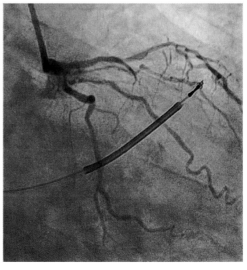

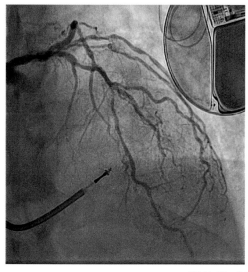
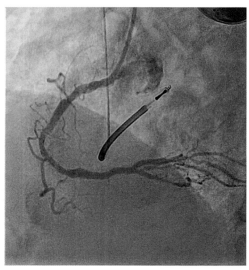

图 5-64　冠状动脉造影

（四）器械准备

（1）7F EBU 3.5 指引导管、工作导丝。

（2）IVUS、微导管及旋磨相关器械。

（五）手术过程

（1）经股动脉置入 7F EBU 3.5 指引导管，将工作导丝送至前降支远段，IVUS 导管不能通过病变处，拟先采取小球囊扩张后行 IVUS 评估，但送入 2.0mm 及 1.5mm 球囊均无法通过前降支中段病变处，遂启动旋磨治疗（图 5-65）。

（2）拟通过微导管交换旋磨导丝，但微导管不能通过病变到达血管远段，遂将微导管抵在病变处，直接操控旋磨导丝到达血管远段，以 1.25mm 旋磨头 15 万～ 16 万转 / 分分段旋磨 9 次（图 5-66）。

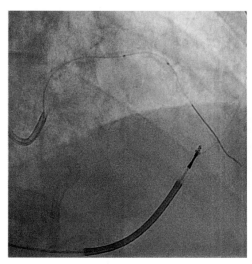
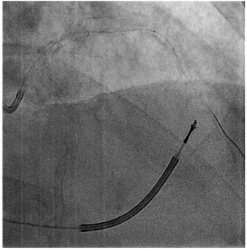

图 5-65　球囊及微导管无法通过病变处

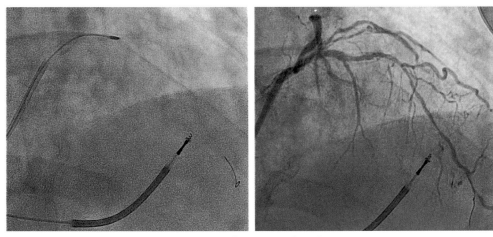

图 5-66　旋磨治疗及旋磨后造影

（3）旋磨后通过微导管更换为工作导丝，行 IVUS 检查：前降支近端近开口处可见钙化结节，近段 360° 钙化，可见多重反射现象及钙化环断裂（图 5-67）。

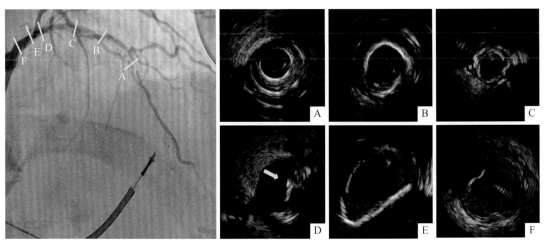

图 5-67　前降支旋磨后 IVUS 影像

A. 前降支中段病变；B. 前降支近中段病变；C. 前降支近段病变；D. 前降支近开口处钙化结节；E. 左主干末端；F. 左主干开口

（4）沿前降支导丝分别送入 2.0mm 和 2.5mm 球囊，于开口至中段病变处以 10 ～ 18atm 反复扩张后植入 2.25mm×30mm、2.75mm×30mm 共 2 枚支架并送入 2.5mm 非顺应性球囊以 10 ～ 18atm 进行充分后扩张（图 5-68）。

（5）拟行 IVUS 评估回旋支开口病变，但 IVUS 导管不能通过，故送入 2.0mm 半顺应球囊和 2.5mm 切割球囊至回旋支开口病变处，分别以 20atm×10 秒及 12atm×5 秒扩张（图 5-69）。

（6）IVUS 显示回旋支开口面积 5.34mm^2（图 5-70），故采取前降支 - 左主干单支架骑跨技术，回旋支球囊拘禁下，于前降支近段至左主干植入 3.5mm×38mm 支架 1 枚并先后送入 3.0mm、3.5mm、4.0mm 非顺应性球囊以 14 ～ 20atm 进行充分后扩张（图 5-71），复查 IVUS 显示前降支远段支架部分膨胀不全，再次进行充分后扩张（图 5-72）。

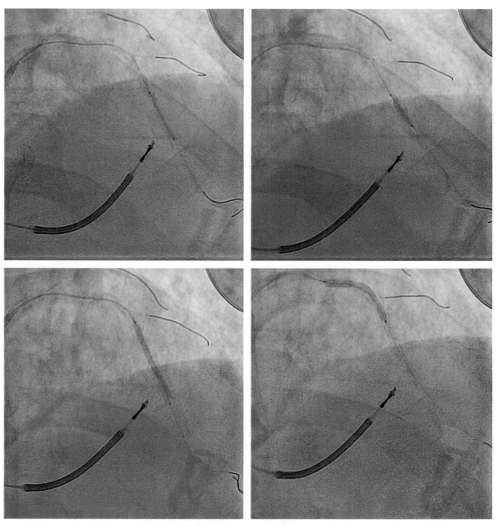

图 5-68 前降支近段至中段球囊扩张及支架植入

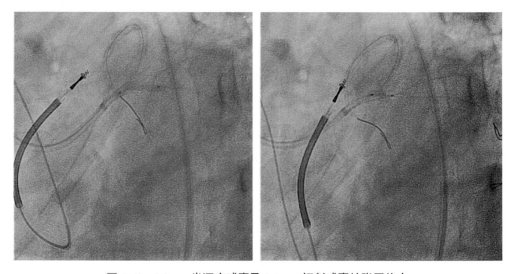

图 5-69 **2.0mm 半顺应球囊及 2.5mm 切割球囊扩张回旋支**

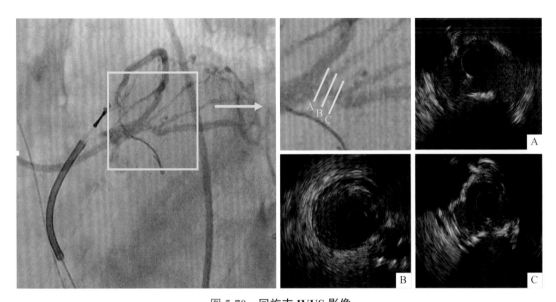

图 5-70　回旋支 IVUS 影像

A. 回旋支开口处可见钙化结节；B. 发出第一钝缘支处；C. 发出第二钝缘支前

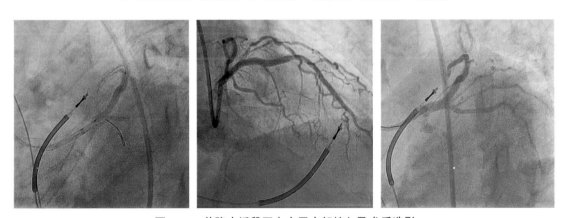

图 5-71　前降支近段至左主干支架植入及术后造影

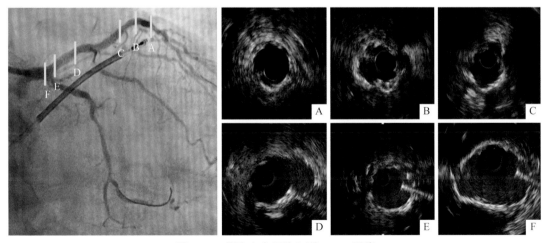

图 5-72　前降支支架植入后 IVUS 影像

A. 前降支远段支架边缘；B. 远段支架膨胀不全；C. 中段支架膨胀不全；D. 近段钙化结节处；E. 前降支开口；F. 左主干末端

（六）手术结果

术后复查 IVUS，左主干及前降支内支架膨胀良好（图 5-73）。

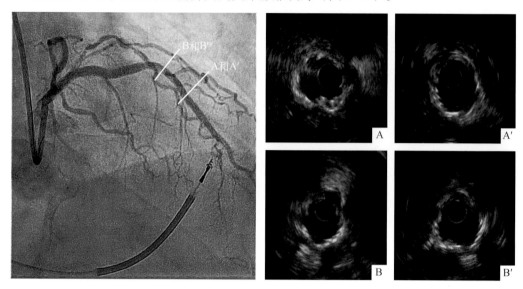

图 5-73　最终造影结果及 IVUS 影像对比

A、A'. 前降支远段支架膨胀不全及充分扩张后；B、B'. 前降支中段支架膨胀不全及充分扩张后

（七）小结

（1）患者左主干分叉病变，伴严重钙化，Medina 分型为 1，1，1，采取腔内影像学评估决定治疗策略及术式。根据 IVUS 评估回旋支开口情况，尽量采取单支架术式，对于此种主干分叉严重钙化病变，双支架容易引起术后支架内血栓及再狭窄。

（2）IVUS 可评估钙化病变的范围及性质、旋磨术后效果。该患者旋磨术后可见多重反射、钙化环断裂，术后 IVUS 显示支架部分膨胀不全，充分后扩张后支架贴壁良好，膨胀满意。

（3）研究认为对于左主干分叉病变，术前 IVUS 评估回旋支开口面积＞ 3.7mm² 或斑块负荷＜ 56%，单支架骑跨后，即使冠状动脉造影显示回旋支开口受压，FFR 测量也＞ 0.8，单支架骑跨处理是安全可行的。

病例 5-5　OCT 指导前降支严重钙化病变旋磨治疗

（一）病史基本资料

患者，男性，77 岁，因"活动后胸闷 1 个月"入院。患者 1 个月前开始出现活动后胸闷，休息后可缓解，外院行心脏 CT 冠状动脉造影检查提示前降支重度狭窄伴明显钙化，回旋支中度狭窄，右冠状动脉轻度狭窄，为进一步治疗入院。既往史：高血压 15 年，高脂血症 10 年，吸烟 20 年。

查体：心率 57 次 / 分，血压 132/62mmHg；双肺呼吸音清，未闻及干、湿啰音；心界不大，心律齐，各瓣膜听诊区未闻及病理性杂音；腹平软，无压痛、反跳痛及肌紧张，肠鸣音正常；双下肢无水肿。

辅助检查：实验室检查，Scr 90μmol/L，eGFR 70.72ml/（min·1.73m²），LDL-C 1.36mmol/L，TnI、MYO、CK-MB 均阴性。心电图：窦性心律，心率 57 次 / 分，电轴不偏，大致正常心电图（图 5-74）。

入院诊断：①冠状动脉粥样硬化性心脏病，不稳定型心绞痛，心界不大，窦性心律，心功能Ⅱ级（NYHA 分级）；②高血压；③高脂血症。

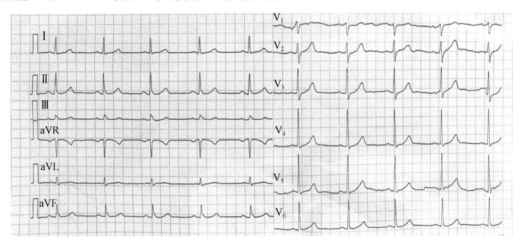

图 5-74　心电图

（二）冠状动脉造影结果

（1）桡动脉入路，右冠优势型。

（2）主干未见明显狭窄。

（3）前降支近中段重度钙化，局部最严重处 90% 狭窄。

（4）回旋支未见明显狭窄。

（5）右冠状动脉未见明显狭窄（图 5-75）。

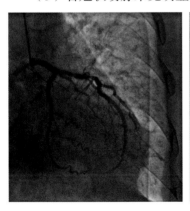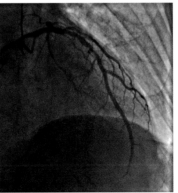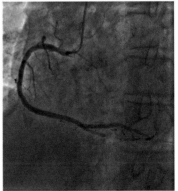

图 5-75　冠状动脉造影

（三）治疗策略

患者前降支单支病变，近中段严重狭窄伴重度钙化，拟行 OCT 评估近中段病变钙化程度，判断是否需行旋磨治疗。

（四）器械准备

（1）6F EBU 3.5 指引导管、工作导丝。

（2）OCT、微导管及旋磨相关器械。

（五）手术过程

（1）经桡动脉将 6F EBU 3.5 指引导管、工作导丝送至前降支远段，送入 OCT 成像导管至前降支近中段病变处。OCT 显示，病变处最小管腔面积为 1.93mm²，可见近 360° 钙化病变，最大钙化厚度为 1.12mm，钙化长度为 26.2mm（图 5-76）。

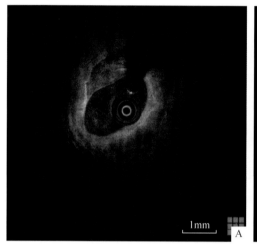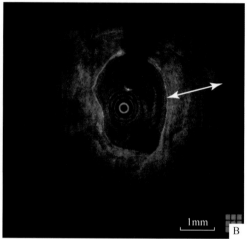

图 5-76 术前 OCT 影像

最大钙化厚度 1.12mm（箭头）

（2）OCT 钙化积分 4 分，故采取旋磨治疗来充分预处理病变。通过微导管交换旋磨导丝，以 1.5mm 旋磨头 15 万～ 16 万转 / 分旋磨 4 次（图 5-77）。

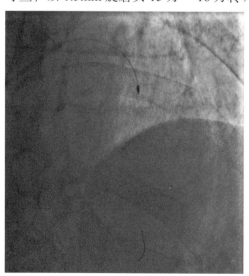

图 5-77 启动旋磨治疗

（3）旋磨后更换为工作导丝，复查 OCT 显示，虽然钙化环未见断裂，但钙化厚度变薄，旋磨后钙化最厚处为 0.8mm。根据笔者所在中心经验，送入 2.75mm 棘突球囊至前降支近段病变处，以 14atm 扩张，复查 OCT 显示钙化环断裂（图 5-78）。

（4）于病变处植入 1 枚 3.0mm×28mm 支架并进行充分后扩张（图 5-79）。

（六）手术结果

术后复查 OCT：支架贴壁良好，远端无夹层，支架内无明显组织脱垂，最小支架面积为 5.79mm²（图 5-80）。

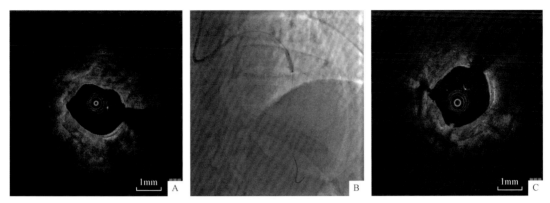

图 5-78 旋磨后及棘突球囊扩张后影像

A. 旋磨后 OCT 影像；B. 棘突球囊扩张；C. 棘突球囊扩张后 OCT 影像

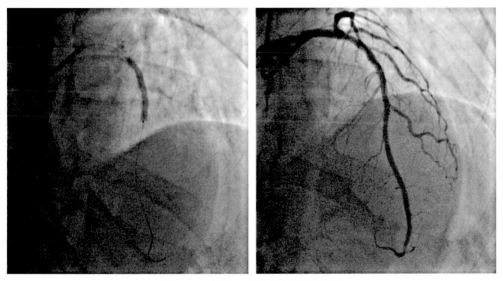

图 5-79 植入 1 枚支架及最终影像

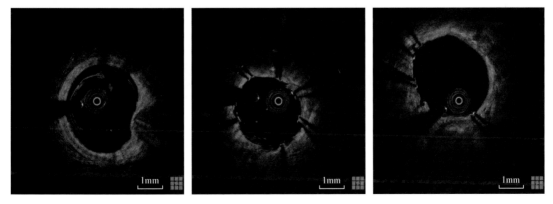

图 5-80 植入支架后 OCT 影像

（七）小结

（1）OCT 可以评估钙化病变的范围、厚度、长度，当钙化病变弧度＞180°、钙化厚度＞ 0.5mm 且长度＞ 5mm 时，存在较高的支架膨胀不全风险，需采取旋磨治疗。

（2）钙化环断裂是支架获得良好膨胀的预测因素，且旋磨后联合使用切割球囊或棘突球囊扩张比旋磨后使用普通球囊扩张能使更厚的钙化环发生断裂。OCT 可根据旋磨术后钙化厚度、钙化环是否断裂明确旋磨修饰情况，决定继续旋磨或行球囊扩张。当钙化厚度＜ 670μm 时，通过球囊扩张可使钙化环断裂。该患者旋磨术后钙化厚度变薄，经棘突球囊扩张后出现钙化环断裂，最终顺利植入支架，术后 OCT 显示支架膨胀、贴壁良好。

病例 5-6   OCT 指导前降支严重钙化病变旋磨治疗

（一）病史基本资料

患者，男性，74 岁，因"活动后胸闷 1 年"入院。患者 1 年前开始出现活动后胸闷，休息 5 分钟后可缓解，1 个月前外院行冠状动脉造影检查提示三支病变，未干预，现为进一步治疗入院。既往史：高血压 5 年，高脂血症 5 年。

查体：心率 62 次 / 分，血压 110/80mmHg；双肺呼吸音清，未闻及干、湿啰音；心界不大，心律齐，各瓣膜听诊区未闻及病理性杂音；腹平软，无压痛、反跳痛及肌紧张，肠鸣音正常；双下肢无水肿。

辅助检查：实验室检查，Scr 66μmol/L，eGFR 70.65ml/（min·1.73m^2），LDL-C 2.02mmol/L，TnI、MYO、CK-MB 均阴性。心电图：心率 62 次 / 分，窦性心律，电轴不偏，大致正常心电图（图 5-81）。超声心动图：未见明显异常。

入院诊断：①冠状动脉粥样硬化性心脏病，不稳定型心绞痛，心界不大，窦性心律，心功能 Ⅱ 级（NYHA 分级）；②高血压；③高脂血症。

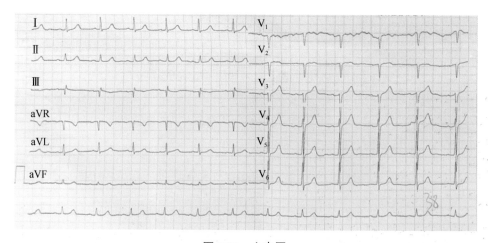

图 5-81　心电图

（二）冠状动脉造影结果

（1）桡动脉入路，右冠优势型。

（2）左主干体部不光滑。

（3）前降支开口至中段 90% 弥漫性狭窄伴钙化，中间支近段 80% 狭窄。

（4）回旋支开口至近段 40% 狭窄，远段 95% 狭窄。

（5）右冠状动脉近段不光滑，中段 5% 狭窄。2 天前对右冠状动脉行 PCI 治疗，植入 1 枚支架（图 5-82）。

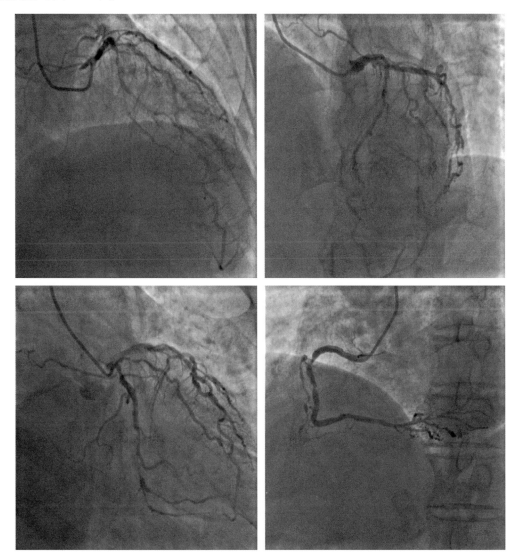

图 5-82　冠状动脉造影

（三）治疗策略

患者前降支弥漫性狭窄伴重度钙化，拟行 OCT 评估病变钙化程度，判断是否需行旋磨治疗，以及术后治疗效果。

（四）器械准备

（1）7F EBU 3.5 指引导管、工作导丝。

（2）OCT、微导管及旋磨相关器械。

（五）手术过程

（1）桡动脉途径，7F EBU 3.5 指引导管到位，工作导丝送至回旋支远段，送入 2.0mm 球囊以 16atm 扩张后，植入 2.25mm×32mm 支架并充分进行后扩张（图 5-83）。

（2）沿指引导管送入工作导丝至前降支远段，送入 OCT 成像导管至前降支开口至中段病变处，OCT 显示病变处最小管腔面积为 2.0mm^2，可见 270°～360° 钙化病变，最大钙化厚度为 0.92mm，钙化长度为 32.4mm（图 5-84）。

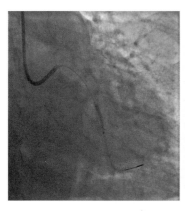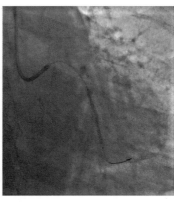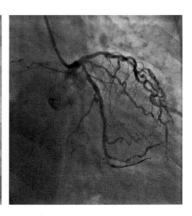

图 5-83　回旋支预扩张、支架植入及 PCI 术后造影

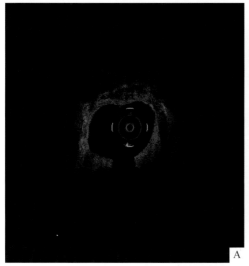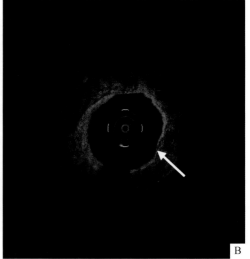

图 5-84　前降支术前 OCT 可见弥漫性钙化

A. 最小管腔面积为 2.0mm^2；B. 最大钙化厚度为 0.92mm

（3）OCT 钙化积分为 4 分，故采取旋磨治疗充分预处理病变。通过微导管交换旋磨导丝，以 1.5mm 旋磨头 13 万～16 万转 / 分旋磨 8 次（图 5-85）。

（4）旋磨后更换为工作导丝，复查 OCT 显示钙化厚度变薄，旋磨后最大钙化厚度为 0.68mm，可见钙化环断裂及夹层（图 5-86）。

（5）送入 2.5mm 球囊至前降支近段病变处以 14atm 扩张，于病变处植入 2.5mm×30mm、3.0mm×26mm 共 2 枚支架并进行后扩张（图 5-87）。

（6）复查 OCT 显示前降支 2 枚支架连接处膨胀不完全。再次送入 3.0mm 非顺应性球囊以 24atm 充分进行后扩张至满意（图 5-88）。

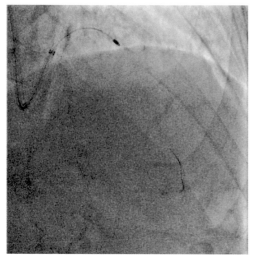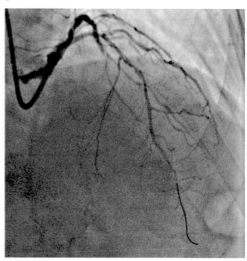

图 5-85　前降支旋磨治疗及旋磨后影像

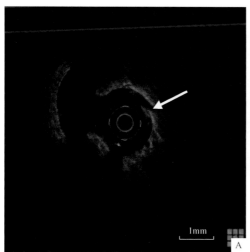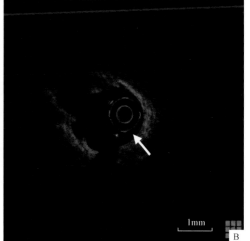

图 5-86　旋磨后 OCT 可见钙化环断裂、夹层，钙化层变薄

A. 钙化环断裂及夹层；B. 最大钙化厚度为 0.68mm

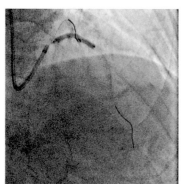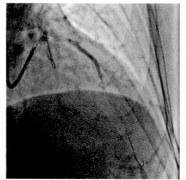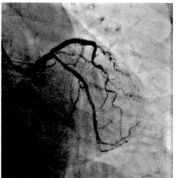

图 5-87　前降支支架植入及术后造影

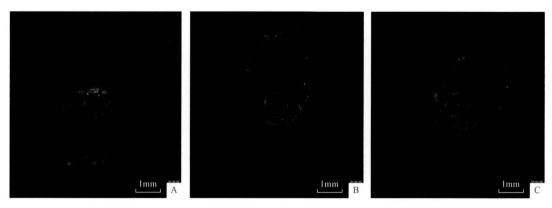

图 5-88   前降支 PCI 术后复查 OCT 示远段支架及连接处膨胀不全

（六）手术结果

最终复查 OCT，显示支架贴壁良好、膨胀完全，远端无夹层，支架内无明显组织脱垂，最小支架面积为 5.92mm² （图 5-89）。

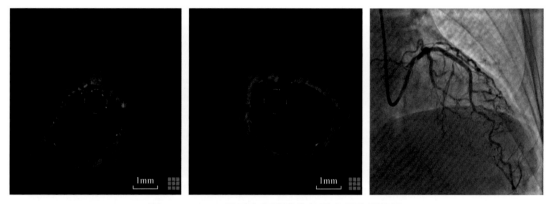

图 5-89   OCT 显示支架贴壁良好及术后造影结果

（七）小结

（1）对于严重钙化病变，使用 OCT 对其范围、厚度及长度进行评估，当钙化病变弧度＞180°、钙化厚度＞0.5mm 且钙化长度＞5mm 时，钙化积分为 4 分，此时存在较高的支架膨胀不全风险，应直接进行旋磨治疗。

（2）本例患者旋磨术后出现钙化环断裂及夹层，此为支架可获得良好膨胀的预测因素。

（3）OCT 可评估手术效果，该患者 PCI 术后显示支架重叠处膨胀不良，充分扩张后最终显示支架膨胀、贴壁良好，支架内无组织脱垂，支架远端无夹层，效果满意。

病例 5-7   OCT 指导右冠状动脉严重钙化病变旋磨治疗

（一）病史基本资料

患者，男性，46 岁，因"胸痛 10 天"入院。患者 10 天前出现胸部持续性痛，2 小时后就诊于外院。心电图提示Ⅱ、Ⅲ、aVF 导联 ST 段抬高，考虑下壁 ST 段抬高心肌梗死，冠状动脉造影提示三支病变伴严重钙化，右冠状动脉中段瘤样扩张 100% 闭塞伴血栓影。于右冠状动脉行球囊扩张，但球囊不能完全膨胀，强化药物治疗后，为进一步行右冠状动脉旋磨治疗入院。既往史：高脂血症 5 年，吸烟 20 年。

查体：体温 36.3℃，脉搏 68 次 / 分，呼吸 18 次 / 分，血压 120/80mmHg；双肺未闻及干、湿啰音；心界不大，心律齐，各瓣膜听诊区未闻及病理性杂音；腹软，无压痛、反跳痛；双下肢无水肿。

辅助检查：实验室检查，Scr 75μmol/L，eGFR 104.69ml/（min·1.73m^2），LDL-C 2.96mmol/L，TnI、MYO、CK-MB 均阴性。心电图：窦性心律，心率 68 次 / 分，电轴不偏，Ⅱ、Ⅲ、aVF 导联 q 波形成伴 T 波倒置（图 5-90）。超声心动图：节段性室壁运动异常（下壁），LVEF 66.6%。

入院诊断：①冠状动脉粥样硬化性心脏病，急性心肌梗死恢复期，心界不大，窦性心律，心功能Ⅰ级（NYHA 分级），PTCA 术后；②高脂血症。

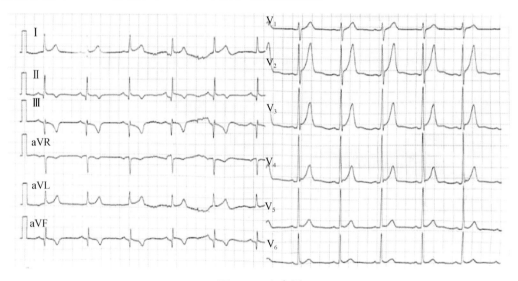

图 5-90　心电图

（二）冠状动脉造影结果

（1）桡动脉入路，右冠优势型。

（2）左主干体部至末端不光滑。

（3）前降支近段 80% 狭窄，第一对角支开口至近段 90% 狭窄，发出第一对角支处间隔支开口 90% 狭窄。

（4）回旋支近段至远段 80% 弥漫性狭窄。

（5）右冠状动脉近段至中段 90% 狭窄伴钙化，远段不光滑，后侧支开口至近段 90% 狭窄（图 5-91）。

（三）治疗策略

患者冠状动脉造影提示右冠状动脉中段严重狭窄伴重度钙化，外院行球囊扩张失败，

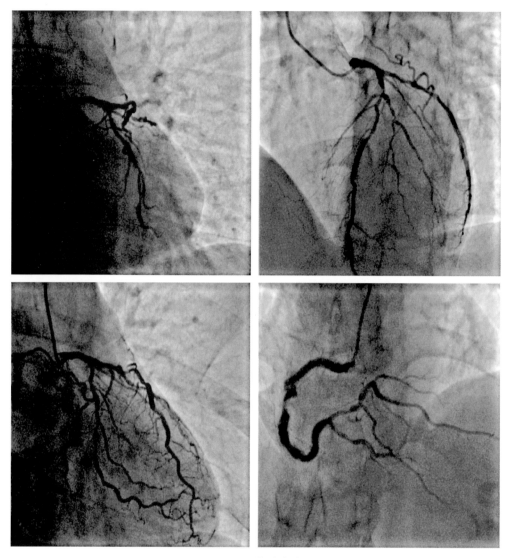

图 5-91　冠状动脉造影

拟在 OCT 指导下直接行右冠状动脉旋磨治疗。

(四)器械准备

(1) 7F AL 1.0 指引导管、延长导管、工作导丝。

(2) OCT、微导管及旋磨相关器械。

(五)手术过程

(1)患者右冠状动脉粗大,拟直接选取 1.75mm 旋磨头行旋磨治疗,故经桡动脉选取 7F AL 1.0 指引导管、工作导丝送至后侧支远段,OCT 成像导管未能通过右冠状动脉中段病变处,送入 2.0mm 球囊反复扩张右冠状动脉中段病变处,回撤球囊后再次送入困难,更换为 2.5mm 球囊未能通过病变处,启动旋磨治疗(图 5-92)。

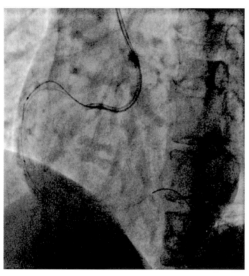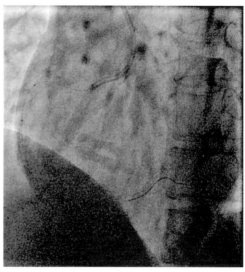

图 5-92　OCT 成像导管及 2.5mm 球囊无法通过病变

（2）通过微导管交换旋磨导丝，以 1.75mm 旋磨头 13 万～ 15 万转 / 分旋磨 5 次，每次 8 ～ 13 秒，最终通过狭窄病变（图 5-93）。因右冠状动脉粗大，故进一步升级为 2.0mm 旋磨头，以 15 万转 / 分旋磨 7 次。

（3）经微导管更换为工作导丝，送入 OCT 成像导管，OCT 显示右冠状动脉近中段病变处管腔内血栓形成、钙化结节、脂质及钙化斑块，钙化环断裂，最小管腔面积为 3.24mm^2（图 5-94）。

（4）分别送入 3.0mm 及 3.5mm 非顺应性球囊至右冠状动脉中段病变处，以 20atm 进行充分扩张（图 5-95）。

（5）在延长导管支撑下植入 3 枚支架，并用 4.0mm 非顺应性球囊以 20atm 进行后扩张（图 5-96）。

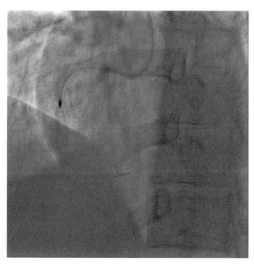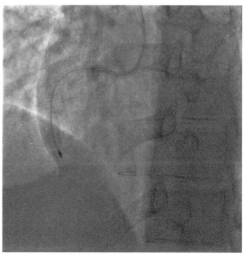

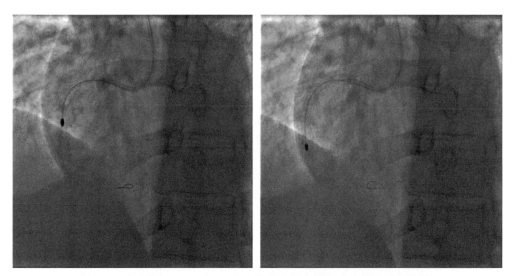

图 5-93　先后以 **1.75mm**、**2.0mm** 旋磨头于右冠状动脉近中段处旋磨

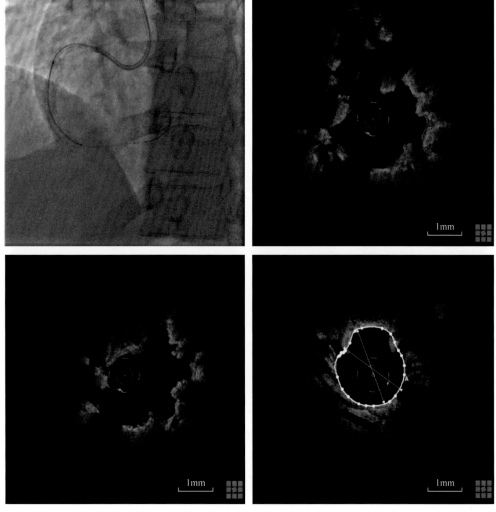

图 5-94　**OCT** 可见血栓形成、钙化结节、脂质及钙化斑块

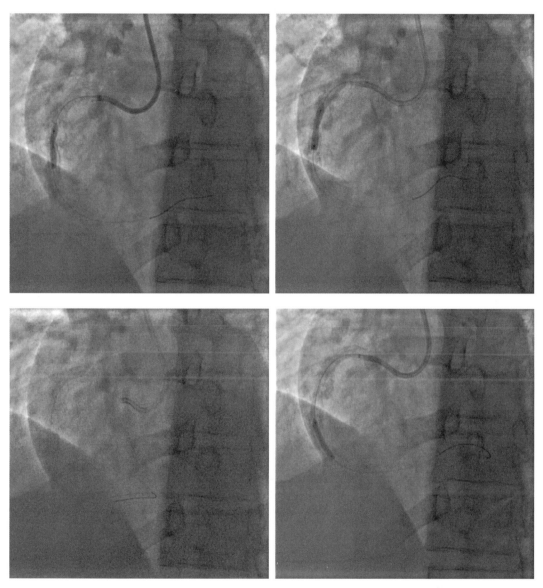

图 5-95　延长导管支撑下球囊通过病变并充分扩张

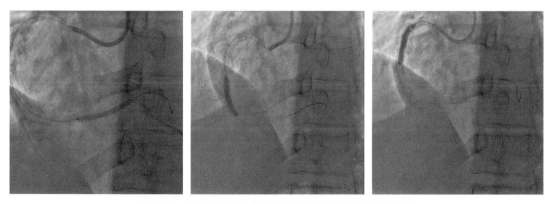

图 5-96　延长导管支撑下于右冠状动脉植入 3 枚支架

（6）送入 OCT 导管，OCT 显示右冠状动脉近段支架未完全贴壁，支架梁与内膜距离＞600μm，用 4.0mm 非顺应性球囊以 22atm 再次进行后扩张（图 5-97）。

（六）手术结果

复查 OCT 显示支架贴壁良好，远端无夹层，支架内无明显组织脱垂，最小支架面积为 5.79mm^2（图 5-98）。

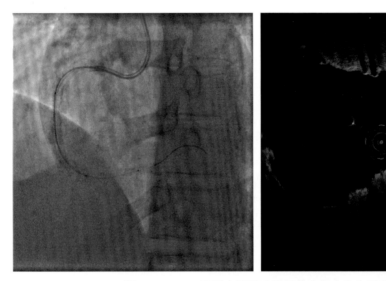

图 5-97　OCT 可见右冠状动脉近段支架未完全贴壁

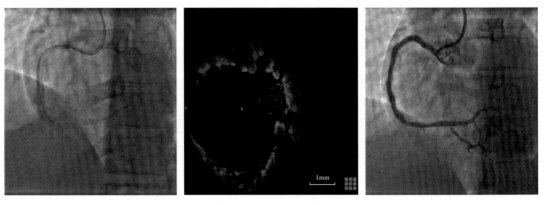

图 5-98　术后复查 OCT 及冠状动脉造影

（七）小结

（1）OCT 可以评估钙化病变的范围、厚度和长度，同时可以较好地识别钙化结节、血栓等，该患者旋磨术后 OCT 检查可见大量的白色血栓附着于内膜上、钙化结节突出于管腔，可能是器械受阻、无法通过病变的原因。

（2）OCT 可评估 PCI 效果，该患者 PCI 术后显示近段支架贴壁不良，充分扩张后最终显示支架膨胀、贴壁良好，支架内无组织脱垂，支架远端无夹层，效果满意。

病例 5-8　OCT 指导前降支严重钙化病变旋磨治疗

（一）病史基本资料

患者，女性，70 岁，因"间断胸闷 5 年，加重 10 天"入院。患者 5 年前无明显诱因出现胸闷，伴心悸，休息 10 分钟后可缓解，后间断发作，无明显规律；10 天前进食时上述症状再发，程度较前加重，现为进一步治疗入院。既往史：糖尿病 8 年，高血压 6 年。

查体：心率 62 次 / 分，血压 124/70mmHg；双肺呼吸音清，未闻及明显干、湿啰音；心界不大，心律齐，各瓣膜听诊区未闻及病理性杂音；腹平软，无压痛、反跳痛及肌紧张，肠鸣音正常；双下肢无水肿。

辅助检查：实验室检查，Scr 72μmol/L，eGFR 73.33ml/（min·1.73m²），LDL-C 2.94mmol/L，TnI、MYO、CK-MB 均阴性。心电图：心率 62 次 / 分，窦性心律，电轴左偏，大致正常心电图（图 5-99）。超声心动图：左房扩大，左室舒张功能减退，LVEF 63.2%。

入院诊断：①冠状动脉粥样硬化性心脏病，不稳定型心绞痛，心界不大，窦性心律，心功能 II 级（NYHA 分级）；②高血压；③ 2 型糖尿病。

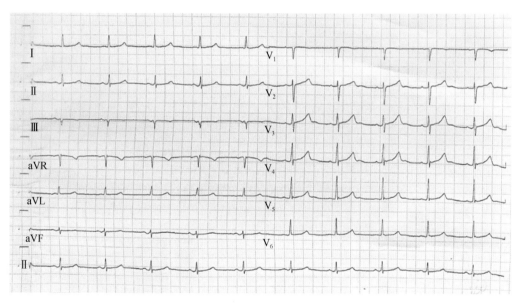

图 5-99　心电图

（二）冠状动脉造影结果

（1）桡动脉入路，右冠优势型。

（2）左主干短，未见明显狭窄。

（3）前降支近段至中段 80% 狭窄，伴明显钙化，中远段不光滑。

（4）回旋支远段 60% 狭窄。

（5）右冠状动脉近中段 40% 狭窄，远段至后降支近段 70% 狭窄（图 5-100）。

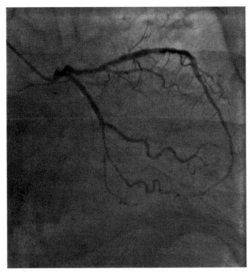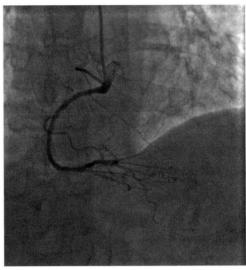

图 5-100　冠状动脉造影

（三）治疗策略

患者前降支弥漫性狭窄伴钙化，拟行 OCT 评估病变钙化程度，判断是否需行旋磨治疗，以及 PCI 术后治疗效果。

（四）器械准备

（1）6F EBU 3.5 指引导管、工作导丝。
（2）OCT、微导管及旋磨相关器械。

（五）手术过程

（1）桡动脉途径，6F EBU 3.5 指引导管到位，工作导丝送至前降支远段，OCT 成像导管送至前降支近段至中段病变处，OCT 显示病变处最小管腔面积为 1.63mm²，可见 360° 钙化病变，钙化长度为 23.8mm，因钙化斑块过厚，钙化边缘图像衰减无法测量（图 5-101）。

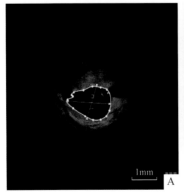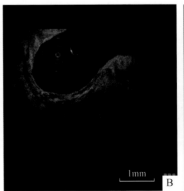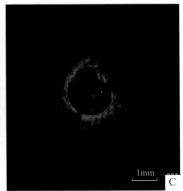

图 5-101　旋磨前 OCT 影像

A. 最小管腔面积为 1.63mm²；B. 360° 钙化；C. 最大钙化厚度因图像衰减无法测量

（2）OCT 钙化积分为 4 分，故采取旋磨治疗充分预处理病变。通过微导管交换旋磨导丝，以 1.5mm 旋磨头 14 万～ 15 万转／分旋磨 5 次（图 5-102）。

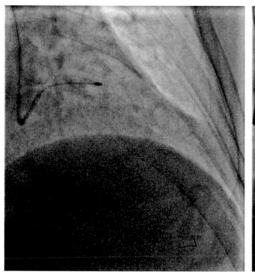
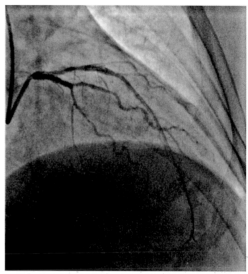

图 5-102 启动旋磨治疗及初次 1.5mm 旋磨头旋磨后造影

（3）旋磨后更换为工作导丝，复查 OCT 显示最大钙化厚度可测，为 0.98mm，最小管腔面积为 2.02mm²，但未见钙化环断裂（图 5-103）。

（4）送入 2.5mm 半顺应性球囊及 2.5mm 非顺应性球囊至前降支近段至中段病变处反复扩张，最大扩张压力至 24atm 时球囊仍不能充分膨胀。再次通过微导管交换旋磨导丝，以 1.5mm 旋磨头将转速降至 13 万转／分旋磨 5 次（图 5-104）。

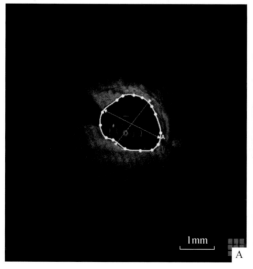
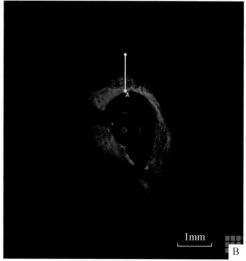

图 5-103 初次旋磨后复查 OCT 影像

A. 最小管腔面积为 2.02mm²；B. 最大钙化厚度为 0.98mm

（5）更换为工作导丝，复查 OCT 显示最大钙化厚度进一步降至 0.86mm，仍未见钙化环断裂（图 5-105）。

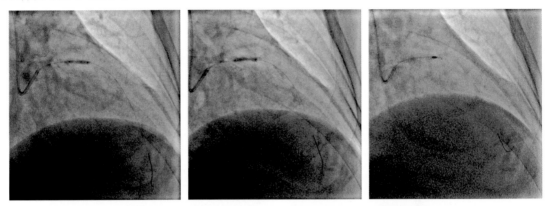

图 5-104　球囊不能充分扩张，1.5mm 旋磨头降速再次旋磨

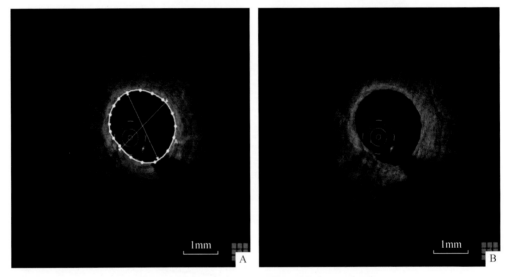

图 5-105　再次以 1.5mm 旋磨头旋磨后 OCT 影像

A. 最小管腔面积为 2.95mm²；B. 最大钙化厚度为 0.86mm

（6）拟升级 1.75mm 旋磨头再次旋磨，但由于当时无法获取旋磨头，故送入 2.5mm 棘突球囊至前降支病变处，以 12atm 扩张 3 次但仍无法充分膨胀，参考 OCT 影像下血管直径为 3.0mm，故选择送入 2.75mm 非顺应性球囊以 26atm 扩张 4 次，球囊充分扩张。植入 2.75mm×38mm、3.5mm×38mm 共 2 枚支架并充分进行后扩张（图 5-106）。

（六）手术结果

最终复查 OCT，显示支架贴壁良好、膨胀完全，远端无夹层，支架内无明显组织脱垂，最小支架面积为 8.85mm²（图 5-107）。

（七）小结

（1）对于严重钙化病变，应通过 OCT 对其范围、厚度及长度进行评估，当钙化病变弧度＞180°、钙化厚度＞0.5mm 且钙化长度＞5mm 时，钙化积分为 4 分，此时存在较高

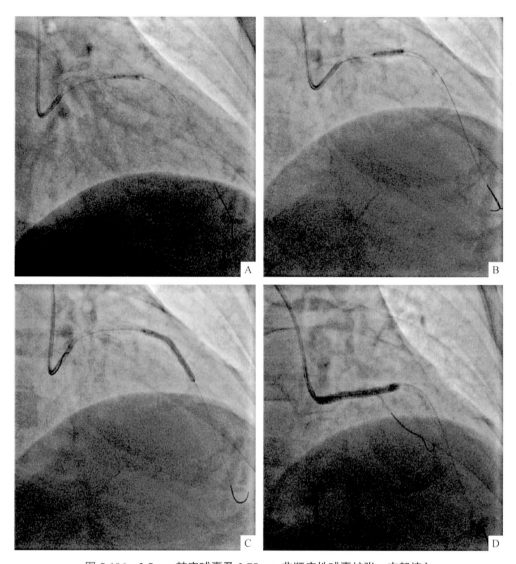

图 5-106　2.5mm 棘突球囊及 2.75mm 非顺应性球囊扩张、支架植入

A.2.5mm 棘突球囊不能扩张病变；B.2.75mm 非顺应性球囊以 26atm 充分扩张病变；C、D. 支架植入

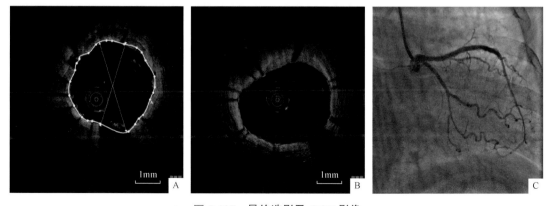

图 5-107　最终造影及 OCT 影像

A. 最小支架面积为 8.85mm^2；B. 支架贴壁良好；C.最终造影结果

的支架膨胀不全风险，应直接进行旋磨治疗。

（2）当患者钙化厚度较大时，由于 OCT 影像存在斑块衰减特性，导致钙化边界显示不清，易低估钙化厚度，漏判严重钙化病变。

（3）本例患者应用 1.5mm 旋磨头进行旋磨后虽然出现钙化厚度变薄，从 1.36mm 降至 0.86mm，钙化长度为 23.8mm，但未出现钙化环断裂，球囊不能充分扩张，此时宜升级旋磨头再次旋磨治疗，但由于当时无法获取 1.75mm 旋磨头，遂参考 OCT 影像下血管直径选择送入 2.75mm 非顺应性球囊，以最大 26atm 高压扩张，最终球囊充分膨胀，手术效果满意。

病例 5-9　IVUS 指导旋磨联合切割球囊治疗前降支重度钙化病变

（一）病史基本资料

患者，女性，84 岁，因"间断胸闷 6 个月"入院。患者 6 个月前做家务时出现胸闷，休息半小时后减轻，此后间断于活动后发作，现为进一步诊治入院。既往史：高血压 15 年、高脂血症 15 年、高尿酸血症 1 年。

入院查体：体温 36.1℃，脉搏 59 次/分，呼吸 18 次/分，血压 180/90mmHg；全身浅表淋巴结未触及肿大；双侧颈动脉未闻及杂音，颈静脉无充盈；右下肺可闻及散在湿啰音，左肺未闻及明显啰音；心律齐，各瓣膜区未闻及杂音；腹软，无压痛、反跳痛及肌紧张，Murphy 征阴性，肠鸣音正常；双下肢轻度对称性可凹性水肿，双侧腓肠肌无压痛，四肢肌力、肌张力正常，病理征阴性。

辅助检查：实验室检查，Scr 78μmol/L，eGFR 60.33ml/（min·1.73m^2），LDL-C 2.63mmol/L，cTnI 7.9pg/ml，CK-MB 1.8ng/ml。入院心电图：大致正常心电图（图 5-108）；胸闷发作时，Ⅰ、Ⅱ、aVL 导联 T 波倒置，V$_3$～V$_6$ 导联 ST 段压低伴 T 波倒置（图 5-109）。超声心动图：左房扩大，左室舒张功能减退，LVEF 72.8%。

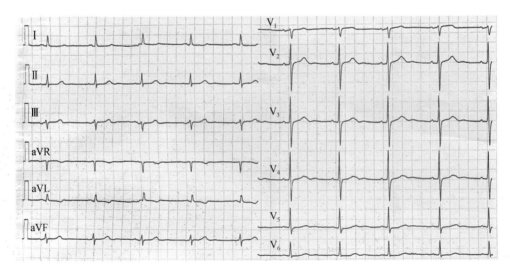

图 5-108　入院心电图

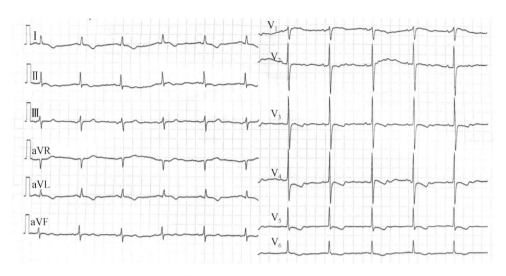

图 5-109　胸闷发作时心电图

入院诊断：①冠状动脉粥样硬化性心脏病，稳定型心绞痛，心界不大，心律失常，心功能Ⅲ级（NYHA 分级）；②高血压（3 级，极高危）；③高脂血症；④高尿酸血症。

（二）冠状动脉造影结果

（1）桡动脉入路，均衡型。

（2）左主干开口至前降支中段重度钙化，左主干开口 40% 狭窄。

（3）前降支近段 95% 狭窄，中段肌桥，收缩期 40% 狭窄，TIMI 血流 1 级。

（4）回旋支近中段走行迂曲，重度钙化，近段 40% 狭窄，中远段次全闭塞，钝缘支近段 60% 狭窄。

（5）右冠状动脉近中段 50% 狭窄，向回旋支形成侧支循环（图 5-110）。

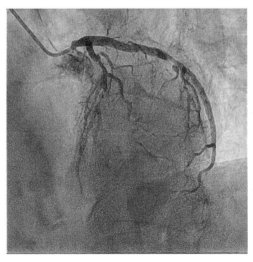
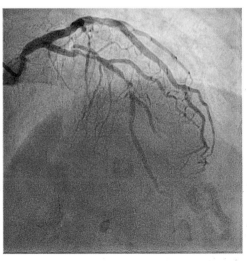

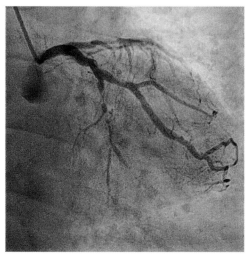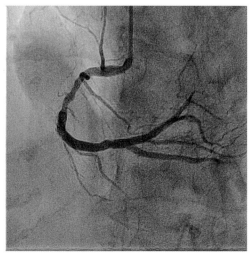

图 5-110　冠状动脉造影

（三）治疗策略

患者前降支次全闭塞，严重钙化，拟采用 IVUS 检查评估前降支钙化程度，指导病变预处理策略的选择。

（四）器械准备

（1）6F EBU 3.0 SH 指引导管、常规工作导丝。

（2）微导管、IVUS 及旋磨相关器械。

（五）手术过程

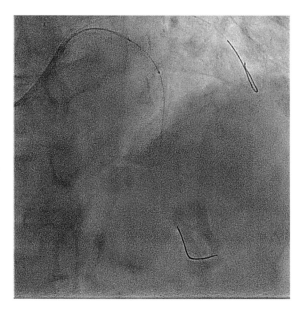

图 5-111　IVUS 导管不能通过前降支近中段

（1）送入 6F EBU 3.0 SH 指引导管至左冠状动脉开口，尝试送入常规工作导丝至前降支远段失败，在微导管支撑下送入 Fielder XT-R 至前降支远段，送入 IVUS 导管但不能通过近中段病变处，遂启动旋磨治疗（图 5-111）。

（2）通过微导管更换前降支导丝为旋磨导丝，以 1.5mm 旋磨头、15.5 万～ 16 万转 / 分反复旋磨前降支近段至中段病变处4次，每次 12 ～ 16 秒，顺利通过狭窄病变处（图 5-112）。

（3）前降支行 IVUS 检查，显示近段可见 360° 钙化，近中段混合斑块，最小管腔面积为 $2.12mm^2$（图 5-113）。

（4）先后送入 2.0mm 球囊及 2.75mm 切割球囊至前降支病变处，反复扩张后可见球囊仍膨胀不全（图 5-114），遂升级旋磨头再次进行旋磨治疗。

（5）再次通过微导管更换前降支导丝为旋磨导丝，升级为 1.75mm 旋磨头、15 万转 / 分反复旋磨前降支近段至中段病变处 4 次，每次 10 ～ 12 秒，复查 IVUS 可见钙化环变薄，多重反射较前明显，未见钙化环断裂（图 5-115）。

（6）再次送入 2.75mm 切割球囊至前降支病变处，球囊充分扩张，复查 IVUS 可见钙化环断裂（图 5-116）。

（7）将另一工作导丝送至对角支远段，沿前降支导丝送入 2.5mm 球囊至前降支病变处，充分扩张（图 5-117）。

（8）前降支植入 2.5mm×22mm、3.0mm×22mm 共 2 枚支架并充分后扩张（图 5-118）。

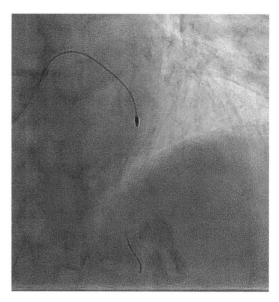

图 5-112　1.5mm 旋磨头旋磨前降支近中段病变

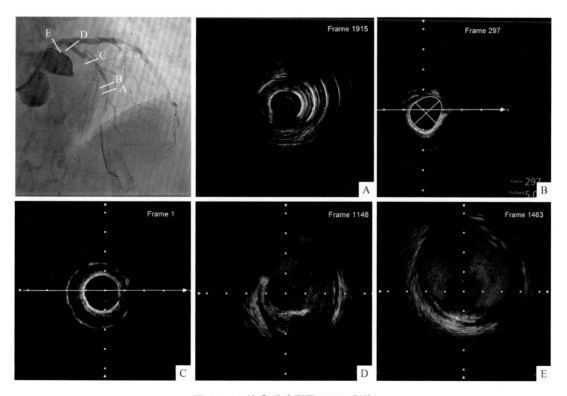

图 5-113　旋磨后造影及 IVUS 影像

A、B. 前降支中段 360° 钙化及多重反射，最小管腔面积为 2.12mm²；C. 前降支近段可见 360° 钙化环；D. 前降支开口轻度偏心钙化斑块；E. 左主干体部可见轻度纤维斑块

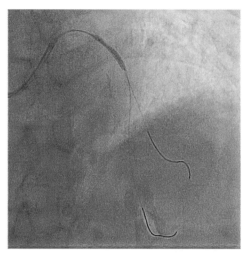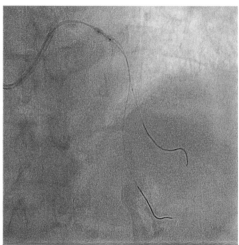

图 5-114   2.0mm 球囊及 2.75mm 切割球囊不能充分扩张

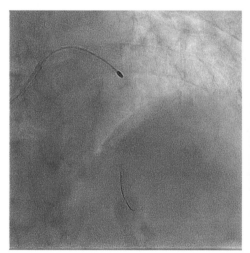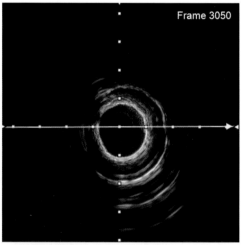

图 5-115   1.75mm 旋磨头旋磨前降支近中段病变及旋磨后 IVUS 影像

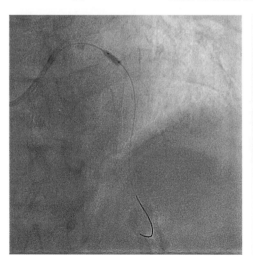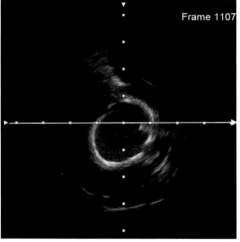

图 5-116   2.75mm 切割球囊充分扩张及复查 IVUS 影像

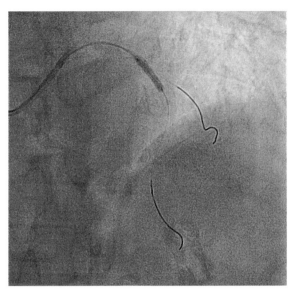

图 5-117 2.5mm 球囊充分扩张前降支病变

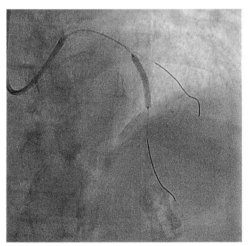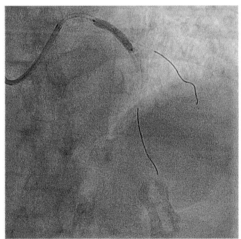

图 5-118 前降支植入 2 枚支架

（六）手术结果

术后复查造影显示支架展开良好，IVUS 检查显示支架膨胀、贴壁良好，近段及远段无夹层，最小支架面积为 5.14mm^2（图 5-119）。

（七）小结

（1）该患者前降支严重狭窄伴钙化，术前 IVUS 导管不能通过病变部位，故采取直接旋磨策略。

（2）初次旋磨术后，需进行腔内影像学检查评估旋磨效果，旋磨终点的判断主要包括：①球囊充分扩张病变；②IVUS 显示钙化环断裂等（详见第三章）。此患者经 1.5mm 旋磨头旋磨后，球囊仍不能充分扩张病变，且复查 IVUS 显示 360° 钙化环仍未断裂，

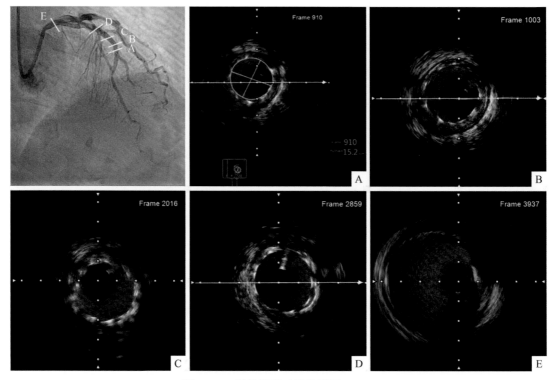

图 5-119   最终冠状动脉造影及 IVUS

故升级为 1.75mm 旋磨头进一步旋磨。1.75mm 旋磨头旋磨后复查 IVUS，虽然未出现钙化环断裂，但出现了明显的多重反射现象，说明钙化环已较薄，此时联合切割球囊扩张即可出现明显的钙化环断裂，最终实现严重钙化病变的充分预处理。

（3）对于严重钙化病变，在腔内影像学检查的指导下，冠状动脉斑块旋磨术联合切割/棘突球囊扩张是一种优化的预处理策略，既可以实现钙化病变的充分预处理，又可以避免不必要的升级旋磨头带来的延长手术时间、增加手术并发症等风险。

（刘 健 王思琦 滕玮利）

参 考 文 献

葛均波，王伟民，霍勇，2017. 冠状动脉内旋磨术中国专家共识. 中国介入心脏病学杂志，25(2): 61-66.

刘健，师丹娜，王伟民，2014. 影像学方法评价冠状动脉钙化病变的价值. 中国介入心脏病学杂志，22(2): 117-121.

汤喆，白静，薛令合，等，2018. 冠状动脉光学相干断层成像观察的重度钙化病变形态特点对支架膨胀不良的影响. 中国介入心脏病学杂志，26(10): 47-53.

滕玮利，李琪，马玉良，等，2020. 光学相干断层成像与血管内超声指导下冠状动脉斑块旋磨术治疗钙化病变的近期效果比较. 中国循环杂志，35: 1084-1090.

王伟民，霍勇，葛俊波，2014. 冠状动脉钙化病变诊治中国专家共识. 中国介入心脏病学杂志，22(2): 69-73.

Agatston AS, Janowitz WR, Hildner FJ, et al, 1990. Quantification of coronary artery calcium using ultrafast computed tomography. J Am Coll Cardiol, 15(4): 827-832.

Ali ZA, Maehara A, Généreux P, et al, 2016. Optical coherence tomography compared with intravascular ultrasound and with angiography to guide coronary stent implantation (ILUMIEN Ⅲ : OPTIMIZE PCI): A randomised controlled trial. Lancet, 388(10060): 2618-2628.

Arad Y, Goodman KJ, Roth M, et al, 2005. Coronary calcification, coronary disease risk factors, C-reactive protein, and atherosclerotic cardiovascular disease events : The St. Francis Heart Study. Journal of the American College of Cardiology, 46(1): 158-165.

Budoff MJ, Diamond GA, Raggi P, et al, 2002. Continuous probabilistic prediction of angiographically significant coronary artery disease using electron beam tomography. ACC Current Journal Review, 11(15): 48.

Budoff MJ, Shaw LJ, Liu ST, et al, 2007.Long-term prognosis associated with coronary calcification: Observations from a registry of 25, 253 patients. Journal of the American College of Cardiology, 49(18): 1871-1873.

Chamié D, Bezerra HG, Attizzani GF, et al, 2013. Incidence, predictors, morphological characteristics, and clinical outcomes of stent edge dissections detected by optical coherence tomography. JACC Cardiovasc Interv, 6(8): 800-813.

Dedic A, Rossi A, Ten Kate GJ, et al, 2013. First-line evaluation of coronary artery disease with coronary calcium scanning or exercise electrocardiography. International Journal of Cardiology, 163(2): 190-195.

Fujino A, Mintz G, Matsumura M, et al, 2018. A new optical coherence tomography-based calcium scoring system to predict stent under-expansion. Eurointervention, 70(18): B12, B13.

Haberl R, Becker A, Leber A, et al, 2001. Correlation of coronary calcification and angiographically documented stenoses in patients with suspected coronary artery disease: Results of 1, 764 patients. Journal of the American College of Cardiology, 37(2): 451-457.

Kim SS, Yamamoto MH, Maehara A, et al, 2018. Intravascular ultrasound assessment of the effects of rotational atherectomy in calcified coronary artery lesions. The International Journal of Cardiovascular Imaging, 34(9): 1365-1371.

Kobayashi N, Ito Y, Yamawaki M, et al, 2020.Optical coherence tomography-guided versus intravascular ultrasound-guided rotational atherectomy for calcified coronary lesions. EuroIntervention, 16(4): e313-e321.

Kubo T, Shimamura K, Ino Y, et al, 2015. Superficial calcium fracture after PCI as assessed by OCT. JACC Cardiovasc Imaging, 8(10): 1228, 1229.

Kume T, Akasaka T, Kawamoto T , et al, 2005. Assessment of coronary intima-media thickness by optical coherence tomography: Comparison with intravascular ultrasound. Circulation Journal: Official Journal of the Japanese Circulation Society, 69(8): 903-907.

Lee JB, Mintz GS, Lisauskas JB, et al, 2011. Histopathologic validation of the intravascular ultrasound diagnosis of calcified coronary artery nodules. American Journal of Cardiology, 108(11): 1547-1551.

Maejima N, Hibi K, Saka K, et al, 2016. Relationship between thickness of calcium on optical coherence tomography and crack formation after balloon dilatation in calcified plaque requiring rotational atherectomy. Circ J, 80(6): 1413-1419.

Mehanna E, Bezerra HG, Prabhu D, et al, 2013. Volumetric characterization of human coronary calcification by frequency-domain optical coherence tomography. Circ J, 77(9): 2334-2340.

Mintz GS, Popma JJ, Pichard AD, et al, 1995. Patterns of calcification in coronary artery disease. A statistical analysis of intravascular ultrasound and coronary angiography in 1155 lesions. Circulation, 91(7): 1959.

Mosseri M , Satler LF , Pichard AD , et al, 2005, Impact of vessel calcification on outcomes after coronary stenting. Cardiovascular Revascularization Medicine, 6(4): 147-153.

Naghavi M, Libby P, Falk E, et al, 2003. From vulnerable plaque to vulnerable patient: a call for new definitions and risk assessment strategies: Part I. Circulation, 108(14): 1664-1672.

Nair A, Margolis MP, Kuban BD, et al, 2007. Automated coronary plaque characterization with intravascular ultrasound backscatter: Ex vivo validation. EuroIntervention, 3(1): 113-120.

Räber L, Mintz GS, Koskinas KC, et al, 2018. Clinical use of intracoronary imaging. Part 1: Guidance and optimization of coronary interventions. An expert consensus document of the european association of percutaneous cardiovascular interventions. EuroIntervention, 14(6): 656-677.

Tuzcu EM, Berkalp B, Franco ACD, et al, 1996, The dilemma of diagnosing coronary calcification: Angiography versus intravascular ultrasound. Journal of the American College of Cardiology, 27(4): 832-838.

Virmani R, Burke AP, Farb A, et al , 2006. Pathology of the vulnerable plaque. J Am Coll Cardiol, 47(Supple 8): C13-C18.

Wang X, Matsumura M, Mintz GS, et al, 2017. In vivo calcium detection by comparing optical coherence tomography, intravascular ultrasound, and angiography. JACC Cardiovasc Imaging, 10(8): 869-879.

Wijns W, Shite J, Jones MR, et al, 2015. Optical coherence tomography imaging during percutaneous coronary intervention impacts physician decision-making: ILUMIEN I study. Eur Heart J, 47(47): 3346-3355.

Xu Y , Mintz GS , Tam A , et al, 2012. Prevalence, distribution, predictors, and outcomes of patients with calcified nodules in native coronary arteries: A three-vessel intravascular ultrasound analysis from PROSPECT. Circulation, 126(5): 537-545.

第六章

冠状动脉斑块旋磨术的特定适应证及操作技巧

随着国内冠状动脉介入手术量的逐年增加，需要处理的复杂病例也越来越多；另外，冠状动脉钙化随年龄增加而增加，人口老龄化带来的冠状动脉钙化病变比例随之升高，在一项纳入7978例介入治疗患者的荟萃分析中显示，约有29%的患者合并有中重度钙化病变。冠状动脉斑块旋磨术是处理严重钙化病变的重要手段之一，但是冠状动脉斑块旋磨术操作复杂，手术风险高，且需要团队配合。因此，早期对于无保护左主干病变、开口病变、合并有心功能不全、长度≥25mm的弥漫性病变、成角病变、慢性完全闭塞性病变、预扩张后出现严重夹层的病变、支架植入之后的特殊病变，由于有较高的并发症发生风险，特别是血管穿孔、旋磨头嵌顿等严重并发症，都被认为是冠状动脉斑块旋磨术的禁忌证。

但是，随着冠状动脉斑块旋磨术的推广及普及，其应用的范围越来越广，在早期被认为是旋磨治疗禁忌证的特殊病变，也逐渐成为冠状动脉斑块旋磨治疗新的特定适应证，被越来越多的介入医生重视，并在冠状动脉介入治疗领域不断实践及突破。但需要强调的是，对于特定适应证的旋磨治疗，必须由经验丰富的术者来完成，如果操作不慎，可导致严重的并发症，甚至是灾难性的后果。

第一节　无保护左主干病变

一、无保护左主干病变旋磨治疗进展

左主干病变占全部冠状动脉病变的3%～5%，左主干病变有其特殊的解剖学特点，主要表现为供血范围大，即使是右冠优势型的血管，左主干的供血范围也可超过75%的左心室心肌，因此对于左主干病变应综合评估，谨慎选择恰当的血运重建策略。

基于PRECOMBAT研究、SYNTAX研究5年结果，EXCEL研究及NOBLE研究结果，2018年《ESC/EACTS心肌血运重建指南》指出，对于SYNTAX评分＜23分的左主干病变，介入治疗可作为Ⅰa类指征。但对于SYNTAX评分≥23分的解剖结构复杂的左主干病变，冠状动脉旁路移植术仍是首选的血运重建策略。但是NOBLE研究5年结果显示，介入治疗组的主要心血管不良事件（全因死亡、非操作相关心肌梗死、血运重建、卒中）显著高于冠状动脉旁路移植术组（28% vs 19%，P=0.000 2）。而纳入1905例左主干病变的EXCEL研究5年随访结果显示，介入治疗组的主要心血管不良事件（全因死亡、非操作相关心肌梗死、卒中）的发生率与冠状动脉旁路移植术组并无显著性差异（22% vs 19.2%，P=0.13），但介入治疗组缺血驱动的血运重建发生率显著高于冠状动脉旁路移植术组（16.9% vs 10.0%）。两项研究的5年长期随访结果的不一致性再次为左主干病变的最佳治疗策略带来了争议。但已有随机对照研究和荟萃分析比较了冠状动脉旁路移植术和介入治疗左主干

病变的疗效，发现冠状动脉旁路移植术与介入治疗患者的死亡和心肌梗死发生率相似，而介入治疗患者发生卒中的风险更低。

　　基于目前的循证医学证据，对于解剖结构简单的左主干病变，可选择介入治疗或者冠状动脉旁路移植术，但对于解剖结构复杂的左主干病变，建议首选冠状动脉旁路移植术。严重钙化病变不仅增加介入治疗并发症，同时远期支架内血栓及支架内再狭窄的发生率也明显升高。当左主干病变合并严重钙化病变时，一旦发生支架内血栓，后果往往是灾难性的。因此，合并严重钙化的左主干病变，建议首选冠状动脉旁路移植术。介入治疗仅作为不适合行冠状动脉旁路移植术患者的次选方案。

　　对于冠状动脉旁路移植术禁忌或者高风险的严重钙化无保护左主干病变患者，旋磨术联合支架植入可能是唯一有效的选择，尤其在球囊无法通过病变或不能充分扩张时。左主干病变由于其解剖位置的特殊性，旋磨术中一旦出现无复流或慢血流、夹层、穿孔、旋磨头嵌顿等并发症会严重影响冠状动脉血流动力学稳定，增加手术风险，其次由于无保护左主干病变旋磨会影响前降支及回旋支的血流，因此在旋磨及植入支架时需格外谨慎。

　　Garcia-Lara 等对 40 例左主干旋磨治疗的随访结果显示，与无钙化的左主干病变相比，接受旋磨治疗的左主干合并严重钙化的患者，死亡率显著升高。其中 1 例患者术中死亡，2 例患者术后 24 小时内死亡，另有 12 例患者在 24 个月的随访期内死亡。Marine 等在一项研究中对接受旋磨治疗的患者进行了 30 天及 24 个月的预后分析，发现与非左主干病变接受旋磨治疗的患者相比，左主干病变旋磨治疗患者 30 天内的死亡率更高，24 个月内心血管事件的发生风险增加 1.5 倍。

　　ROTATE 研究中共纳入 86 例无保护左主干病变旋磨治疗的患者，与 876 例非左主干病变旋磨治疗的患者相比，随访 1 年时左主干病变旋磨治疗组主要心血管不良事件（死亡、心肌梗死、靶病变血运重建）发生率显著升高（26.4% vs 14.9%，P=0.002），而且支架内血栓的发生率也明显升高（3.9% vs 0.8%）。在左主干旋磨治疗组中有 3 例发生支架内血栓，其中 2 例死亡。

　　由此可见，对于不能接受冠状动脉旁路移植术的严重钙化无保护左主干病变患者，尽管旋磨术联合支架植入是一种有效的治疗方法，但并不能有效地改善远期疗效，这可能与病变本身的严重程度有关，也可能与旋磨左主干本身难度较大有关。钙化病变越来越多、血流动力学紊乱、动脉弹性回缩力及支架植入的复杂性等都使得无保护左主干病变的旋磨治疗成为一项技术挑战。

　　因此，建议对于接受旋磨治疗的严重钙化的无保护左主干病变患者，应积极使用腔内影像学手段进行评估，术前评估病变位置、病变性质、钙化程度等，术中指导支架植入，术后评估介入治疗即刻效果，避免支架贴壁不良、膨胀不全等，尽量全程优化介入治疗，最大可能改善患者预后。

二、无保护左主干病变旋磨操作技巧

　　（1）应用超声心动图、核素显像等方法充分评估患者的左心室功能，根据患者左心功能状态、右冠状动脉血供情况等综合决定是否需要循环辅助装置（IABP、ECMO 或者二者联合使用）。对于左心功能良好的患者，特别是右冠优势型患者，常不需要循环辅助装置，但对于左冠优势型患者，即使患者心功能良好，往往由于旋磨操作的复杂性及左主干的特殊解剖位置，患者有可能出现缺血不耐受、急性左心衰竭等风险。此时，应充分评估手术风险，个体化指导，为保证手术及患者安全，部分患者可能需要循环辅助装置来辅助完成介入治疗。

（2）建议进行腔内影像学（IVUS/OCT）检查，当左主干较短，病变累及左主干开口或左主干直径较大时，优选 IVUS 检查。充分评估病变分布、病变性质，指导选择旋磨头大小、支架尺寸等，评估支架植入后效果。

（3）由于左主干特殊的解剖结构，旋磨过程中旋磨头阻断血流或者旋磨过程中可能出现的慢血流或无复流现象，有可能导致患者血流动力学不稳定，建议从 1.25mm 的旋磨头开始旋磨，逐步升级旋磨头直径，增加以 0.5mm 为限。旋磨过程中注意观察患者的血压及心率变化，当血压下降或者心率减慢时，应立即停止操作，待患者血压、心率恢复后开始下一次旋磨操作，必要时可给予适当的血管活性药物或者阿托品等。

（4）旋磨术中注意轻柔操作，分段旋磨，每次旋磨的时间尽量短（控制在 10 秒以内），多次旋磨，旋磨间隔时间足够长，让血流充分冲刷，减少碎屑的堆积及慢血流/无复流的发生。

（5）左主干末端累及前降支及回旋支时，需分别旋磨两支血管，以更好地解除分叉部位钙化对支架膨胀的限制，但需要注意回旋支开口角度的影响。

（6）左主干管径较粗时，旋磨后联合切割球囊处理，能更有效地裂解钙化环。

（7）初级旋磨术者不建议进行左主干旋磨治疗。

病例 6-1　IVUS 指导缺血性心肌病合并左主干严重钙化旋磨治疗

（一）病史基本资料

患者，男性，61 岁，因"间断心前区疼痛 10 余年"入院。患者 10 余年前出现活动后心前区疼痛，疼痛范围为心前区、左上肢及后背，在当地医院行冠状动脉支架植入术后陆续因心前区疼痛行 3 次 PCI 治疗，共植入支架 10 枚。患者半年前再次出现心前区绞痛，疼痛剧烈，饭后步行 80m 即可诱发，含服硝酸甘油 20 分钟后缓解，10 天前在外院行冠状动脉造影，为进一步治疗入院。住院期间频繁发作心绞痛，大小便均可诱发，同时有平卧后呼吸困难。既往史：吸烟 10 年，否认高血压、糖尿病等慢性病史。

查体：体温 35.9℃，脉搏 58 次/分，呼吸 30 次/分，血压 88/64mmHg。右肺肩胛下角线上第 8 肋间以下叩诊浊音，左肺叩诊清音，左肺呼吸音粗，右肺肩胛下角线上第 7 肋间以下呼吸音减低，左肺肩胛下角线上第 7 肋间以下可闻及吸气相湿啰音，双肺第 2 肋间可闻及呼气相干啰音。心律齐，心音 S_1 正常，S_2 正常，$P_2=A_2$，无杂音。腹部平坦，无肠型和蠕动波，右侧腹股沟区可见片状瘀斑，腹壁柔软，无压痛、反跳痛及肌紧张，Murphy 征阴性，肝、脾未触及，移动性浊音阴性，双侧肾区无叩痛，肠鸣音正常，4 次/分。双侧下肢无凹陷性水肿。

辅助检查：实验室检查，Scr 93μmol/L，eGFR 76.36ml/（min·1.73m^2），LDL-C 1.77mmol/L。TnI 0.486ng/ml（正常值 0～0.04ng/ml）。心电图：窦性心律，心率 86 次/分，窦性心律，电轴右偏，Ⅱ、aVF、V_5、V_6 导联 ST 段压低 0.1～0.2mV，aVR 导联 ST 段抬高 0.1mV

（图 6-1）。心脏彩超：全心扩大，左室舒张末内径 6.0cm，左室壁运动弥漫性减低，左室收缩及舒张功能减退，右室弥漫性室壁运动减低，二尖瓣中度反流，肺动脉收缩压中度升高，三尖瓣中度反流，LVEF 28.3%。

入院诊断：冠状动脉粥样硬化性心脏病，急性非 ST 段抬高心肌梗死，窦性心律，心界向左扩大，心功能 II 级（Killip 分级），支架植入术后。

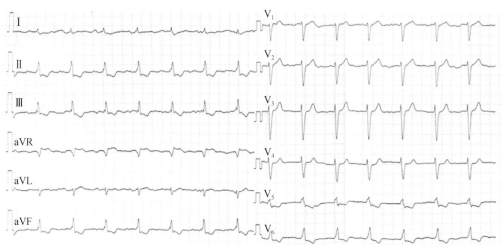

图 6-1　胸痛发作时心电图

（二）冠状动脉造影（外院）结果

（1）桡动脉入路，右冠优势型。

（2）左主干体部至末端明显钙化，体部至末端 80% 狭窄。

（3）前降支近段原支架通畅，未见明显狭窄。

（4）回旋支近段 95% 狭窄，左房室支开口 95% 狭窄，左冠状动脉向右冠状动脉形成侧支循环 II 级。

（5）右冠状动脉近中段原支架内 99% 狭窄，中段原支架内完全闭塞（图 6-2）。

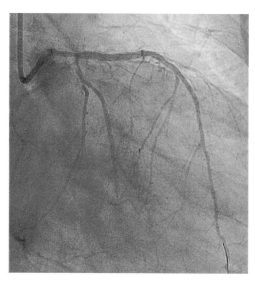 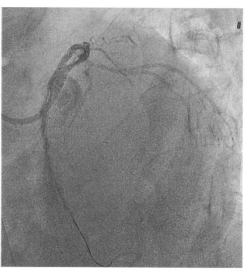

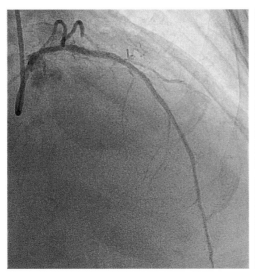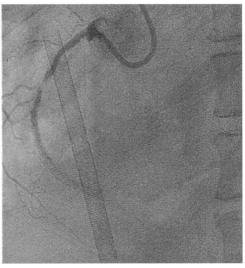

图 6-2　冠状动脉造影结果

（三）治疗策略

（1）患者缺血性心肌病，严重心功能不全（LVEF < 30%），冠状动脉造影提示左主干病变，回旋支细小，右冠状动脉慢性完全闭塞，肺动脉压中度增高。心外科评估后认为行冠状动脉旁路移植术风险高，与家属沟通后家属拒绝行冠状动脉旁路移植术，经强化药物治疗后仍不能改善心绞痛发作及心功能情况。经心内科与心外科联合讨论后，选择在ECMO 及 IABP 辅助下进行左主干介入治疗。

（2）患者左主干病变选择行 IVUS 检查，评估左主干钙化严重程度，选择恰当的预处理策略。

（四）器械准备

（1）7F EBU 3.5 指引导管、工作导丝。

（2）IVUS、微导管及旋磨相关器械。

（五）手术过程

（1）在 IABP 及 ECMO 支持下，桡动脉途径，7F EBU 3.5 指引导管送到位后，送入导丝至前降支远段，送入 IVUS 导管至前降支，IVUS 检查显示左主干钙化严重，近段 360° 环形钙化，开口钙化结节，左主干最小面积为 4.66mm^2（图 6-3）。

（2）左主干近段 360° 环形钙化，选择旋磨治疗，通过微导管更换为旋磨导丝，以 1.75mm 旋磨头、14.5 万转 / 分在左主干病变处反复旋磨 3 次，每次 10 秒（图 6-4）。

（3）旋磨后再次行左主干 IVUS 检查，显示钙化程度较前减轻，部分钙化环断裂（图 6-5）。

（4）回旋支细小，但开口处严重狭窄，行 IVUS 检查评估回旋支开口面积为 2.99mm^2（图 6-6），沿导丝送入 2.0mm 球囊至回旋支近段，由远至近以 16atm 扩张 2 次，撤出球囊，再次送入 2.5mm 球囊至回旋支近段，由远至近以 18 ～ 20atm 扩张 2 次，球囊扩张后行 IVUS 检查，显示回旋支开口管腔面积较前增大（3.72mm^2），无明显夹层（图 6-7）。

（5）于左主干病变处植入 3.5mm×26mm 支架 1 枚，并充分进行后扩张（图 6-8）。

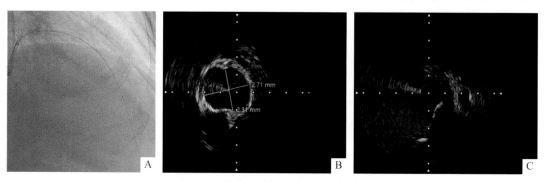

图 6-3 术前起始前降支 IVUS 检查

A. 旋磨前 IVUS 检查；B. IVUS 显示左主干近段环形钙化；C. IVUS 显示左主干开口钙化结节

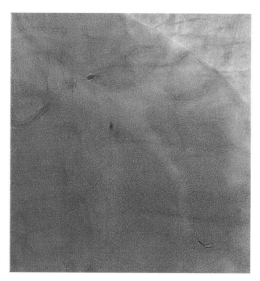

图 6-4 启动左主干旋磨治疗

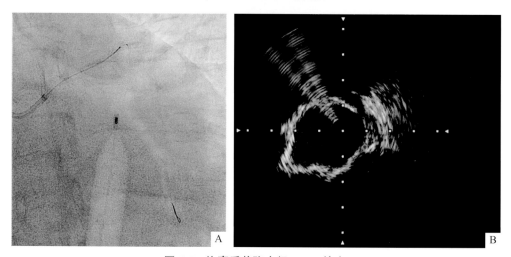

图 6-5 旋磨后前降支行 IVUS 检查

A. 旋磨后 IVUS 检查；B. 旋磨治疗后钙化减轻，2 点钟方向钙化环断裂

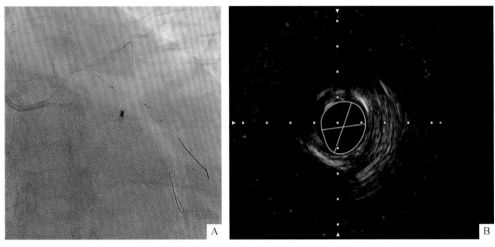

图 6-6 回旋支 IVUS 检查

A. 回旋支 IVUS 检查；B. 回旋支开口面积为 2.99mm^2

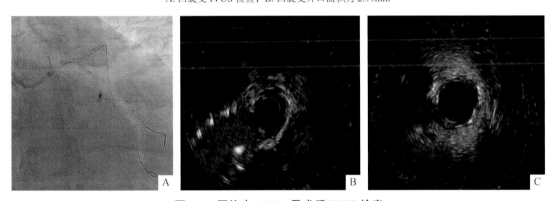

图 6-7 回旋支 PTCA 及术后 IVUS 检查

A. 回旋支 PTCA；B. 回旋支开口 PTCA 术后，管腔面积为 3.72mm^2；C. 回旋支近段 PTCA 术后

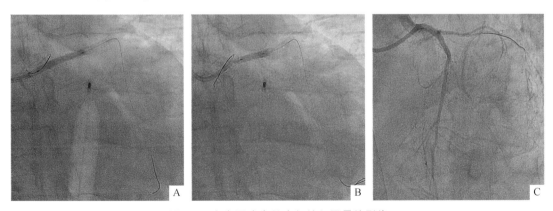

图 6-8 左主干病变处支架植入及最终影像

A. 植入 3.5mm×26mm 支架；B. 充分进行后扩张；C. 最终造影结果

（六）手术结果

术后复查 IVUS，显示支架贴壁良好，无膨胀不全，远端无夹层，支架内无明显组织脱垂（图 6-9）。

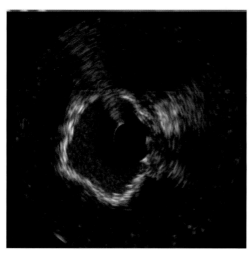

图 6-9 支架植入后 IVUS 检查

（七）小结

（1）研究证明，对于左主干病变，腔内影像学优化的介入治疗可辅助选择恰当的预处理策略，决定单支架抑或双支架策略，评价支架植入术后的效果，显著改善患者预后。本例患者术前 IVUS 检查显示 360° 环形钙化病变，为了取得良好的支架植入效果，直接采取冠状动脉斑块旋磨术对病变进行预处理。而且 IVUS 能指导选择旋磨头大小，旋磨后再次行 IVUS 检查判断旋磨效果，选择支架大小，优化 PCI 治疗。术后即刻 IVUS 检查评估支架膨胀及贴壁情况。

（2）对于多支血管病变或无保护左主干病变，尤其对于同时合并高龄、重度心力衰竭、左心室射血分数降低及其他合并症较多的冠心病患者，围术期风险较高，特别是不适宜进行外科血管重建的患者，经皮冠状动脉介入治疗可能是此类患者唯一的治疗方法。这类复杂冠状动脉病变 PCI 术中非常短期的心肌缺血也会导致低血压和心输出量下降，进而导致冠状动脉低灌注、急性左心衰竭等，最终血流动力学崩溃，因此 ECMO 和 IABP 等机械循环辅助设备成为必备的治疗手段，可提高手术成功率，改善患者预后。

第二节 开口病变

一、开口病变旋磨治疗进展

开口病变一般分为两类：第一类开口病变指主动脉开口的病变，如主干开口病变、右冠状动脉开口病变和静脉桥血管的开口病变，冠状动脉开口部位较血管的其他部位有更丰富的胶原纤维，故对其开口病变进行介入治疗时，其弹性回缩的程度明显高于冠状动脉其他病变部位（图 6-10）；第二类开口病变指冠状动脉内开口病变，最重要的是前降支和回旋支

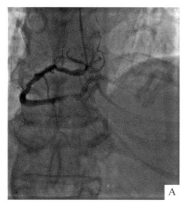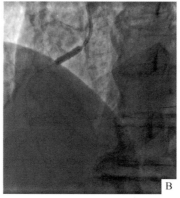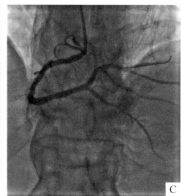

图 6-10 右冠状动脉开口病变，支架植入后弹性回缩明显

A. 右冠状动脉开口严重狭窄；B. 右冠状动脉开口植入 3.5mm × 32mm 支架，球囊充分进行后扩张；
C. 右冠状动脉开口支架植入后弹性回缩

开口病变，分叉开口病变常伴严重钙化和纤维化，极易发生斑块移位或支架膨胀不全。

由于左主干开口的解剖角度及负性重构等，冠状动脉造影常不能准确评估开口病变的严重程度，因此对于左主干开口病变，应积极通过IVUS进行评估（图6-11）。

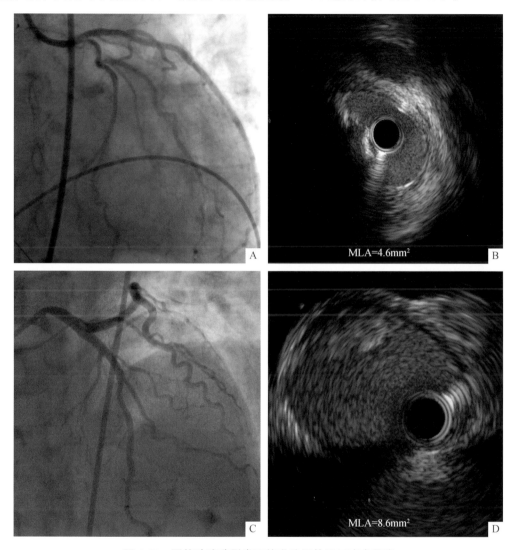

图6-11 冠状动脉造影常不能准确评估开口病变程度
A. 造影显示左主干开口未见明显狭窄；B. IVUS显示左主干开口最小管腔面积仅为4.6mm²；C. 造影显示左主干开口70%狭窄；
D. IVUS显示左主干开口最小管腔面积为8.6mm²

开口病变的介入治疗是冠状动脉介入治疗领域的一大挑战。由于其特殊的解剖部位及病变特点，术中可导致支架不能完全覆盖开口、支架纵向短缩、支架膨胀不全等。特别是冠状动脉开口处严重钙化难以扩张时，反复使用非顺应性球囊、棘突球囊或切割球囊强行扩张有可能引起逆向夹层，从而引发主动脉夹层。因此，对于左主干开口或右冠状动脉开口严重钙化病变或球囊不能充分扩张的病变，应进行IVUS评估，对于IVUS提示钙化弧≥270°的内膜钙化，应主动进行冠状动脉斑块旋磨术，以利于支架充分扩张及贴壁。同时，分叉开口处的旋磨治疗可以减少斑块移位的风险。

开口病变的旋磨治疗至今仍然存在争议。相关的循证医学证据极少。一项纳入接受旋磨治疗的 498 例患者的研究结果显示，其中开口病变旋磨组有 80 例患者，开口病变旋磨治疗组手术成功率与非开口病变旋磨治疗组一致（96.3% vs 94.7%，P=0.78），但开口病变旋磨治疗组术后 30 天死亡率（11.3% vs 4.8%，P=0.04）及术后 24 个月主要心血管不良事件发生率（43.8% vs 31.8%，P=0.04）均显著高于非开口病变旋磨治疗组。Kishi 等的研究也显示，当患者合并糖尿病时，开口病变旋磨联合支架植入的支架再狭窄率显著升高。因此，对于开口病变的旋磨治疗，还需要更多的临床研究证实。

二、冠状动脉开口病变旋磨操作技巧

（1）鉴于左主干开口及右冠状动脉开口的特殊解剖部位及重要的功能学意义，建议应用 IVUS 充分评估。

（2）对冠状动脉开口（左主干或右冠状动脉开口）处进行旋磨治疗时，可以采用斑块销蚀策略（旋磨头 / 血管直径比为 0.7 ～ 0.8），以利于支架充分扩张及贴壁，但也需从小旋磨头开始逐渐升级。

（3）选择的指引导管头端不能过长，如右冠状动脉开口病变不宜用 AL 指引导管。

（4）指引导管同轴性要好，避免旋磨导致开口夹层损伤。

（5）建议选用较大腔径的指引导管，这样可以在指引导管内启动旋磨治疗，避免旋磨头跳过开口处而错过开口狭窄病变，或启动旋磨时旋磨头弹进冠状动脉内导致旋磨头嵌顿。

病例 6-2　超高龄患者前降支钙化病变旋磨治疗

（一）病史基本资料

患者，女性，96 岁，因"间断憋气 2 年，再发加重 1 个月"入院。患者 2 年前间断出现活动后憋气，休息半小时可缓解。3 个月前患者上述症状发作频繁，就诊于外院。完善冠状动脉造影提示三支病变伴重度钙化，未干预。1 个月以来患者憋气症状进行性加重，轻微活动后即刻发作，药物治疗后无改善，现为进一步诊治入院。既往史：高血压 20 年，高脂血症 10 年，吸烟史 40 余年。

查体：血压 150/70mmHg，脉搏 59 次 / 分；双肺呼吸音清，未闻及干、湿啰音；心律齐，各瓣膜听诊区未闻及杂音，心界不大；双下肢无水肿。

辅助检查：实验室检查，Scr 158μmol/L，eGFR 23.6ml/（min • 1.73m^2），LDL-C 1.84mmol/L，糖化血红蛋白 5.9%，TnI、CK-MB、MYO 均阴性。心电图：窦性心律，心率 59 次 / 分，电轴不偏，Ⅰ、aVL、V$_3$ ～ V$_6$ 导联 ST 段压低 0.1mV（图 6-12）。超声心动图：左房扩大，二尖瓣轻度反流，左室舒张功能减退，LVEF 61.1%。

临床诊断：①冠状动脉粥样硬化性心脏病，不稳定型心绞痛，窦性心律，心界不大，心功能 Ⅱ 级（NYHA 分级）；②高血压；③高脂血症。

（二）冠状动脉造影结果

（1）桡动脉入路。

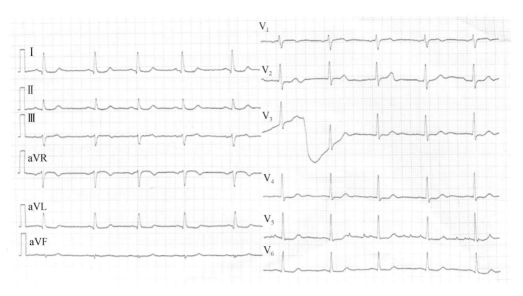

图 6-12　心电图

（2）左主干开口 50% 狭窄伴钙化。

（3）前降支开口至中段 95% 弥漫性狭窄伴钙化。

（4）回旋支近段 100% 闭塞，前降支至回旋支侧支循环形成。

（5）右冠状动脉开口 100% 闭塞，近中段钙化影，前降支至右冠状动脉形成侧支循环（图 6-13）。

（三）治疗策略

（1）患者超高龄，无法耐受全身麻醉和外科开胸手术，家属强烈要求行介入治疗。

（2）患者回旋支、右冠状动脉闭塞，前降支单支冠状动脉供血伴重度钙化，前降支向回旋支、右冠状动脉提供侧支循环，术中一旦出现夹层、无复流 / 慢血流等并发症将可能

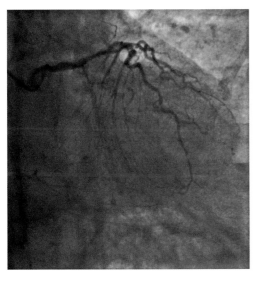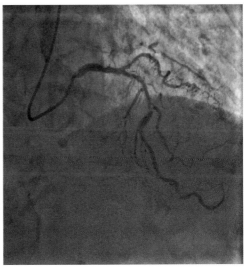

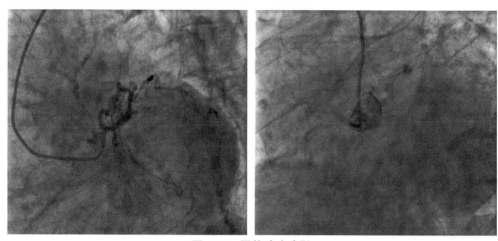

图 6-13　冠状动脉造影

导致灾难性后果。因此，介入治疗最好在有心室辅助装置下进行。但患者超高龄，且合并肾功能不全，双侧股动脉条件不理想，外周血管并发症发生率高。同时，考虑患者心功能尚可，因此拟行直接介入治疗，行计划性旋磨预处理病变以期迅速完成手术，从而避免球囊多次扩张带来的缺血风险、分支闭塞风险，保证球囊、支架顺利通过病变，以及减少造影剂用量。

（四）器械准备

（1）6F EBU 3.5 指引导管、常规工作导丝。
（2）微导管及旋磨相关器械。

（五）手术过程

桡动脉途径，6F EBU 3.5 指引导管到位，常规工作导丝送至前降支远段，通过微导管更换为旋磨导丝，选用 1.25mm 旋磨头，对前降支近段病变进行旋磨，15 万～ 16 万转 / 分，共旋磨 2 次，分别为 5 秒和 10 秒。旋磨后使用 2.5mm 非顺应性球囊扩张，球囊扩张压力为 16atm，充分预扩张后于前降支病变处顺利植入 1 枚 2.75mm×30mm 支架，以 16atm 释放，然后使用 2.75mm 非顺应性球囊进行后扩张（图 6-14）。

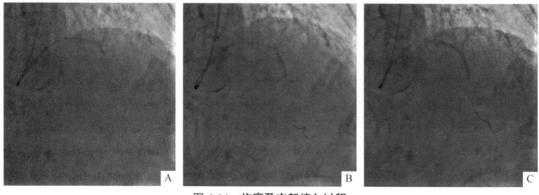

图 6-14　旋磨及支架植入过程

A. 1.25mm 旋磨头旋磨前降支近中段；B. 2.5mm 非顺应性球囊扩张；C. 前降支植入 1 枚 2.75mm×30mm 支架

（六）手术结果

支架植入并充分进行后扩张，复查冠状动脉造影，显示支架膨胀、贴壁良好，无分支闭塞，前降支向回旋支及右冠状动脉侧支循环良好，术后患者症状缓解（图 6-15）。

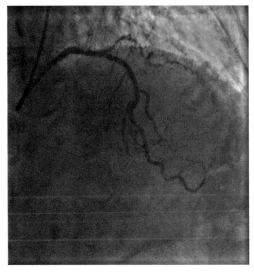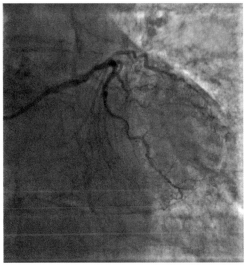

图 6-15　支架植入后造影

（七）小结

计划性旋磨可以降低术中并发症、造影剂用量、手术时间，减少预扩张球囊用量，手术即刻成功率高。该超高龄患者合并肾功能不全，前降支单支冠状动脉供血存在重度钙化，需对病变进行充分预处理，为减少手术时间和造影剂用量，保证器械及支架顺利通过，避免多次球囊扩张致夹层及分支闭塞，采取计划性旋磨预处理病变，迅速完成手术，最终取得满意效果。

病例 6-3　右冠状动脉开口 + 前降支严重钙化旋磨治疗

（一）病史基本资料

患者，男性，80 岁，因"间断咳嗽、咳痰伴夜间气促半年"入院。患者半年前受凉后出现咳嗽、咳白色黏痰，伴夜间气促，坐起或吸氧后 10 分钟可缓解，无胸闷痛、活动耐量下降。1 个月前于劳累后再次出现上述症状，就诊于心内科门诊，给予利尿、止咳及化痰等治疗，症状稍缓解，为进一步诊治入院。既往史：5 年前发作急性非 ST 段抬高心肌梗死，当时患者拒绝行冠状动脉造影检查，未规律口服二级预防药物。高血压 20 余年，2 型糖尿病 10 余年，阵发性心房颤动 5 年余，肾功能不全 3 年余，吸烟 40 余年，平均 20 支 / 天，未戒。

查体：体温 36.0℃，脉搏 70 次 / 分，呼吸 20 次 / 分，血压 136/86mmHg；神志清；颈静脉未见充盈；双肺未闻及干、湿啰音；心界不大，心律不齐，S_1 强弱不等，未闻及病理性心脏杂音、心包摩擦音；腹软，无压痛、反跳痛；双下肢有轻度凹陷性水肿。

辅助检查：实验室检查，Scr 141μmol/L，eGFR 40.38ml/（min · 1.73m²），LDL-C 2.69mmol/L，糖化血红蛋白 8.5%，TnI 0.051ng/ml、CK-MB 2.34ng/ml、MYO 47.2ng/ml。心电图：窦性心律，心率72次/分，完全性右束支传导阻滞，一度房室传导阻滞，QT 间期延长（图6-16）。心脏彩超：左室壁运动弥漫性减低，以左室侧壁、前壁为著，Biplane 法测 LVEF 约33%，左房扩大，二尖瓣轻度反流，左室舒张功能减退。

入院诊断：①冠状动脉粥样硬化性心脏病，陈旧性心肌梗死，心界不大，阵发性心房颤动，心功能 Ⅱ 级（NYHA 分级）；②高血压；③ 2 型糖尿病；④慢性肾脏病 3 期。

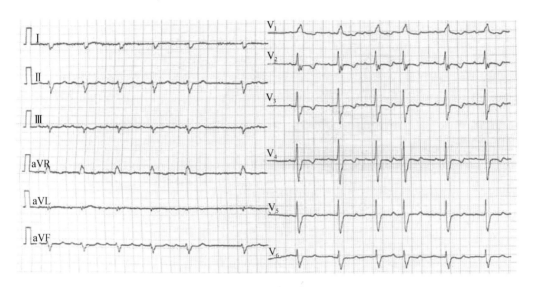

图6-16　入院心电图

（二）冠状动脉造影结果

（1）桡动脉入路，均衡型。

（2）左主干未见明显狭窄。

（3）前降支近中段重度钙化，近段至中段 95% 狭窄。

（4）回旋支近中段 50% 狭窄，发出钝缘支后 80% 狭窄，远段 60% 弥漫性狭窄。

（5）右冠状动脉开口至中段中度钙化，开口至中段 95% 弥漫狭窄，后侧支开口 90% 狭窄（图6-17）。

（三）治疗策略

（1）患者冠状动脉造影提示三支病变伴严重钙化，SYNTAX 评分 33 分，同时患者心、肾功能不全，建议行冠状动脉旁路移植术，但患者及家属拒绝并要求行 PCI 术，遂决定分期行前降支及右冠状动脉开口介入治疗。

（2）患者前降支中度钙化伴弥漫性狭窄，可先行球囊扩张，如果球囊无法通过或无法充分扩张病变，可采用非计划性冠状动脉斑块旋磨策略。

（3）患者右冠状动脉开口至中段钙化，反复球囊扩张有可能引起逆向夹层形成，拟采用计划性冠状动脉斑块旋磨术。

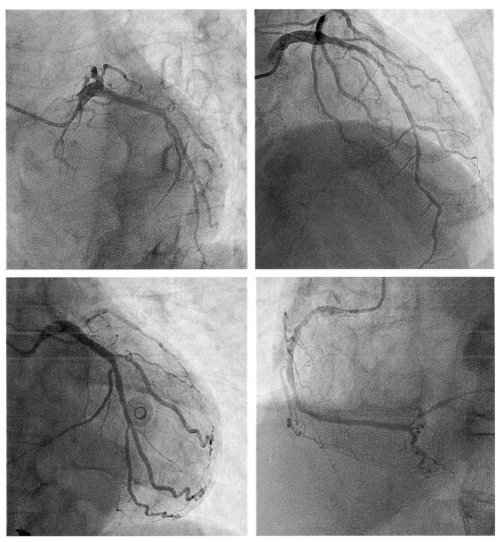

图 6-17　冠状动脉造影

（四）器械准备

（1）6F EBU 3.5 指引导管、6F JR 4.0 指引导管、工作导丝。

（2）微导管及旋磨相关器械。

（五）手术过程

（1）桡动脉途径，6F EBU 3.5 指引导管到位，工作导丝送至前降支远段，先后送入 2.0mm 半顺应性球囊、2.5mm 非顺应性球囊和 2.5mm 棘突球囊扩张前降支近中段处病变，造影提示球囊膨胀不全，启动旋磨治疗（图 6-18）。

（2）通过微导管更换工作导丝为旋磨导丝，以 1.5mm 旋磨头、16 万转 / 分自前降支近段至中段病变处旋磨 3 次，每次 16 秒（图 6-19）。

（3）通过微导管更换为工作导丝，再次送入 2.5mm 非顺应性球囊以 24atm 和 2.5mm 棘突球囊以 14atm 扩张前降支近中段病变，造影提示球囊膨胀仍不理想（图 6-20）。

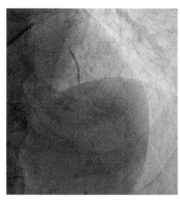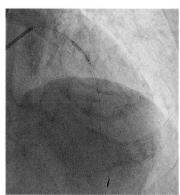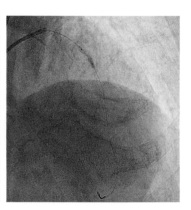

图 6-18　2.0mm 半顺应性球囊、2.5mm 非顺应性球囊和 2.5mm 棘突球囊扩张不理想

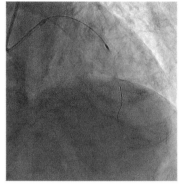

图 6-19　在前降支近中段病变处
进行旋磨

（4）送入另一工作导丝至前降支远段，采取导丝切割技术，2.5mm 球囊以 24atm 扩张，仍膨胀不全，送入 2.75mm 非顺应性球囊以 20atm 充分扩张前降支近中段病变（图 6-21）。

（5）前降支植入 2.25mm×28mm、2.75mm×26mm 共 2 枚支架（图 6-22），先后送入 2.5mm、2.75mm、3.0mm 非顺应性球囊充分进行后扩张。1 周后择期干预右冠状动脉。

（6）桡动脉途径，6F JR 4.0 指引导管到位，工作导丝送至右冠状动脉远段。

（7）通过微导管更换工作导丝为旋磨导丝，以 1.5mm 旋磨头、15 万转/分自右冠状动脉开口至近段病变处旋磨 3 次，每次 10 秒（图 6-23）。

（8）通过微导管更换为工作导丝，沿导丝送入 2.5mm 非顺应性球囊以 14atm 充分扩张右冠状动脉开口至近段病变（图 6-24）。

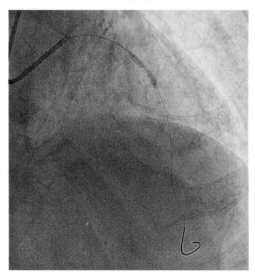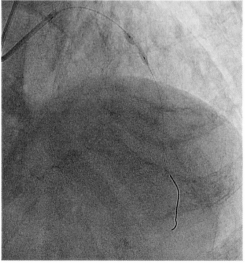

图 6-20　2.5mm 非顺应性球囊、2.5mm 棘突球囊扩张仍不理想

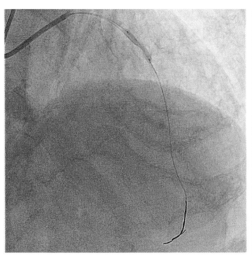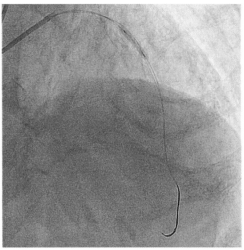

图 6-21　2.75mm 非顺应性球囊充分扩张前降支病变

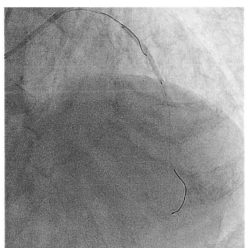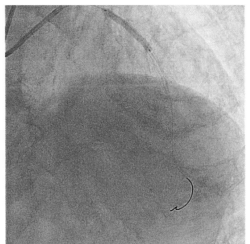

图 6-22　前降支植入 2 枚支架

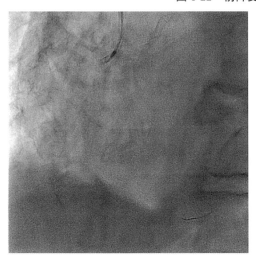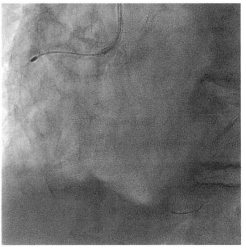

图 6-23　右冠状动脉开口至近段病变处进行旋磨

（9）右冠状动脉开口至近段病变处植入 3.0mm×30mm、3.5mm×22mm 共 2 枚支架（图 6-25），先后送入 3.0mm 和 3.5mm 非顺应性球囊并以 24atm 充分进行后扩张。

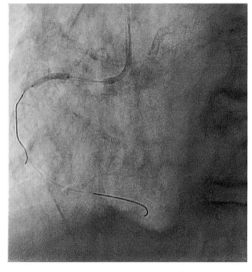 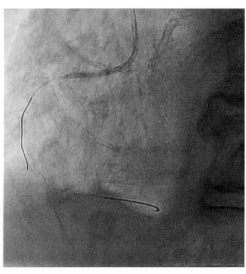

图 6-24　2.5mm 非顺应性球囊充分扩张右冠状动脉开口至近段病变

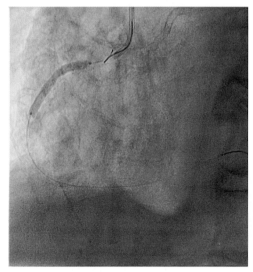 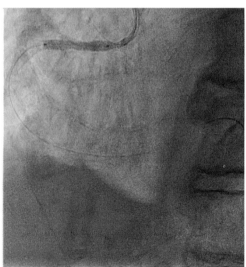

图 6-25　右冠状动脉植入 2 枚支架

（六）手术结果

术后复查冠状动脉造影（图 6-26），显示前降支及右冠状动脉支架通畅，膨胀良好，未见明显残留狭窄。支架边缘未见明显冠状动脉夹层。前向血流 TIMI 3 级。

（七）小结

（1）冠状动脉开口处严重钙化，反复球囊扩张有可能引起逆向夹层形成，从而引发主动脉夹层。建议进行腔内影像学评估，必要时采取主动旋磨，避免发生并发症，同时有利于支架充分扩张及贴壁。冠状动脉开口处旋磨时建议选用较大腔径的指引导管，并保证指

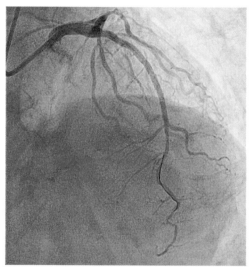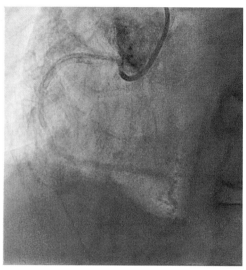

图 6-26　PCI 术后复查冠状动脉造影

引导管良好的同轴性，这样可以在指引导管内启动旋磨，同时也可以避免启动旋磨时旋磨头弹进冠状动脉内而导致旋磨头嵌顿或者局部严重夹层。患者右冠状动脉开口至中段钙化，术中主动采用了旋磨策略，成功完成支架植入。

（2）患者前降支钙化伴严重狭窄，球囊无法充分扩张病变，此时符合启动非计划性旋磨的适应证。行非计划性旋磨后，最终球囊充分扩张前降支病变并完成支架植入。

第三节　心功能不全

一、心功能不全患者旋磨治疗进展

研究证实，由缺血导致的心力衰竭患者，与单纯的药物治疗相比，血运重建可显著改善患者的预后。STICH 研究共纳入 1212 例冠心病合并心功能不全的患者（LVEF ≤ 35%），随访 10 年，研究结果显示，与单纯药物治疗相比，冠状动脉旁路移植术可显著降低全因死亡率及心血管死亡率。同样，一项包括 21 项研究的 16 191 例缺血性心肌病患者的 Meta 分析显示，与单纯药物治疗相比，不管是介入治疗，还是冠状动脉旁路移植术，均可显著改善患者预后。

目前尚无充分的循证医学证明，对于缺血性心肌病患者，冠状动脉介入治疗和冠状动脉旁路移植术孰优孰劣。选择何种血运重建策略需要由整个心脏治疗团队根据患者的临床状态、冠状动脉解剖、是否需要实现完全血运重建、是否合并有瓣膜病及合并症的情况等综合分析。2018 年《ESC/EACTS 心肌血运重建指南》指出，对于多支血管病变且手术风险可接受的缺血性心肌病患者，冠状动脉旁路移植术作为首选的血运重建方法，如果患者解剖结构不复杂或者合并症较多，经过心脏治疗团队充分评估后，也可选择行介入治疗；对于单支或者双支病变的缺血性心肌病患者，可选择行介入治疗或者冠状动脉旁路移植术。

对于合并症较多的缺血性心肌病患者，特别是 STS 评分高危的患者，接受冠状动脉旁路移植术常常存在很大的风险，甚至是手术禁忌证。随着 ECMO 等循环辅助装置在介入治疗中的应用逐渐成熟，合理的 PCI 策略或许是改善其预后和生活质量的唯一希望。

对于合并严重钙化病变的缺血性心肌病患者，建议首选冠状动脉旁路移植术，如果患者外科手术高危或存在手术禁忌证，须在心脏治疗团队充分评估的基础上，谨慎行冠状动脉斑块旋磨术联合支架植入。由于旋磨术中需要部分或者完全阻断血流，且旋磨术中有慢血流 / 无复流的风险，因此对于心功能不全的患者施行旋磨治疗有可能出现急性左心衰竭、循环崩溃等情况。因此，2015 年《SCAI/ACC/HFSA/STS 机械循环辅助装置应用专家共识》指出，对于心功能不全的患者接受冠状动脉斑块旋磨术等复杂介入治疗手术或者手术时间较长时，建议应用 ECMO/Impella 等循环辅助装置。

虽然目前的指南不再推荐合并心源性休克的急性心肌梗死患者常规应用 IABP，但对于病变较复杂的 PCI 术，由于其技术挑战或手术时间较长等问题，推荐将 IABP 作为备用。特别是对于存在严重左心功能不全（左心室射血分数 < 35%）或近期曾发生失代偿心力衰竭的患者应更加积极。IABP 是术中出现严重无复流并得以维持血压的关键，保证了患者术中的安全和长时间手术操作的需要，同时也避免了休克可能带来的多脏器功能衰竭，为术后的恢复奠定了基础。虽然目前没有充足的循证证据支持对血流动力学稳定的复杂高危冠心病患者行 PCI 治疗时预防性应用 IABP，但是 IABP 能给予循环支持，可以减少患者术中、术后严重并发症和死亡风险，应作为目前临床常规的"保驾"措施，必要时还可考虑给予其他左心室辅助装置（如 Impella）、ECMO 等更完备的机械循环辅助。在决定采用旋磨术之前，应考虑到发生严重并发症的风险较高，需要专业小组讨论后充分告知患者并征得患者同意。

二、心功能不全患者旋磨操作技巧

（1）对于外科手术高危或者禁忌的心功能不全患者，在心脏治疗团队充分评估的基础上，可谨慎选择冠状动脉介入治疗。如果合并有严重钙化病变，或者球囊不能通过 / 不能充分扩张，冠状动脉斑块旋磨术是有效的选择。

（2）冠状动脉斑块旋磨术会部分或全部阻断血流，并且有慢血流 / 无复流的风险，心功能不全患者在旋磨术中可能出现急性左心衰竭，此时重在识别高危患者并选择恰当的循环辅助装置。

（3）心脏治疗团队对介入方案、术中风险等做好充分评估及术前准备，对于多数心功能不全患者接受旋磨治疗时（特别是对于优势型右冠状动脉或者前降支、左主干旋磨治疗时），需要循环辅助装置的支持。根据患者左心功能状态、手术复杂程度、手术时间等决定是采用 IABP 还是 ECMO 支持，对于需要 ECMO 支持的患者，由于 ECMO 的"南北综合征"效应及术中操作引起的心肌缺血等，会增加心脏负担，因此常需要联合应用 IABP。

（4）心功能不全患者旋磨术中有较高的慢血流 / 无复流风险，建议从直径 1.25mm 的旋磨头开始，分段旋磨，每次旋磨的时间尽量短，术中注意观察患者的血压及心率变化，旋磨间隔时间足够长，让血流充分冲刷，减少碎屑的堆积，降低慢血流 / 无复流风险。

病例 6-4　ECMO 和 IABP 辅助双支严重钙化旋磨治疗

（一）病史基本资料

患者，女性，71 岁，因"间断胸痛 2 年余，加重半个月"入院。患者 2 年前无明显诱因出现心前区疼痛，诊断为急性非 ST 段抬高心肌梗死。患者拒绝行冠状动脉造影检查，后间断于活动时出现胸闷、气促，未诊治。半个月前因胸痛入院，行冠状动脉造影检查提示左主干 + 三支病变伴严重钙化，建议患者行冠状动脉旁路移植术，但患者及家属拒绝，病情稳定后出院。2 天前夜间再次出现反复胸痛发作，含服硝酸甘油无缓解，并出现急性左心衰竭，心电图提示 $V_3 \sim V_6$、II、aVF 导联 ST 段水平或下斜型压低伴 aVR 导联 ST 段抬高（图 6-27），为进一步诊治入院。既往史：高血压，血压控制可；1 型糖尿病、糖尿病肾病；高脂血症 10 余年；陈旧性脑梗死。

入院查体：体温 36.8℃，脉搏 105 次 / 分，呼吸 27 次 / 分，血压 135/70mmHg；神志清，全身浅表淋巴结未触及肿大；双肺可闻及大量湿啰音；心界不大，心律齐，各瓣膜听诊区未闻及病理性杂音及额外心音；腹软，无压痛、反跳痛；双下肢无水肿。

辅助检查：实验室检查，Scr 131μmol/L，eGFR 35.22ml/（min·1.73m^2），LDL-C 2.07mmol/L，糖化血红蛋白 8.2%，TnI 11.781ng/ml、CK-MB 38.63ng/ml、MYO 175.8ng/ml，BNP 1867pg/ml。床旁心脏彩超：左室下壁基底段室壁局部膨出，运动幅度轻度减低，二尖瓣少量反流，LVEF 35%。

入院诊断：①冠状动脉粥样硬化性心脏病，急性非 ST 段抬高心肌梗死，心界不大，窦性心律，心功能 III 级（Killip 分级）；②高血压（3 级，极高危）；③1 型糖尿病，糖尿病肾病；④慢性肾脏病 3 期；⑤高脂血症；⑥陈旧性脑梗死。

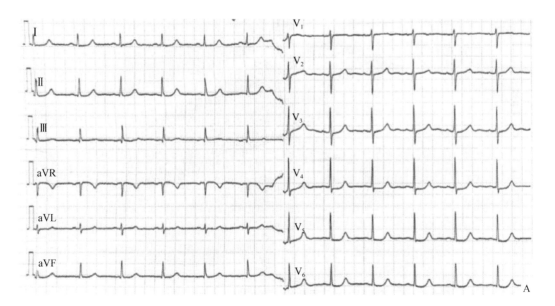

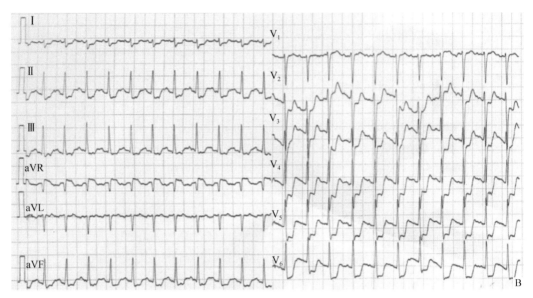

图 6-27　无症状及心力衰竭发作时心电图

A. 无症状时心电图；B. 心力衰竭发作时心电图

（二）冠状动脉造影结果

（1）桡动脉入路。

（2）左主干体部至末端 50% 狭窄伴钙化。

（3）前降支开口至中远段 90% 弥漫性狭窄伴钙化。

（4）回旋支开口至近段 90% 狭窄伴钙化，远段 90% 狭窄伴钙化，可见左冠状动脉至右冠状动脉侧支循环形成，TIMI 血流 2 级。

（5）右冠状动脉近段至中段 80% 弥漫性狭窄伴钙化，中远段 100% 闭塞（图 6-28）。

（三）治疗策略

（1）患者高龄伴肾功能不全，冠状动脉造影提示左主干＋三支病变，SYNTAX 评分

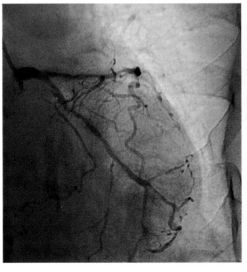
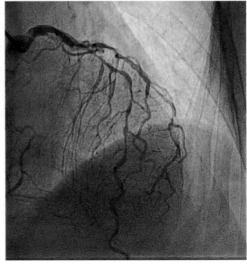

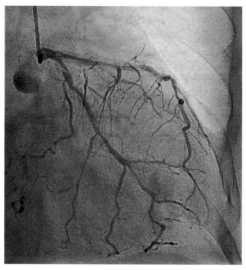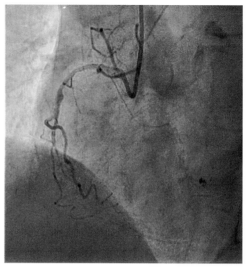

图 6-28　冠状动脉造影

49 分，SYNTAX Ⅱ 评分 PCI 4 年死亡率为 36.4%，CABG 4 年死亡率为 8.3%，建议行冠状动脉旁路移植术，但患者及家属拒绝，要求行 PCI 术。

（2）患者前降支弥漫性严重钙化，采用计划性冠状动脉斑块旋磨术，对前降支开口病变拟采取单支架骑跨技术，回旋支开口球囊拘禁，故处理前降支病变前需先处理回旋支病变。回旋支钙化伴严重狭窄，可先行球囊扩张，如球囊无法通过或无法充分扩张病变，可采用非计划性旋磨的策略。

（3）患者基础心功能差，冠状动脉造影显示左冠优势型，且右冠状动脉慢性完全闭塞，介入术中有可能出现缺血不耐受、慢血流 / 无复流、急性左心衰竭、循环崩溃等，属于 CHIP 病例，需要在 ECMO 和 IABP 辅助下完成。

（四）器械准备

（1）6F EBU 3.5 指引导管、工作导丝。

（2）ECMO 管路及设备、IABP 导管、延长导管、微导管及旋磨相关器械。

（五）手术过程

（1）穿刺左侧股动脉，置入 IABP 导管，右侧股动脉、股静脉置管连接 ECMO 管路、转机。

（2）桡动脉途径，6F EBU 3.5 指引导管到位，工作导丝送至前降支远段，另一导丝至回旋支远段，沿导丝送入 2.5mm 半顺应性球囊、2.5mm 非顺应性球囊扩张回旋支近段病变，球囊膨胀不理想，启动旋磨治疗（图 6-29）。

（3）通过微导管更换回旋支导丝为旋磨导丝，以 1.5mm 旋磨头、13 万～ 14 万转 / 分至回旋支近段病变处旋磨 4 次，每次 5 ～ 10 秒（图 6-30）。

（4）通过微导管更换为工作导丝，再次送入 2.5mm 半顺应性球囊、2.5mm 非顺应性球囊以充分扩张回旋支病变（图 6-31）。

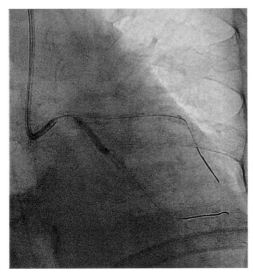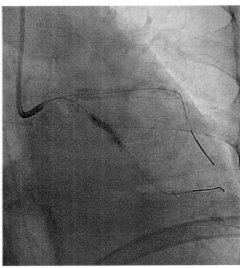

图 6-29　**2.5mm 半顺应性及 2.5mm 非顺应性球囊扩张不理想**

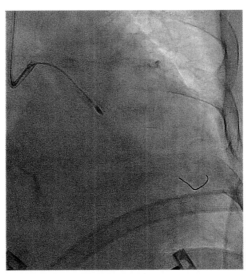

图 6-30　**回旋支近段病变处进行旋磨**

（5）回旋支植入 2.5mm×30mm、2.75mm×22mm 共 2 枚支架（图 6-32），送入 2.75mm 非顺应性球囊以 24atm 进行后扩张。

（6）通过微导管更换前降支导丝为旋磨导丝，以 1.5mm 旋磨头、15 万转 / 分自前降支开口至中段病变处分段进行旋磨，共 10 次，每次 5 ～ 10 秒（图 6-33）。

（7）通过微导管更换为工作导丝，送入 2.5mm 半顺应性球囊以 14atm 和 2.5mm 非顺应性球囊以 26atm 扩张前降支近中段病变，球囊均破损，遂送入另一新 2.5mm 非顺应性球囊以 26atm 和 2.75mm 非顺应性球囊以 24atm 充分扩张前降支近中段病变（图 6-34）。

（8）延长导管支撑下于前降支至左主干植入 2.25mm×30mm、2.75mm×30mm、3.0mm×26mm、3.5mm×18mm 共 4 枚支架（图 6-35），先后送入 2.5mm、2.75mm、3.0mm、

3.5mm 非顺应性球囊充分进行后扩张。

（9）停机、夹闭 ECMO 管路，拔除右侧股动脉、股静脉插管，缝合右侧股动脉，拔除 IABP 导管。

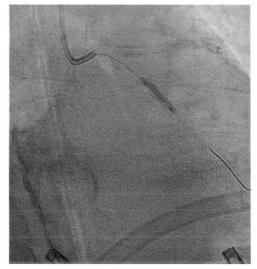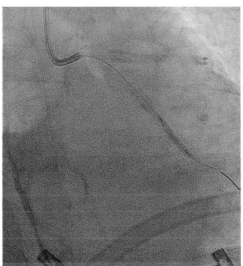

图 6-31　球囊充分扩张回旋支病变

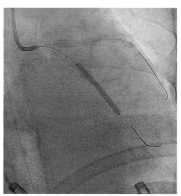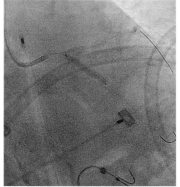

图 6-32　回旋支植入 2 枚支架

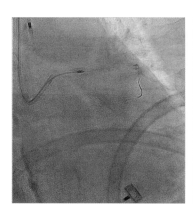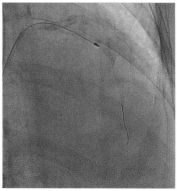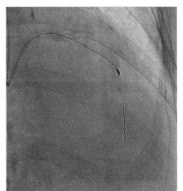

图 6-33　前降支分段进行旋磨

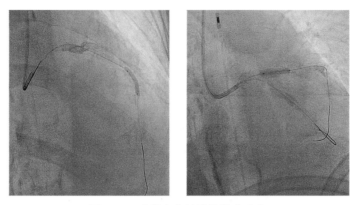

图 6-34   球囊充分扩张前降支病变

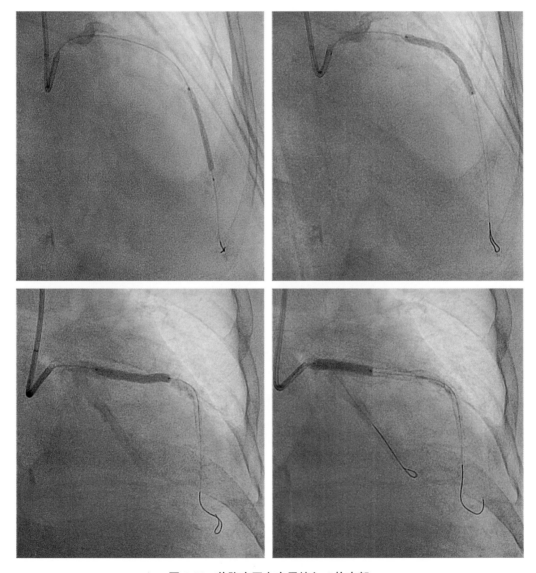

图 6-35   前降支至左主干植入 4 枚支架

（六）手术结果

术后复查冠状动脉造影（图6-36），显示前降支及回旋支支架通畅，膨胀良好，未见明显残留狭窄。支架边缘未见明显冠状动脉夹层。前向血流 TIMI 3 级。

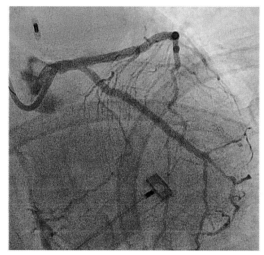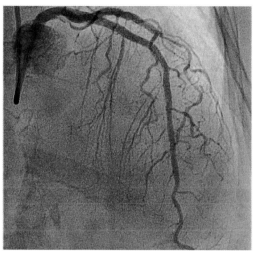

图 6-36　PCI 术后复查冠状动脉造影

（七）小结

（1）对患者的左主干至前降支弥漫性病变行旋磨术易引起慢血流／无复流，同时患者为左冠优势型、右冠状动脉慢性完全闭塞，而且基础心功能差，一旦术中出现无复流并发症，将可能出现缺血不耐受、急性左心衰竭等。因此，该患者属于复杂高危 PCI 病例，需要在 ECMO 和 IABP 辅助下完成介入治疗。

（2）患者前降支病变钙化较重，因此术中采用了计划性旋磨策略。因前降支病变弥漫，术中采用了分段旋磨策略。

（3）患者回旋支钙化伴严重狭窄，球囊无法充分扩张病变，此时符合启动非计划性旋磨适应证。行非计划性旋磨后，球囊充分扩张回旋支病变并最终成功完成支架植入。

第四节　弥漫性病变

一、弥漫性病变旋磨治疗进展

对于严重的弥漫钙化血管（≥25mm），在冠状动脉介入治疗术中植入支架时，发生支架脱载、支架涂层破坏、血管内膜受损、血管夹层穿孔的概率较一般病变高，远期发生支架内再狭窄的风险增加。这些问题使弥漫钙化病变成为冠状动脉介入治疗的难题。冠状动脉斑块旋磨术可以有效地修饰血管，提高介入治疗的成功率。由于弥漫钙化病变旋磨下来的碎屑相对较多，术中易引起慢血流／无复流，早期研究发现，病变长度＞20mm 的患者冠状动脉斑块旋磨术中慢血流的发生率接近 10%，通常不建议采用旋磨治疗。在《北美旋磨专家述评》中，将其列为相对禁忌证，而在《冠状动脉内旋磨术中国专家共识》中，将其列为特定适应证。

但对于有经验的术者可以尝试分段旋磨，不建议一次性旋磨全段病变，可以在近段先旋磨数次，形成一个新的旋磨平台，然后低速推进旋磨头至新的平台，再依次旋磨中段和远段病变。近段、中段、远段旋磨中间间隔一定时间，让血流充分冲刷，减少旋磨时间的同时减少碎屑的堆积，有效地使旋磨产生的碎屑（通常＜10μm）在心脏收缩期经过体外循环时被清除。

ROTATE研究共入选1186例接受冠状动脉斑块旋磨术的患者，根据病变长度是否≥25mm进行分组，研究结果显示，与非弥漫性病变组相比，弥漫性病变组的手术成功率（93% vs 91%）及并发症发生率（9.8% vs 9.4%）无统计学差异。在平均（27.6±22.9）个月的随访期间，两组之间的主要心血管不良事件发生率也无差异（28.0% vs 29.1%）。此研究证实，对于弥漫性病变的旋磨治疗是安全有效的。在弥漫性病变介入治疗中需要重视腔内影像学的应用，有助于发现合并的环形钙化、钙化结节等，从而有效制定旋磨策略，减少盲目球囊扩张、支架输送所引发的并发症，大大增加了手术的安全性。但对于部分弥漫性病变，腔内影像学导管常不能有效通过病变，此时可选择行小球囊扩张后腔内影像学检查。如果小球囊仍不能通过，则直接采取冠状动脉斑块旋磨术。

二、弥漫性病变旋磨操作技巧

（1）对于弥漫性病变严禁一次性旋磨全程或用力快速推进旋磨头，以免造成无复流/慢血流、旋磨头失速甚至旋磨头嵌顿等严重并发症。

（2）对于弥漫性病变，应实施分段旋磨策略。

1）先近后远：由近段起始，分段向远段推进。

2）大小交换：近段使用较大旋磨头处理后再用较小旋磨头处理远段病变。

3）步步为营：在近段先旋磨形成一个新的旋磨平台，然后低速推进旋磨头至新的平台，再依次旋磨中段和远段病变。近段、中段、远段旋磨中间间隔一定时间，让血流充分冲刷，减少碎屑堆积，避免慢血流/无复流。

（3）旋磨头劳损：旋磨头有使用寿命，旋磨20～30次或旋磨总时间超过300秒，需要更换新的旋磨头。此外，旋磨时如果无尖锐的金属音可能是旋磨头被纤维组织包裹，此时只能产热不能打磨钙化病变，应及时更换新的旋磨头。

（4）密切监测患者有无缺血表现：由于弥漫性病变旋磨治疗易发生慢血流/无复流，如果患者有ST段抬高缺血表现，应进行如下操作：①立即停止旋磨，将旋磨头退至指引导管内，观察患者血压和心率，必要时给予血管活性药物或阿托品等。冠状动脉内给予硝普钠等药物，待ST段回落或血流恢复后再次进行旋磨。②缩短每次旋磨时间。③延长两次旋磨之间的时间间隔。④减小旋磨头的尺寸。

病例6-5　前降支弥漫性长病变伴重度钙化旋磨治疗

（一）病史基本资料

患者，女性，63岁，因"间断胸痛4年，加重3天"入院。患者4年前出现活动后胸痛，休息后可缓解，未诊治。3天前患者胸痛症状发作频繁，疼痛程度较前加重，为进一步诊治收入院。既往史：高血压 10 年，2 型糖尿病 3 年，吸烟史 20 年。

查体：血压 132/76mmHg，心率 70 次 / 分；颈静脉无怒张；双肺呼吸音粗，未闻及干、湿啰音；心律齐，各瓣膜听诊区未闻及杂音，P_2 无亢进，心界不大；腹软，无压痛；双下肢无水肿。

辅助检查：实验室检查，Scr 62μmol/L，eGFR 92.4ml/（min·1.73m²），LDL-C 3.15mmol/L，糖化血红蛋白 7.1%，TnI 1.93ng/ml。超声心动图：左室心尖部、室间隔中下段运动幅度减低，LVEF 54%。

临床诊断：①冠状动脉粥样硬化性心脏病，急性非 ST 段抬高心肌梗死，心界不大，窦性心律，心功能 I 级（Killip 分级）；②高血压；③糖尿病。

（二）冠状动脉造影结果

（1）桡动脉入路。

（2）左主干钙化，未见明显狭窄。

（3）前降支近段至远段 90% 弥漫性狭窄伴重度钙化，TIMI 血流 1 级，第 1 对角支开口至近段 80% 狭窄，第 2 对角支开口至近段 80% 狭窄。

（4）回旋支中段 80% 狭窄伴钙化。

（5）右冠状动脉近中段 80% 狭窄，远段 80% 狭窄伴钙化（图 6-37）。

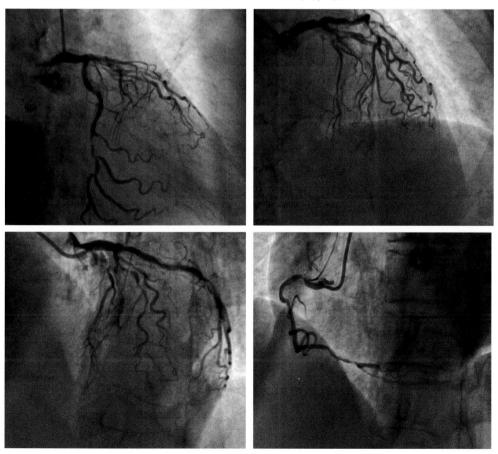

图 6-37　冠状动脉造影

（三）治疗策略

（1）患者冠状动脉造影显示三支病变伴重度钙化，SYNTAX 评分 34 分，首选冠状动脉旁路移植术，但患者本人及家属均拒绝，故选择介入治疗。

（2）患者前降支弥漫性长病变伴重度钙化，狭窄程度重，合并成角，先干预前降支，择期干预右冠状动脉及回旋支。为保证器械、支架顺利通过及支架有效膨胀，拟采取主动旋磨术预处理前降支病变，从小旋磨头开始操作，视情况逐步升级，并采取分段旋磨的技巧。

（四）器械准备

（1）6F EBU 3.5 指引导管、常规工作导丝。
（2）延长导管、微导管及旋磨相关器械。

（五）手术过程

（1）股动脉途径，6F EBU 3.5 指引导管到位，常规工作导丝送至前降支远段，通过微导管更换为旋磨导丝，选用 1.25mm 旋磨头，对前降支近段至远段病变进行分段旋磨，15 万～16 万转 / 分，共旋磨 8 次，每次 10 ～ 12 秒（图 6-38）。

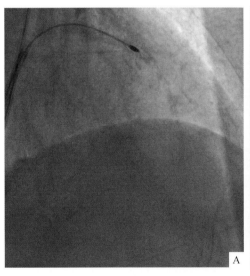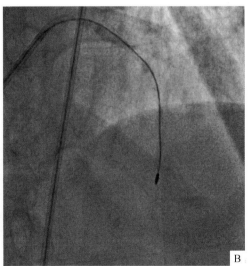

图 6-38　1.25mm 旋磨头旋磨前降支

A. 旋磨前降支近中段；B. 旋磨前降支中远段

（2）旋磨后继续使用 2.0mm、2.5mm 半顺应性球囊充分扩张前降支病变（图 6-39）。
（3）在延长导管支撑下于前降支病变处植入 3 枚支架（图 6-40）。

（六）手术结果

支架植入并充分进行后扩张，复查冠状动脉造影，显示支架全程膨胀、贴壁良好（图 6-41）。

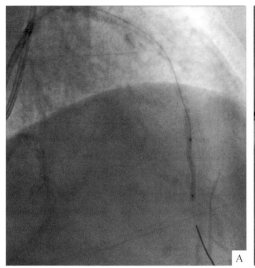
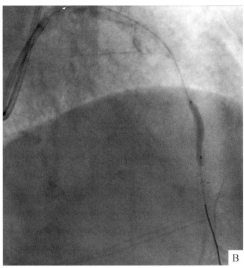

图 6-39 旋磨后球囊扩张

A. 2.0mm 半顺应性球囊充分扩张；B. 2.5mm 半顺应性球囊充分扩张

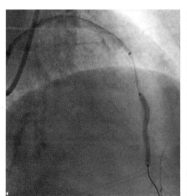
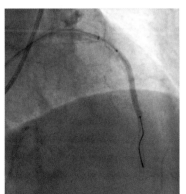
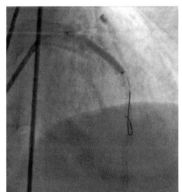

图 6-40 支架植入过程

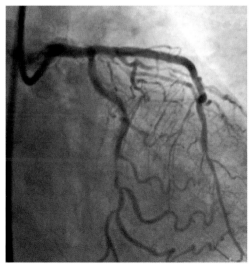
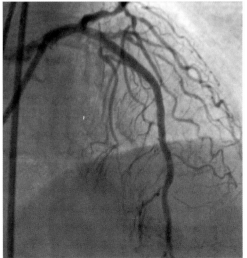

图 6-41 支架植入后冠状动脉造影

（七）小结

（1）患者前降支弥漫性重度钙化，为保证器械及支架顺利通过，采取主动旋磨预处理病变。

（2）对于弥漫性长病变，旋磨下来的碎屑相对较多，容易引起慢血流/无复流，可以尝试分段旋磨。不建议一次性旋磨全段病变，可以在近段先旋磨数次形成一个新的平台，然后低速推进旋磨头至新的平台，再依次旋磨中段和远段病变。分段旋磨过程中间隔一定时间，让血流充分冲刷，减少碎屑的堆积，预防慢血流/无复流的发生。该患者的前降支有弥漫性重度钙化病变，通过分段旋磨预处理病变，术中无慢血流/无复流现象发生，最终顺利植入支架，效果满意。

第五节　成角病变

一、成角病变旋磨治疗进展

成角病变由于进行旋磨治疗时旋磨头可能会弯折，更易引起血管穿孔、旋磨头嵌顿、导丝断裂、严重夹层等并发症。因此，在冠状动脉斑块旋磨术的相关共识中提出，严重的成角病变不建议采用旋磨治疗，甚至 > 45° 的成角病变被认为是冠状动脉斑块旋磨术的相对禁忌证。

有经验的术者可以对 45° 以上、90° 以下的成角病变行冠状动脉斑块旋磨术。需要注意的是，建议先选用直径 1.25mm 的小旋磨头，在成角的近段先轻轻磨出一个新的平台，此时旋磨导丝可以相对减少偏移（避免旋磨血管外缘而导致穿孔）；然后再旋磨成角拐弯处，避免旋磨头顶在拐弯成角处，需要轻柔接触病变而非用力推动旋磨头；最后旋磨拐弯处的病变远段。对于成角 > 90° 的病变一般不推荐旋磨，以免引起血管穿孔和旋磨导丝断裂。

对于严重成角病变，亦有专家采取半程旋磨策略，特别是对于初学者，仅旋磨成角病变的近段，然后联合球囊扩张进行病变的预处理。其基本操作技巧为采用小旋磨头对成角顶点之前的病变进行旋磨（不跨过成角处），造成小的钙化环断裂，后使用非顺应性球囊跨过成角部位进行扩张，使钙化环断裂延伸至成角病变的远段，然后顺利植入支架（图 6-42）。对于严重成角钙化病变，全程旋磨和半程旋磨策略的优缺点见表 6-1。

表 6-1　严重钙化成角病变的两种旋磨策略对比

项目	半程旋磨策略	全程旋磨策略
优点	术中血管穿孔、旋磨头嵌顿等并发症风险小	预处理充分，球囊可充分扩张病变
缺点	不能保证成角病变远段可以用球囊充分扩张	术中血管穿孔、旋磨头嵌顿等并发症风险高

二、成角病变旋磨操作技巧

（1）超过 60° 的严重成角病变易造成导丝偏移，可能导致偏心性旋磨损伤血管，造成冠状动脉穿孔或严重夹层等严重并发症。

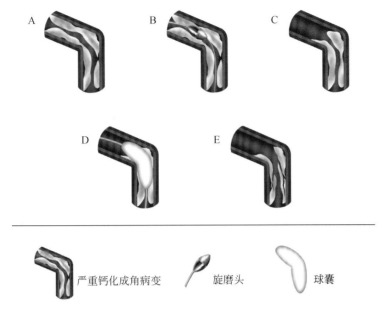

图 6-42　半程旋磨策略操作技巧

A. 严重成角钙化病变模式图；B、C. 采取小旋磨头对成角病变的近段进行旋磨，造成钙化环的断裂；D. 跨过成角进行球囊扩张；
E. 钙化环断裂延伸至成角病变的远段

（2）有经验的术者可以对 60° 以上、90° 以下的成角病变进行冠状动脉斑块旋磨术。

（3）成角病变旋磨时旋磨导丝的选择：利用旋磨导丝偏移效应（容易偏移在成角外侧缘），故靠成角外侧缘的钙化病变选用 Floppy 旋磨导丝（软导丝）；靠成角内侧缘的钙化病变选用强支撑型旋磨导丝（硬导丝，超强支撑）。

（4）可以采用分步旋磨的策略，建议先选用直径 1.25mm 的小旋磨头，在成角的近端先轻轻磨出一个新的平台，此时旋磨导丝可以相对减少偏移（避免旋磨血管外缘而导致穿孔），然后再旋磨成角拐弯处，避免旋磨头顶在拐弯成角处，需要轻柔接触病变而非用力推动旋磨头；最后旋磨拐弯处病变的远段。

（5）半程旋磨策略：只旋磨成角近段病变，联合球囊扩张处理成角病变。

（6）对于成角 > 90° 的病变一般不推荐旋磨术，以免引起血管穿孔和旋磨导丝断裂。

（7）积极应用腔内影像学手段进行评估，如果成角处存在导丝偏移或偏心，以及钙化（特别是靠成角内侧缘钙化），则该患者为发生冠状动脉穿孔的高危人群。

病例 6-6　前降支严重钙化成角病变旋磨治疗

（一）病史基本资料

患者，女性，69 岁，因"间断胸痛 2 年，加重 1 个月"入院。患者 2 年前开始出现快走半小时后胸骨后闷痛，持续数分钟，休息后逐渐缓解，未诊治。1 个月前慢走 15 分钟左右再次出现胸痛，休息数分钟后缓解，此后患者活动耐量逐渐下降，半个月前慢走100m即出现胸痛，外院完善冠状动脉造影，考虑"冠心病，三支病变"，给予双联抗血小板、降脂治疗，为进一步诊治入院。既往史：慢性支气管扩张病史20余年，高血压病史5年，否认吸烟、饮酒史。

查体：体温36.4℃，脉搏60次/分，呼吸18次/分，血压160/80mmHg；神志清，精神可，对答切题；全身皮肤、黏膜无黄染，浅表淋巴结未触及肿大；双肺听诊呼吸音清，未闻及明显干、湿啰音；心前区无隆起，心界不大，心率60次/分、律齐，P₂＞A₂，各瓣膜听诊区未闻及明显杂音，未闻及心包摩擦音；腹软，无压痛及反跳痛，肝脾肋下未触及，肝脾区无叩击痛，移动性浊音阴性，肠鸣音4次/分；双下肢无凹陷性水肿，双侧足背动脉搏动可。

辅助检查：实验室检查，Scr 56μmol/L，eGFR 91.92ml/（min·1.73m²），LDL-C 2.16mmol/L，TnI、MYO、CK-MB均阴性。心电图：窦性心律，心率83次/分，ST-T段未见异常，电轴不偏（图6-43）。心脏彩超：左房扩大，左室舒张功能减退，LVEF 69.8%。

入院诊断：①冠状动脉粥样硬化性心脏病，不稳定型心绞痛，心界不大，窦性心律，心功能Ⅱ级（NYHA分级）；②高血压（3级，极高危）；③支气管扩张。

（二）冠状动脉造影结果

（1）桡动脉入路，右冠优势型。
（2）左主干末端50%狭窄。
（3）前降支近中段90%狭窄伴严重钙化成角。
（4）回旋支近中段80%狭窄。
（5）右冠状动脉全程弥漫性90%狭窄，远段100%闭塞（图6-44）。

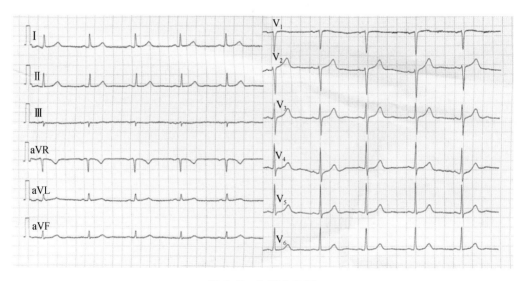

图6-43 入院心电图

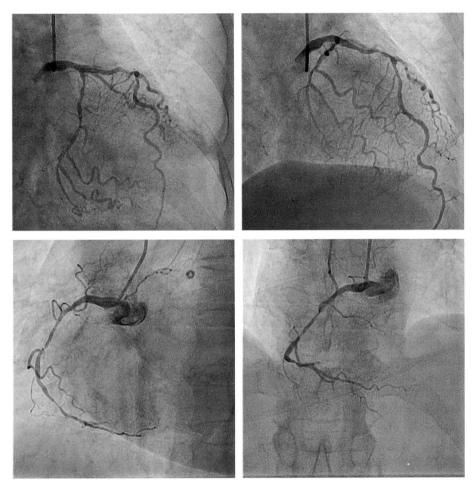

图 6-44　冠状动脉造影

（三）治疗策略

（1）患者 SYNTAX 评分 38 分，首选冠状动脉旁路移植术，但患者拒绝，要求行介入治疗。

（2）首先处理右冠状动脉病变，植入 4 枚支架，复查造影示支架展开良好（图 6-45）。择期干预回旋支近中段病变，植入 1 枚支架（图 6-46）。

（3）择期继续处理前降支病变，造影结果提示前降支近中段严重钙化病变伴成角，拟直接采用计划性旋磨术进行病变预处理。

（四）器械准备

（1）7F EBU 3.5 指引导管、工作导丝。

（2）微导管及旋磨相关器械。

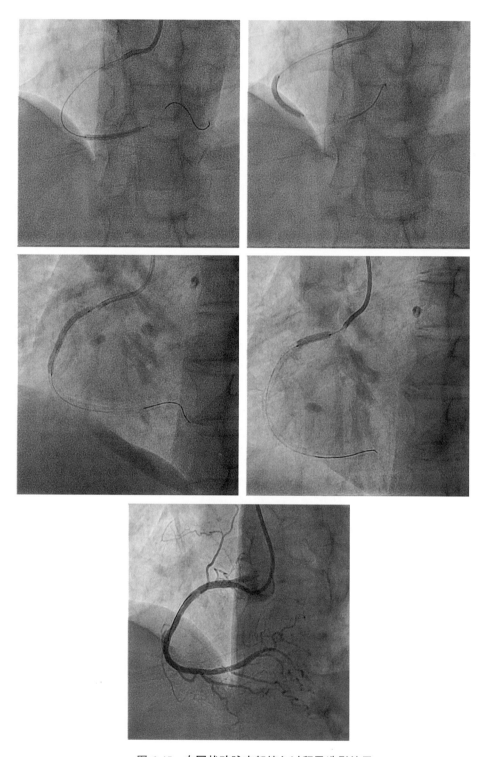

图 6-45　右冠状动脉支架植入过程及造影结果

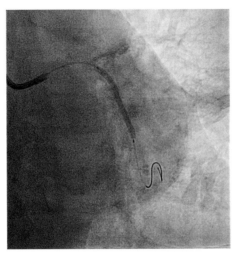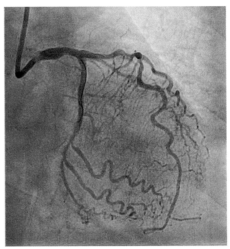

图 6-46　回旋支支架植入过程及造影结果

（五）手术过程

（1）通过微导管更换前降支导丝为旋磨导丝，以 1.5mm 旋磨头、15 万转 / 分在成角近段旋磨 3 次，每次 5 ～ 10 秒，旋磨出一个新的平台，然后轻柔推送旋磨头，逐渐通过成角病变处，再旋磨成角后的病变远段 3 次，每次 10 秒（图 6-47）。

（2）通过微导管更换为工作导丝，再次送入 2.5mm 球囊充分扩张前降支病变（图 6-48）。

（3）前降支成功植入 2 枚支架（图 6-49）。

（六）手术结果

术后多角度复查冠状动脉造影，显示支架展开良好，无残余狭窄、夹层、撕裂，前向血流 TIMI 3 级（图 6-50）。

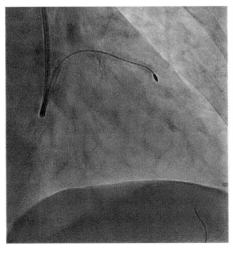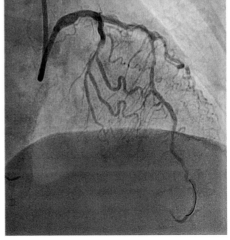

图 6-47　启动前降支旋磨治疗及旋磨后影像

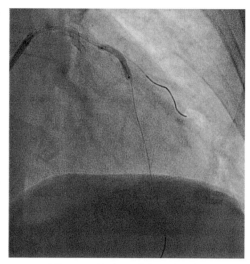

图 6-48 旋磨后球囊充分扩张

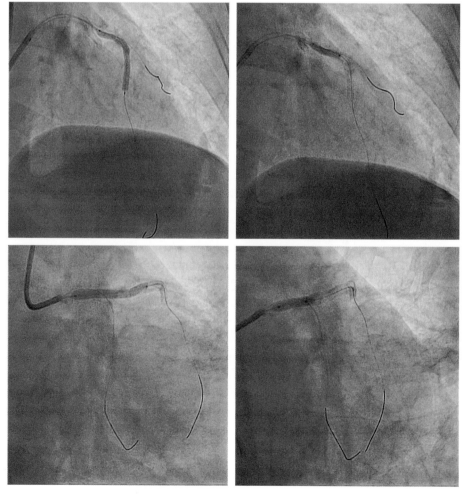

图 6-49 前降支支架植入过程

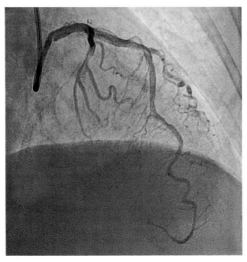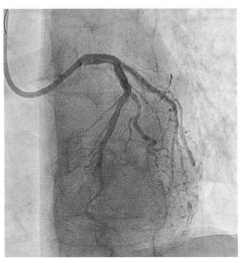

图 6-50　复查冠状动脉造影

（七）小结

（1）冠状动脉造影显示前降支严重钙化病变，弥漫且成角，故主动使用冠状动脉斑块旋磨术处理病变。

（2）成角病变是冠状动脉斑块旋磨术的特定适应证之一，有经验的术者对于 90° 以下的成角病变可以行旋磨术。对于成角病变的旋磨，有条件的中心可选用强支撑型旋磨导丝，可拉直血管，减少成角的角度，尤其适用于旋磨成角内侧缘的钙化病变。在对成角病变进行旋磨时，建议选用直径较小的旋磨头，在成角的近段先轻轻磨出一个新的平台，此时旋磨导丝可以相对减少偏移，避免旋磨血管外缘而导致穿孔；然后继续旋磨成角拐弯处，避免旋磨头顶在拐弯成角处，需要轻柔接触病变而非用力推动旋磨头；最后旋磨成角远段病变。对于成角大于 90° 的病变一般不推荐行冠状动脉斑块旋磨术，以免引起血管穿孔和旋磨导丝断裂。成角病变的旋磨处理有助于后续球囊通过并充分扩张病变，顺利完成支架植入的最终目标。

（3）对于严重成角病变，为减少血管穿孔风险，有时可以采用半程旋磨的策略，只旋磨成角近段病变，再联合球囊扩张处理成角病变。

（4）对于较长的钙化病变（长度 ≥ 25mm 的弥漫性病变），旋磨过程中掉下来的碎屑相对较多，易引起慢血流 / 无复流，通常建议采用分段旋磨治疗。不要一次性旋磨全段病变，可以在近段先旋磨数次，形成一个新的旋磨平台，然后低速推进旋磨头至新平台，再依次旋磨中段和远段病变。近段、中段、远段旋磨中应间隔一定时间，让血流充分冲刷，减少碎屑的堆积，避免无复流的发生。

第六节　冠状动脉慢性完全闭塞病变

一、冠状动脉完全闭塞病变旋磨治疗进展

冠状动脉慢性完全闭塞（CTO）病变约占所有介入治疗的 15%，此已引起越来越多

介入医生的重视。随着治疗器械和策略的不断改进及术者经验的积累，CTO 病变介入治疗手术成功率大大提高，目前手术失败最常见的原因是指引导丝无法通过闭塞病变至血管远段。然而，在临床实践中发现 CTO 病变的两端通常存在致密的纤维帽且常伴有钙化，有时即使工作导丝成功通过病变仍可能出现球囊无法通过或难以进行充分扩张而导致手术失败。

在一项 CTO 病变介入治疗的单中心研究中，导丝成功通过病变但球囊无法通过的比例为 6.4%。而在一项纳入 755 例 CTO 患者的多中心注册研究（PROGRESS CTO：Prospective Global Registry for the Study of Chronic Total Occlusion Intervention）中，导丝成功通过病变但球囊无法通过的比例为 9%，研究发现球囊无法通过的病变常伴有中重度钙化和迂曲，J-CTO 评分更高，延长手术和造影时间，明显降低操作和手术的成功率。对于球囊无法通过的病变，目前的治疗策略可分为加强指引导管支撑和对病变进行修饰。其中前者包括延长指引导管、Buddy 导丝技术、边支锚定技术等。后者包括球囊辅助的微夹层技术、使用穿透性 Tornus 微导管、球囊导丝切割技术、准分子激光冠状动脉斑块销蚀术和冠状动脉斑块旋磨术。如果上述策略均失败，还可从内膜下通过对病变进行修饰后再从远段重回血管真腔并植入支架。

PROGRESS CTO 研究还表明，在 CTO 病变 PCI 治疗中，球囊通过病变但难以进行充分扩张的占 12%，而球囊扩张不充分会引起支架膨胀不全、支架内再狭窄和血栓形成，降低操作和手术的成功率。该研究表明，这类病变常伴中重度钙化，病变更长，J-CTO 和 PROGRESS CTO 并发症评分及穿孔和院内不良事件发生率更高。对于球囊不能充分扩张的病变，治疗策略包括使用 1：1 大小的非顺应性球囊高压扩张或病变中送入两个小些的球囊同时扩张，使用棘突球囊或切割球囊、准分子激光冠状动脉斑块销蚀术、冠状动脉轨道旋磨术和冠状动脉斑块旋磨术。如果上述方法均无效，经验丰富的术者可以选择从内膜下通过并对病变进行修饰。此外，还有一些新的技术如超高压非顺应性 OPN 球囊（在欧洲已上市）和冠状动脉血管内碎石术。

在既往的研究中，CTO 病变介入治疗中使用冠状动脉斑块旋磨术的比例为 3%～9%。Pagnotta 等对 648 例指引导丝成功通过闭塞病变的 CTO 患者进行研究，其中 45 例（7%）患者因球囊无法通过需要进行冠状动脉斑块旋磨术。该研究中旋磨成功率为 95.5%，仅 2 例患者旋磨导丝无法通过闭塞病变送至血管远段。旋磨组患者手术时间更长、围术期心肌梗死发生率更高，但没有出现冠状动脉穿孔、死亡。我国温尚煜教授等对因 CTO 病变行介入治疗的 777 例患者（778 处病变）进行的研究也得出类似的结果。该研究中 26 例患者（27 处病变）在导丝通过后因球囊无法通过而进行冠状动脉斑块旋磨术。研究表明，旋磨组 CTO 病变处重度钙化的比例高于对照组，旋磨组共 25 处病变（92.6%）成功开通，两组患者住院期间主要不良心血管事件（包括心源性死亡、介入治疗相关心肌梗死和靶血管血运重建）的发生率差异无统计学意义。这些研究提示冠状动脉斑块旋磨术有助于提高导丝通过后球囊无法通过的 CTO 病变的手术成功率。另一项多中心注册研究纳入 2012 年 1 月至 2018 年 5 月来自美国、欧洲和俄罗斯 21 个研究中心的共 3540 例（3607 处病变）CTO 病变且进行介入治疗的患者，该研究中 109 处病变（约 3%）进行了冠状动脉斑块旋磨术，其中 51 处病变因球囊无法通过或不能充分扩张而进行旋磨，其余则为计划性冠状动脉斑块旋磨术。与传统介入治疗组相比，旋磨组患者操作和手术成功率、院内主要心脏不良事件的发生率相似，但血管损伤和心脏压塞的发生率及需要使用左室辅助装置的比例升高，且手术时间更长、放射线剂量更高，需要强调的是，该研究为一项回顾性研究，可能存在术者报告偏倚，缺少对患者的术后长期随访。

为了进一步评价 CTO 病变进行冠状动脉斑块旋磨术的长期治疗结果，Huang 等分析了 285 例 CTO 病变成功进行介入治疗的患者并对其进行了平均（3.4±2.3）年的随访，难治性 CTO 病变定义为伴有重度钙化且在导丝通过后任何器械均无法通过的病变。该研究中难治性 CTO 病变的 26 例患者经过旋磨治疗均成功开通血管、完成介入治疗（仅 1 例患者出现冠状动脉穿孔并发症），多因素分析显示旋磨组患者术后 1 年心血管死亡、主要心血管不良事件（包括缺血驱动的靶血管血运重建、非致死性心肌梗死和心血管性死亡）及长期临床结局与对照组相当。马剑英教授等连续入选了 CTO 病变且进行冠状动脉斑块旋磨术的患者 31 例，对患者的临床资料进行回顾性分析。其中 30 例患者进行旋磨后植入药物洗脱支架，手术成功率为 96.8%，术中夹层和无复流/慢血流并发症的发生率为 9.8%，住院期间 3 例患者发生介入治疗相关心肌梗死。对手术成功的 30 例患者随访 36 个月，主要不良心脑血管事件（包括心源性死亡、心肌梗死、脑血管意外和靶病变血运重建）的发生率为 13.3%。在一项纳入来自 4 个研究中心的共 1003 例 CTO 病变且进行介入治疗患者的多中心注册研究中，3.5% 的患者进行了旋磨治疗，研究表明旋磨组患者手术成功率较低（77% vs 89%）。对其中 910 例患者进行平均（658±412）天的随访，旋磨组患者长期主要心脏不良事件（定义为心源性死亡、心肌梗死和缺血驱动的靶血管血运重建）的发生率与对照组相似。

这些临床研究均提示在 CTO 病变介入治疗中使用冠状动脉斑块旋磨术安全且有效。因此，目前国内外的指南和专家共识均推荐将 CTO 病变作为冠状动脉斑块旋磨术的特定适应证，对于 CTO 导丝和旋磨导丝可以通过但球囊无法通过或充分扩张的病变，可使用冠状动脉斑块旋磨术。

二、慢性完全闭塞病变旋磨操作技巧

（1）对于导丝可以直接通过，但球囊无法通过或扩张的 CTO 病变，冠状动脉斑块旋磨术是一种有效的治疗方式。

（2）对 CTO 病变进行旋磨术的难点是旋磨导丝顺利通过闭塞病变，通常都需要微导管交换。如果微导管可通过 CTO 病变，把微导管送至能送达的最远端，然后经微导管送入旋磨导丝到达病变的远段。当微导管不能通过闭塞处时，可以将微导管送至病变处，尝试将旋磨导丝直接通过闭塞处至远段，并确认旋磨导丝位于真腔中。如果旋磨导丝不能顺利通过闭塞病变处，可采用 RASER 技术（冠状动脉斑块旋磨术联合准分子激光冠状动脉斑块销蚀术，详见第八章）。

（3）对于旋磨头，建议从直径最小的 1.25mm 开始，旋磨头升级时以 0.5mm 为限。

（4）第一次接触病变最好选择相对较低的转速（14 万～15 万转/分），因为斑块的硬度未知，尚无旋磨头的反馈信息，多次尝试无法通过病变时可逐渐提高转速。

（5）首次旋磨时旋磨头接触病变的时间要短，推进距离要短，多次旋磨。

（6）旋磨头在病变近段启动，要停在病变近段，不要停在病变内。

病例 6-7 前降支慢性完全闭塞病变旋磨治疗

（一）病史基本资料

患者，男性，74 岁，因"间断胸闷 16 年，加重 3 天"入院。患者 16 年来间断出现胸闷，休息可缓解，近 3 天加重，平卧休息时即出现胸闷症状，外院完善冠状动脉造影提示三支病变，右冠状动脉可见血栓影，于右冠状动脉植入 2 枚支架，现为进一步干预左冠状动脉病变入院。既往史：高脂血症 20 年，糖尿病 5 年，有吸烟史。

查体：心率 80 次 / 分，血压 105/70mmHg；双肺呼吸音粗，右肺呼吸音稍低，未闻及明显干、湿啰音；心界不大，心律齐，各瓣膜听诊区未闻及病理性杂音；腹平软，无压痛、反跳痛及肌紧张，肠鸣音正常；双下肢无水肿。

辅助检查：实验室检查示 LDL-C 2.80mmol/L，TnI 7.010ng/ml，MYO、CK-MB 均阴性。心电图：心率 80 次 / 分，窦性心律，Ⅲ、aVF 导联病理性 Q 波，$V_4 \sim V_6$ 导联 T 波低平（图 6-51）。超声心动图：节段性室壁运动（室间隔、左室心尖部），LVEF 62.1%。

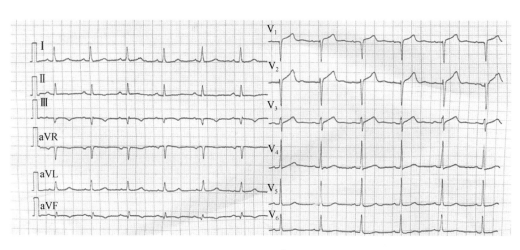

图 6-51 心电图

入院诊断：①冠状动脉粥样硬化性心脏病，急性非 ST 段抬高心肌梗死，心界不大，窦性心律，心功能 Ⅰ 级（Killip 分级），PCI 术后；② 2 型糖尿病；③高脂血症。

（二）冠状动脉造影结果

（1）桡动脉入路，右冠优势型。

（2）左主干未见明显狭窄。

（3）前降支开口 70% 狭窄，发出对角支后 100% 闭塞，可见自身侧支循环。

（4）回旋支开口至近段 95% 狭窄，中段 100% 闭塞。

（5）右冠状动脉近段不光滑、60% 狭窄，中段原支架通畅，可见右冠状动脉向前降支发出侧支循环（图 6-52）。

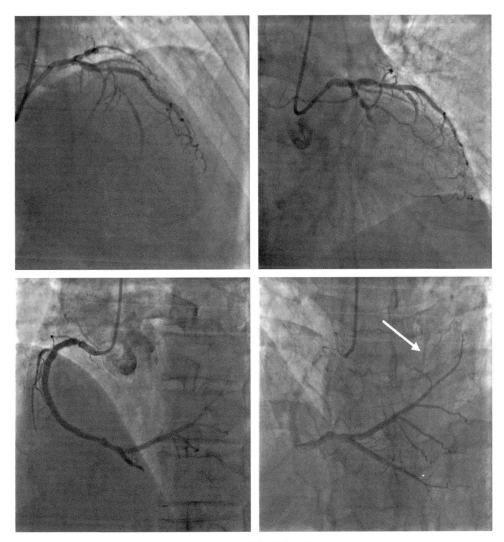

图 6-52　冠状动脉造影

（三）治疗策略

患者前降支及回旋支均为 CTO 病变，SYNTAX 评分为 27 分。逆向条件不充分，无明显间隔支侧支，正向有锥形头残端，可见自身桥侧支，故首选正向尝试开通。

（四）器械准备

（1）6F EBU 3.5 指引导管，Fielder XT、Gaia Third 导丝。
（2）微导管及旋磨相关器械。

（五）手术过程

（1）桡动脉途径，6F EBU 3.5 指引导管送至左冠状动脉开口，常规工作导丝到达回旋支闭塞段前，经微导管交换为 Fielder XT 导丝通过闭塞段到达回旋支远段，2.5mm 球囊扩张后植入 2.5mm×26mm 支架并充分进行后扩张（图 6-53）。

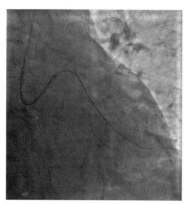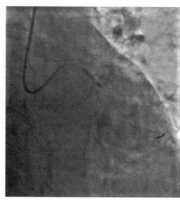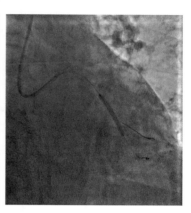

图 6-53　回旋支导丝通过、球囊扩张及支架植入

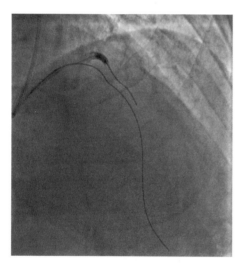

图 6-54　前降支导丝通过后球囊无法通过

（2）沿指引导管送入常规工作导丝，不能通过前降支闭塞段，经微导管更换为 Fielder XT 导丝仍不能通过，最终更换为 Gaia Third 导丝后通过闭塞段到达前降支远段，再次经微导管更换为工作导丝，送入 1.5mm 球囊不能通过病变处，在 2.5mm 球囊锚定回旋支后仍不能通过，启动旋磨治疗（图 6-54）。

（3）送入微导管，将微导管抵在前降支闭塞病变的近段，操控旋磨导丝逐渐通过闭塞段到达前降支远段，以 1.25mm 旋磨头 15 万～ 16 万转 / 分旋磨 2 次（图 6-55）。

（4）旋磨后 1.5mm 球囊通过病变部位，充分扩张后于前降支植入 1 枚 2.75mm×32mm 支架并充分进行后扩张（图 6-56）。

（六）手术结果

PCI 术后左冠状动脉造影（图 6-57），显示前降支及回旋支支架通畅，膨胀良好，未见明显残留狭窄。支架边缘未见明显冠状动脉夹层。前向血流 TIMI 3 级。

（七）小结

（1）患者回旋支 CTO 病变应用 Gaia Third 导丝顺利通过闭塞段到达远段，球囊扩张后植入支架，过程顺利。

（2）患者前降支 CTO 病变导丝通过，但 1.5mm 球囊无法通过，这是 CTO PCI 治疗失败的原因之一（约占 10%）。对于此类病变，可采用强支撑型指引导管或 5 进 6、Guidezilla 等延长导管，选择适当直径的预处理球囊，使用双导丝或球囊锚定技术增强支撑力，如仍无法通过可考虑进行旋磨治疗或准分子激光冠状动脉斑块销蚀术。本例患者在球

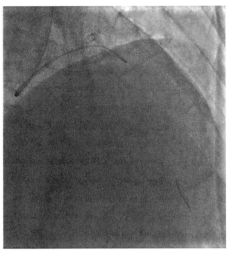
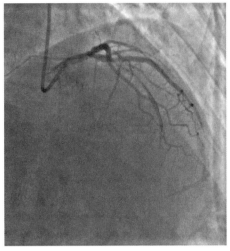

图 6-55　前降支启动旋磨治疗及旋磨后造影

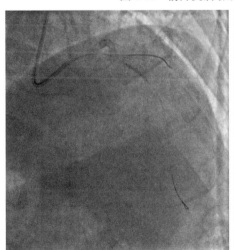
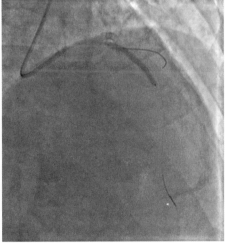

图 6-56　前降支球囊扩张及支架植入

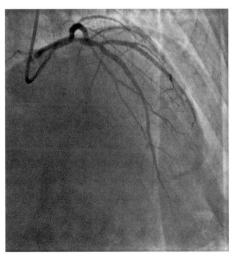
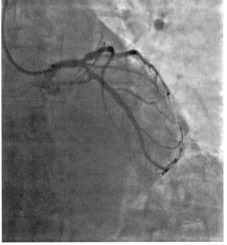

图 6-57　PCI 术后左冠状动脉造影

囊锚定后预扩张球囊仍无法通过病变部位，经旋磨治疗后球囊顺利通过，并成功植入支架，术后效果满意。

病例 6-8　右冠状动脉慢性完全闭塞病变旋磨治疗

（一）病史基本资料

患者，女性，68 岁，因"间断胸闷 2 年余，加重 1 个月"入院。患者 2 年前开始于情绪激动或劳累时出现胸闷，持续 3 ～ 30 分钟不等，休息后缓解，未诊治。6 个月前再次胸闷发作，当地医院诊断为急性非 ST 段抬高心肌梗死，完善冠状动脉造影提示三支病变，于前降支植入 2 枚支架。近 1 个月患者常于劳累时出现胸闷，持续约 10 分钟，休息后缓解，为进一步诊治入院。既往史：高血压 20 余年，未规律服药，血压控制不详。

查体：体温 36.3℃，脉搏 64 次 / 分，呼吸 18 次 / 分，血压 146/78mmHg；全身浅表淋巴结未触及肿大，颈静脉无充盈；双肺未闻及干、湿啰音；心界不大，心律齐，各瓣膜听诊区未闻及病理性杂音；腹软，无压痛、反跳痛；双下肢无水肿。

辅助检查：实验室检查，LDL-C 1.79mmol/L，Scr 66μmol/L，eGFR 82.47ml/（min·1.73m²），TnI 0.067ng/ml、CK-MB 1.42ng/ml、MYO 22.1ng/ml。心电图：窦性心律，心率 74 次 / 分，Ⅰ、aVL 导联 ST-T 段改变（图 6-58）。心脏彩超：左室下壁基底段运动减低，左房扩大，LVEF 72.7%，左室舒张功能减退。

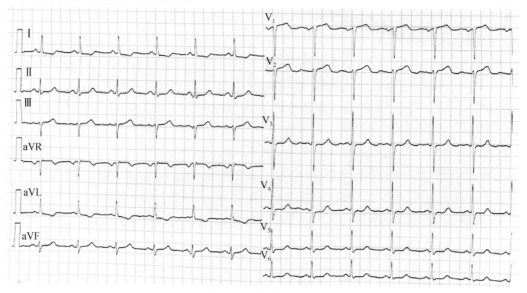

图 6-58　入院心电图

入院诊断：①冠状动脉粥样硬化性心脏病，陈旧性心肌梗死，心界不大，窦性心律，心功能Ⅱ级（NYHA 分级），PCI 术后；②高血压（2 级，极高危）。

（二）冠状动脉造影结果

（1）桡动脉入路，右冠优势型。

（2）左主干体部钙化，未见明显狭窄。

（3）前降支近中段钙化，原支架通畅，远段 80% 狭窄。

（4）回旋支近段 100% 闭塞。

（5）右冠状动脉近段 100% 闭塞（图 6-59）。

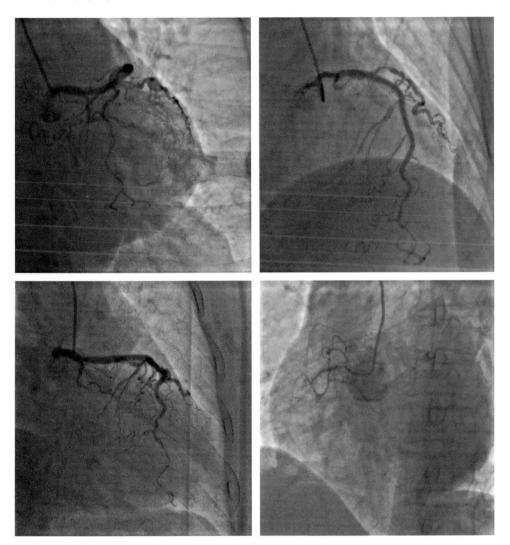

图 6-59 冠状动脉造影

（三）治疗策略

患者右冠状动脉为 CTO 病变，CTO 为锥形头残端，逆向侧支不充分，首先尝试采用正向开通闭塞血管。

（四）器械准备

（1）6F AL 0.75 SH 指引导管、延长导管、常规工作导丝、Fielder 导丝。

（2）微导管及旋磨相关器械。

（五）手术过程

（1）桡动脉途径，6F AL 0.75 SH 指引导管到位，在微导管支撑下将 Fielder 导丝通过闭塞处至右冠状动脉远段（图 6-60），球囊锚定下撤出微导管。

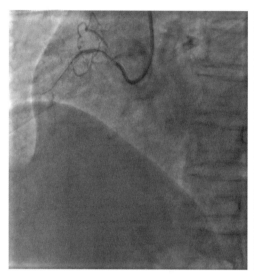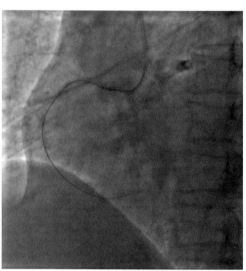

图 6-60　微导管支撑下 Fielder 导丝至右冠状动脉远段

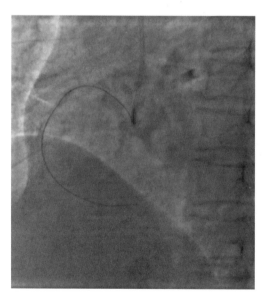

图 6-61　延长导管支撑下 1.25mm 球囊无法通过右冠状动脉近中段病变

（2）先后送入 2.0mm、1.25mm 球囊均无法通过右冠状动脉近中段病变，用延长导管增加支撑力，1.25mm 球囊仍无法通过（图 6-61），遂启动旋磨治疗。

（3）撤出延长导管，沿 Fielder 导丝送入微导管，微导管不能通过 CTO 病变，将微导管抵在 CTO 病变近段，撤出 Fielder 导丝，送入旋磨导丝并调整旋磨导丝逐渐通过闭塞病变到达血管远段。以 1.25mm 旋磨头、15 万～ 16 万转 / 分旋磨右冠状动脉近段至中段病变共 2 次，每次 10 秒，冠状动脉造影显示右冠状动脉正向血流恢复（图 6-62）。

（4）通过微导管更换为常规工作导丝，先后送入 2.0mm 球囊、2.5mm 球囊充分扩张右冠状动脉近中段病变（图 6-63）。

（5）右冠状动脉植入 2.5mm×33mm、2.5mm×23mm 共 2 枚支架（图 6-64）。先后送入 2.5mm、2.75mm 非顺应性球囊充分进行后扩张。

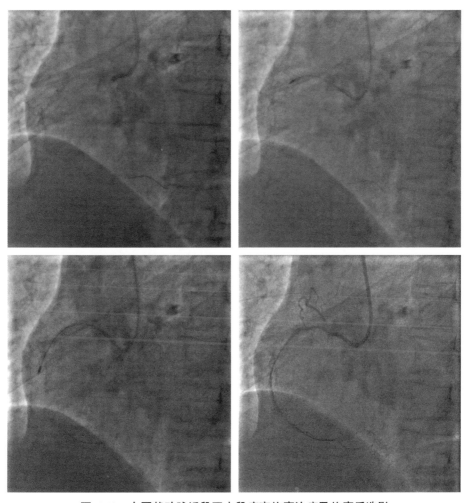

图 6-62　右冠状动脉近段至中段病变旋磨治疗及旋磨后造影

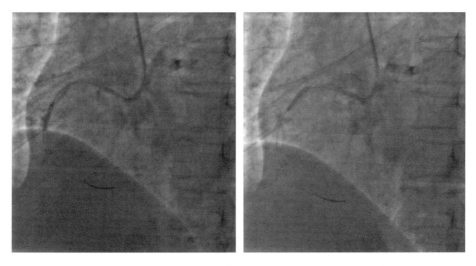

图 6-63　2.0mm、2.5mm 球囊充分扩张右冠状动脉近中段病变

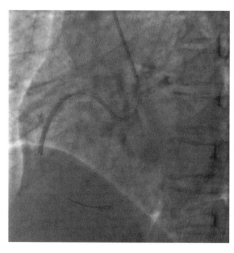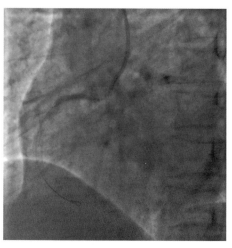

图 6-64　右冠状动脉植入 2 枚支架

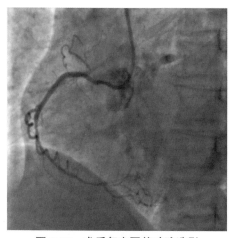

图 6-65　术后复查冠状动脉造影

（六）手术结果

术后复查冠状动脉造影（图 6-65），显示右冠状动脉支架通畅，膨胀良好，未见明显残留狭窄。支架边缘未见明显冠状动脉夹层。前向血流 TIMI 3 级。

（七）小结

（1）对于导丝可以通过但球囊无法通过的 CTO 病变，治疗策略可分为加强指引导管支撑和对病变进行修饰。其中，前者包括 5 进 6、Guidezilla 等延长导管、Buddy 导丝技术，边支锚定技术等；后者包括球囊辅助的微夹层技术、使用穿透性 Tornus 微导管、球囊导丝切割技术、准分子激光冠状动脉销蚀术和冠状动脉斑块旋磨术。

（2）对 CTO 病变施行旋磨的难点是旋磨导丝的通过，通常都需要微导管交换，把微导管送至能送达的最远端，然后经微导管送入旋磨导丝至病变的远端。如果微导管不能通过闭塞处，可以将微导管送至病变内，尝试将旋磨导丝直接通过闭塞处至远端，并确认旋磨导丝位于真腔中。

（3）CTO 病变进行旋磨时应谨慎，因为导丝可能行走于内膜下、闭塞局部成角等，增加并发症发生风险。应选用直径最小的 1.25mm 旋磨头开始旋磨，必要时可升级旋磨头（1.5mm 或 1.75mm）再次旋磨，以便提供更大的管腔面积，从而利于后续球囊和支架通过。

第七节　扩张后出现夹层的病变

一、扩张后出现夹层的病变旋磨治疗进展

严重钙化病变属于高阻力病变，临床上因多种原因，导致无法预先准确评估冠状动脉

钙化病变程度。常规介入操作方法使用球囊预先扩张钙化病变，往往需要大球囊高压力才能扩张钙化病变，但常会造成血管损伤，特别是血管夹层发生率明显增加。球囊高压扩张钙化病变时，球囊破裂发生率也明显增加，甚至既没有扩开钙化病变，又导致血管多处夹层，此时下一步治疗是选择冠状动脉旁路移植术，还是选择继续介入治疗，抑或保守治疗，需要根据冠状动脉血管病变及患者、家属的意愿进行。此时再行冠状动脉斑块旋磨术，手术风险大大增加。若钙化病变出现严重继发性夹层时，不能完全列为旋磨治疗禁忌证，需要分析病变实际情况及旋磨操作可行性。若考虑采用冠状动脉斑块旋磨术，那么应从直径最小的旋磨头开始旋磨，采用分段旋磨，不急于一次性通过钙化处。特别需要指出，IVUS 在冠状动脉斑块旋磨术中有非常重要的辅助作用，通过 IVUS 检查明确显示病变钙化严重程度，主动采取冠状动脉斑块旋磨术以降低术中并发症的发生率。

国内一项研究纳入了严重钙化病变行冠状动脉斑块旋磨术联合药物洗脱支架植入术的患者，分析了直接旋磨和预扩张失败后旋磨的两组患者，发现预扩张失败旋磨患者术后心力衰竭的发生率明显高于直接旋磨组，此可能与术中血管夹层比例高、慢血流发生较多、手术时间长、造影剂用量多等因素有关，而比较住院期间患者心肌梗死发生率、再次血运重建术发生率时，差异均无统计学意义。随访 6 个月后发现，预扩张失败旋磨组患者支架内再狭窄的发生率高于直接旋磨组。

二、扩张后出现夹层病变的旋磨操作技巧

（1）对于冠状动脉造影重度钙化病变，积极应用腔内影像学进行评估，必要时采取计划性旋磨术，避免球囊扩张后既没有扩开钙化病变，又导致血管多处夹层出现的被动局面，降低旋磨并发症的发生率，提高手术安全性。

（2）如果没有采用计划性旋磨术，反复球囊预扩张引起冠状动脉夹层，但又没有将钙化病变扩张成功时，可考虑采用非计划性旋磨术。

（3）应从直径最小的旋磨头开始旋磨，采用分段旋磨，不要急于一次性通过钙化处，避免严重慢血流 / 无复流、血管破裂等严重并发症的发生，直至旋磨后球囊可以充分扩张病变。

（4）当钙化病变处出现严重螺旋性夹层时严禁进行冠状动脉斑块旋磨术。

病例 6-9 三支病变合并重度钙化旋磨治疗

（一）病史基本资料

患者，男性，68 岁，因"间断咽部烧灼感 7 年，加重 2 周"入院。患者 7 年来间断劳累后出现咽部烧灼感，伴左肩背部疼痛，持续 5 ～ 6 分钟，休息后可缓解。2 周前患者上述症状发作频繁，就诊于当地医院完善冠状动脉造影，行前降支介入治疗，因钙化病变严重，多个球囊扩张破裂，导致前降支夹层，数枚支架输送困难造成支架毁损，现为进一步诊疗入院。既往史：2 型糖尿病 20 年，高血压 10 年，高脂血症 4 年，吸烟史 40 年。

查体：心率 78 次 / 分，血压 170/80mmHg；颈静脉无充盈；双肺呼吸音清；未闻及干、湿啰音；心律齐，P_2 无亢进，各瓣膜听诊区未闻及杂音；双下肢无水肿。

辅助检查：实验室检查，Scr 72μmol/L，eGFR 90.86ml/（min·1.73m²），LDL-C 3.64mmol/L，糖化血红蛋白 12.2%，TnI 0.18ng/ml、CK-MB 1.32ng/ml、MYO 52.2ng/ml。心电图：窦性心律，心率 78 次 / 分，电轴不偏（图 6-66）。超声心动图：室间隔中下段及左室心尖部运动幅度减低，LVEF 65%，左房扩大，室间隔基底段增厚，左室舒张功能减退。

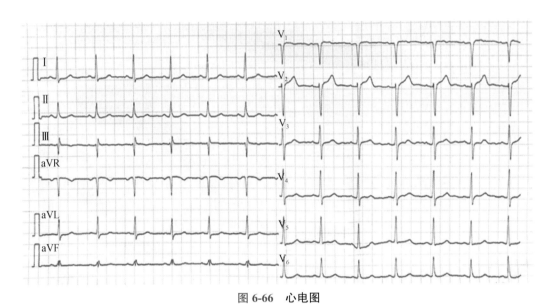

图 6-66   心电图

临床诊断：①冠状动脉粥样硬化性心脏病，急性非 ST 段抬高心肌梗死，心界不大，窦性心律，心功能 I 级（Killip 分级）；②高血压；③ 2 型糖尿病；④高脂血症。

（二）冠状动脉造影结果

（1）桡动脉入路。

（2）左主干短，可见钙化。

（3）前降支近中段 95% 弥漫性狭窄伴钙化，可见夹层影，第一对角支开口至中段 95% 弥漫性狭窄伴钙化。

（4）回旋支近段至钝缘支近段 95% 狭窄伴钙化（图 6-67）。

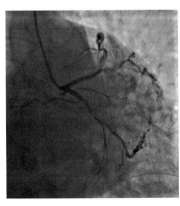 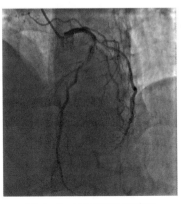 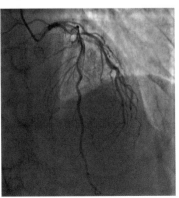

图 6-67   左冠状动脉造影

（5）右冠状动脉近段至远段 95% 弥漫性狭窄伴钙化（图 6-68）。

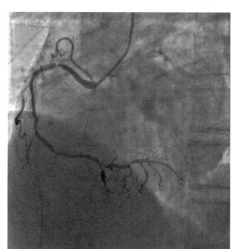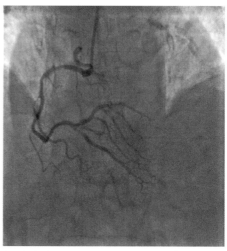

图 6-68　右冠状动脉造影

（三）治疗策略

（1）冠状动脉造影显示三支病变均合并重度钙化，SYNTAX 评分 34 分，首选冠状动脉旁路移植术，但患者本人及家属均拒绝，故选择介入治疗。

（2）患者外院行前降支球囊扩张，因钙化程度重，球囊多次扩张致夹层，且支架输送困难，因此拟采取主动旋磨策略干预前降支，同时患者回旋支、右冠状动脉均存在严重狭窄合并重度钙化，拟分次干预完成完全血运重建，并采取主动旋磨预处理病变。

（四）器械准备

（1）6F EBU 3.5 指引导管、6F AL 0.75 指引导管及常规工作导丝。

（2）延长导管、微导管及旋磨相关器械。

（五）手术过程

（1）右侧桡动脉入路，6F EBU 3.5 指引导管到位，常规工作导丝送至前降支远段，通过微导管更换为旋磨导丝，选用 1.25mm 旋磨头对前降支近中段进行旋磨，16 万～ 17 万转 / 分，共旋磨 4 次，每次 10 ～ 15 秒（图 6-69）。

（2）旋磨后更换为常规工作导丝，使用 2.5mm 半顺应性球囊以 16atm 扩张不充分，2.5mm 棘突球囊以 18atm 扩张仍不充分，2.5mm 非顺应性球囊最终以 22atm 充分扩张（图 6-70）。

（3）尝试送入支架至前降支中段，支架难以到位，在延长导管支撑下，顺利植入 2.5mm×32mm、2.75mm×38mm、3.0mm×18mm 共 3 枚支架，并先后

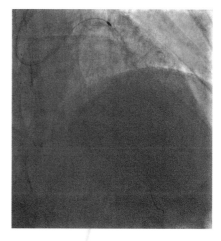

图 6-69　**1.25mm 旋磨头旋磨前降支近中段**

使用 2.75mm、3.0mm 非顺应性球囊充分进行后扩张（图 6-71）。

（4）5 天后再次行右冠状动脉介入治疗。右侧桡动脉入路，6F AL 0.75 指引导管到位，常规工作导丝送至右冠状动脉远段，通过微导管更换为旋磨导丝，选用 1.25mm 旋磨头对右冠状动脉近中段进行旋磨，14 万～ 15 万转 / 分，共旋磨 3 次，每次 10 ～ 15 秒。旋磨后更换为常规工作导丝，使用 2.5mm 半顺应性球囊以 16atm 进行充分扩张（图 6-72）。

（5）尝试送入支架至右冠状动脉中段，支架难以到位，通过延长导管支撑，顺利植入 2.5mm×36mm、2.75mm×36mm 共 2 枚支架，并先后使用 2.5mm、3.0mm 非顺应性球囊充分进行后扩张（图 6-73）。

（6）3 个月后再次行回旋支介入治疗。右侧桡动脉入路，6F EBU 3.5 指引导管到位，常规工作至导丝送至回旋支远段，通过微导管更换为旋磨导丝，选用 1.25mm 旋磨头对回旋支近段进行旋磨，13 万～ 15 万转 / 分，首次旋磨过程中患者出现心率慢，因此缩短每次旋磨时间，反复旋磨 16 次，每次 3 ～ 5 秒。旋磨后更换为常规工作导丝，先后使用 2.0mm 半顺应性球囊以 14atm 进行充分扩张、2.5mm 半顺应性球囊以 10atm 进行充分扩张（图 6-74）。

（7）顺利于回旋支病变处植入 2.5mm×38mm、2.75mm×20mm 共 2 枚支架，后使用 2.75mm 非顺应性球囊以 18atm 充分进行后扩张（图 6-75）。

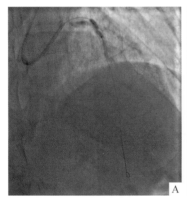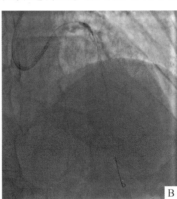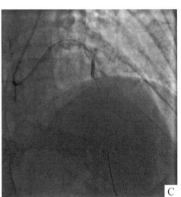

图 6-70　旋磨后球囊扩张

A. 2.5mm 半顺应性球囊以 16atm 扩张不充分；B. 2.5mm 棘突球囊以 18atm 扩张不充分；C. 2.5mm 非顺应性球囊以 22atm 充分扩张

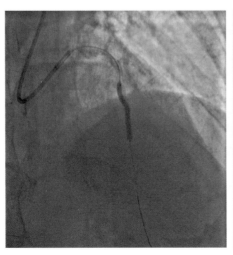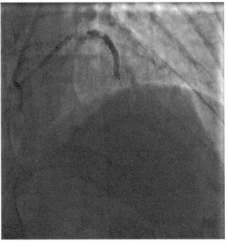

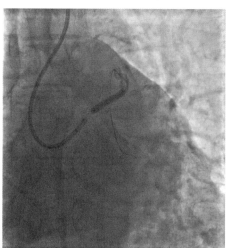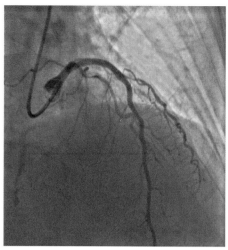

图 6-71 前降支支架植入过程及结果

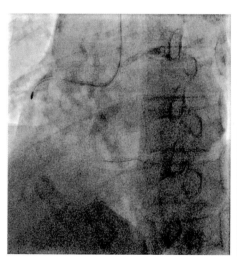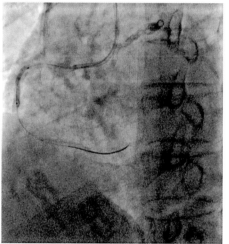

图 6-72 **1.25mm** 旋磨头旋磨右冠状动脉中段及旋磨后球囊扩张

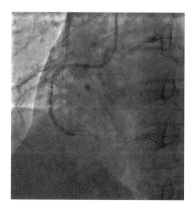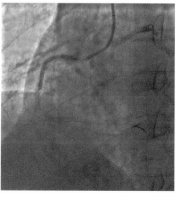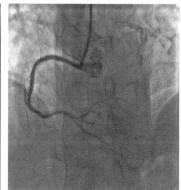

图 6-73 右冠状动脉支架植入过程及结果

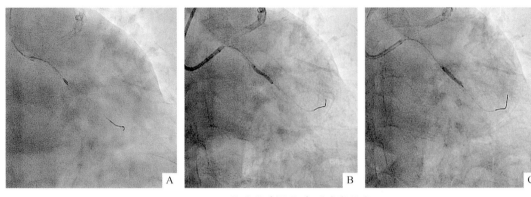

图 6-74　回旋支旋磨及旋磨后球囊扩张

A. 1.25mm 旋磨头旋磨回旋支近段；B. 旋磨后 2.0mm 半顺应性球囊以 14atm 充分扩张；C. 2.5mm 半顺应性球囊以 10atm 充分扩张

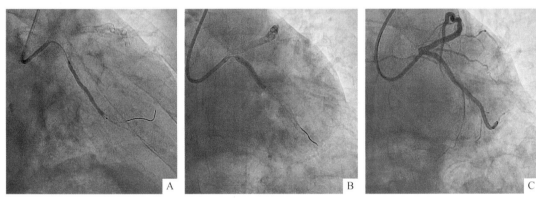

图 6-75　回旋支支架植入过程及结果

A. 回旋支 2.5mm×38mm 支架以 12atm 释放；B. 回旋支 2.75mm×20mm 支架以 16atm 释放；C. 支架植入并进行后扩张后影像

（六）手术结果

通过分次旋磨及介入治疗，术后最终冠状动脉造影（图 6-76）显示，前降支、回旋支支架通畅，膨胀良好，未见明显残留狭窄，前向血流 TIMI 3 级。右冠状动脉近段支架轻度膨胀不全，支架边缘未见明显冠状动脉夹层，前向血流 TIMI 3 级。

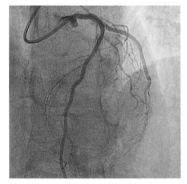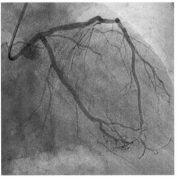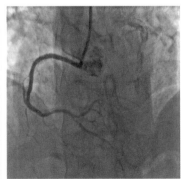

图 6-76　最终冠状动脉造影

（七）小结

（1）对于冠状动脉造影提示的中重度钙化病变，建议进行腔内影像学检查以评估钙化程度，并选取恰当的预处理策略。对于重度钙化病变可采取计划性旋磨以降低手术风险。针对该患者，术者对前降支钙化病变评估不足，反复球囊扩张后前降支钙化病变非但没有充分扩张，反而引起严重夹层，此时结束手术有术后血管闭塞风险。因此，建议对于球囊不能充分扩张的钙化病变不要反复扩张，应及时采取旋磨治疗避免严重血管并发症的发生。

（2）冠状动脉夹层是旋磨治疗的特定适应证，需要有丰富旋磨经验的术者进行操作。此时应当从直径较小的旋磨头开始旋磨，采用分段旋磨，不要急于一次性通过钙化处，避免严重无复流/慢血流、血管破裂等风险，直至旋磨后球囊可以充分扩张病变。该患者在外院经反复球囊扩张引起前降支夹层，通过旋磨后，球囊充分扩张，顺利植入支架。

（3）患者三支病变均合并重度钙化，分次对前降支、右冠状动脉、回旋支完成主动旋磨预处理，最终顺利植入支架，完成完全血运重建，最终达到满意效果。

第八节　支架植入之后的旋磨治疗

一、支架植入之后的旋磨治疗进展

支架膨胀不全是已知的支架内再狭窄和支架内血栓形成的重要危险因素，冠状动脉重度钙化的病变在支架植入前如果未进行充分预处理可能会出现支架膨胀不全。目前对于非顺应性球囊高压扩张后支架仍膨胀不全的治疗方法有限，主要包括冠状动脉斑块旋磨术和准分子激光冠状动脉斑块销蚀术两种方法。一些小样本的研究和个案报道提示冠状动脉斑块旋磨术可有效旋磨膨胀不全的支架（表 6-2）。

表 6-2　目前已发表的支架旋磨文献

作者	例数	随访时间	评论
Koyabasi 等	1	3 个月	第一例病例报道，经 IVUS 检查确认支架旋磨后膨胀良好，随访造影排除再狭窄
Medina 等	2	6 个月	IVUS 和 GP Ⅱ b/ Ⅲ a 抑制剂在一个病例中使用，未提及 MACE
Fournier 等	1	5 个月	随访造影显示无再狭窄发生，未提及 MACE
Mokkaberi 等	1	无	STEMI 伴血栓形成和冠状动脉夹层，急性期结果较好
Herzum 等	1	无	STEMI 直接支架植入，急性期结果较好
Akin 等	1	6 个月	随访造影显示再狭窄占 25%，未提及 MACE
Lee 等	1	18 个月	经 IVUS 检查确认支架旋磨后膨胀良好，随访造影排除再狭窄，未提及 MACE
Vales 等	1	2 年	无心绞痛发生，无随访造影
Kawata 等	1	6 个月	支架植入后发生 3 次再狭窄支架旋磨后经 IVUS 检查确认膨胀良好，短暂性 ST 段抬高但没有其他并发症，随访造影排除再狭窄
Devidutta 等	1	6 个月	因支架膨胀不全，急性支架内血栓形成，IVUS 检查显示支架旋磨后残余狭窄 5%，使用 GP Ⅱ b/ Ⅲ a 抑制剂，无随访造影，未提及 MACE
Frisoli 等	1	未定	旋磨三层重叠支架梁，IVUS 和 FFR 确认结果较好
Édes 等	12	6 个月	100% 手术成功，无院内 MACE，但每例患者均发生不良事件，随访中 50% 的患者发生 MACE，其中 25% 的患者死亡，未行 IVUS 检查，无随访造影

续表

作者	例数	随访时间	评论
Ferri 等	16	12 个月	87.5% 的手术成功，无院内死亡或 MACE，26.6% 发生 MACE，13.3% 发生 TLR，一例患者非心源性死亡，56.3% 使用 IVUS
Hernandez-Enriquez 等	11	26 个月	90.9% 的手术成功，无院内 MACE，随访中无死亡，90.1% 未发生 MACE，未使用 IVUS，6 例患者行随访造影，3 例患者负荷试验阴性
Whiteside 等	20	12 个月	100% 手术成功，无院内死亡和 MACE，30 天 MACE 发生率为 5%，随访中 40% 的患者发生 MACE，其中 30% 发生 TLR，1 例患者（5%）出现心源性死亡，100% 使用 IVUS

注：IVUS，血管内超声；GP Ⅱ b/ Ⅲ a，糖蛋白 Ⅱ b/ Ⅲ a；MACE，主要心脏不良事件；STEMI，ST 段抬高心肌梗死；FFR，血流储备分数；TLR，靶病变血运重建。

Édes 等对支架异位或膨胀不全进行支架旋磨的 12 例患者进行了分析，所有患者均成功完成支架旋磨并植入新的支架，术后冠状动脉残余狭窄达 30%，该研究中手术成功率达 100%。然而研究发现在对这些患者进行 6 个月的随访后，全因死亡率达 25%，50% 的患者出现主要心脏不良事件，包括新发心肌梗死和靶病变血运重建。这一研究提示对于支架膨胀不全，冠状动脉斑块旋磨术是一种可行的、成功率较高的治疗方法，尽管能带来即刻获益，但患者术后中期死亡率和 MACE 的发生率仍然较高。

为进一步评价冠状动脉斑块旋磨术应用于支架膨胀不全的即刻和长期有效性及安全性，Ferri 等连续入选了 2005 年 1 月至 2015 年 12 月因支架内再狭窄且有心肌缺血症状而进行冠状动脉斑块旋磨术的患者 16 例，并对其进行回顾性分析。该研究中所有患者支架内再狭窄均由支架膨胀不全引起，且非顺应性球囊高压扩张后支架仍难以充分膨胀。研究表明旋磨后平均最小管腔直径增加（2.3±0.8）mm，直径狭窄率从 82.17%±17.2% 降至 11.9%±9.1%。该研究中手术成功（定义为最小管腔直径增加≥ 20%）率为 87.5%，术中 2 例患者出现并发症（1 例旋磨头嵌顿、1 例围术期心肌梗死），随访 1 年后 1 例患者出现非心源性死亡，靶病变血运重建发生率为 13.3%。而另一项单中心观察性研究共入选了 2013 年 1 月至 2017 年 7 月进行支架旋磨的 11 例患者，该研究中 90.9% 的患者手术成功，即刻管腔获得率为 42.7%，住院期间无死亡或主要心脏不良事件（定义为死亡、心肌梗死和靶血管血运重建的复合事件）发生。对患者进行中位随访 26 个月，无死亡发生，仅 1 例患者出现主要心脏不良事件。

在最新的一项单中心回顾性研究中 Whiteside 等连续入选并分析了 20 例进行支架旋磨的患者，与既往研究不同的是，该研究中所有病例支架旋磨及新支架植入均在 IVUS 指导下进行，手术成功［定义为最终经皮冠状动脉腔内成形术和（或）支架植入后血流 TIMI 3 级且残余狭窄≤ 30%］率为 100%，无院内死亡和主要心脏不良事件（定义为心源性死亡、心肌梗死、靶病变血运重建和卒中）发生，术后 30 天主要心脏不良事件发生率为 5%（1 例患者心肌梗死复发）。对患者进行 12 个月的随访发现，40% 的患者出现主要心脏不良事件，其中靶病变血运重建的发生率高达 30%，仅 1 例患者（5%）出现心源性死亡。此外，该研究中无冠状动脉夹层、慢血流 / 无复流和旋磨头嵌顿等并发症发生。因此，研究者认为尽管术后靶病变血运重建的发生率较高，对膨胀不全的支架进行旋磨仍是一种可接受的、相对安全的操作。

目前国内外专家共识均将未能充分膨胀的支架旋磨列入冠状动脉斑块旋磨术的特定适应证，即这种情况下可以考虑对支架进行旋磨。但需要强调的是，由于该操作风险（特别是旋磨头嵌顿）较高，不推荐作为常规策略使用，旋磨时最好在心外科"保驾"下由经验丰富的术者谨慎操作。对于冠状动脉重度钙化病变，支架植入前应进行充分的预处理以尽可能避免此种情况的发生。

二、支架植入之后的旋磨操作技巧

（1）支架植入之后如果支架未能充分膨胀，可以考虑采用旋磨术对支架进行旋磨。

（2）旋磨术膨胀的支架风险较高（特别是旋磨头嵌顿），因此建议在心外科"保驾"的基础上由经验丰富的术者谨慎操作。

（3）为了避免旋磨头嵌顿，依据笔者所在中心的经验，建议起始选取较大的旋磨头，旋磨支架需要谨慎耐心操作，当旋磨头接触支架后即后退旋磨头。严禁用力推送旋磨头，避免引起旋磨头嵌顿，经常需要数十次的反复旋磨，必要时更换新的旋磨头。

（4）日本最新发表的专家共识建议首选小的旋磨头对未膨胀的支架进行销蚀，然后升级旋磨头销蚀支架周围的钙化病变。

病例 6-10　支架植入术后严重膨胀不良即刻旋磨治疗

（一）病史基本资料

患者，男性，69 岁，因"突发胸痛 6 小时"入院。患者 6 小时前无诱因发作胸骨下段后压榨性疼痛，伴恶心、大汗，自行舌下含服硝酸甘油后症状持续不缓解，遂呼叫"120"就诊于急诊，为进一步诊治入院。既往史：高血压 10 余年，2 型糖尿病 10 余年，高脂血症 5 年余。

查体：体温 36.2℃，呼吸 14 次 / 分，心率 62 次 / 分，血压 120/75mmHg；神志清；双肺未闻及干、湿啰音；心律齐，未闻及病理性杂音和额外心音；腹软，无压痛、反跳痛；双下肢未见水肿。

辅助检查：实验室检查，TnI、CK-MB、MYO 均升高。心电图：窦性心律，心率 62 次 / 分，下壁导联 ST 段弓背向上抬高 0.2mV。心脏彩超：左心室下壁节段性室壁运动异常，LVEF 55%。

入院诊断：①冠状动脉粥样硬化性心脏病，急性下壁 ST 段抬高心肌梗死，窦性心律，心界不大，心功能 I 级（Killip 分级）；②高血压；③2 型糖尿病；④高脂血症。

（二）急诊冠状动脉造影结果

（1）桡动脉入路，右冠优势型。

（2）左主干体部不光滑。

（3）前降支 90% 弥漫性狭窄伴重度钙化。

（4）回旋支 80% 弥漫性狭窄伴重度钙化，高位钝缘支 80% 狭窄。

（5）右冠状动脉远段完全闭塞，后降支开口 90% 狭窄（图 6-77）。

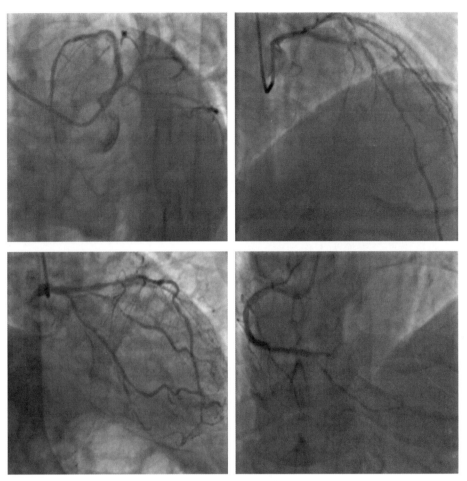

图 6-77　冠状动脉造影

（三）治疗策略

（1）患者临床表现为急性下壁 ST 段抬高心肌梗死,造影提示右冠状动脉远段完全闭塞,急诊干预右冠状动脉罪犯血管,植入 1 枚支架（图 6-78）。

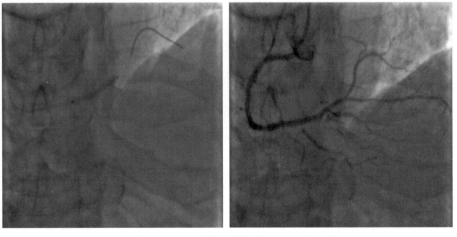

图 6-78　右冠状动脉远段植入 1 枚支架

（2）择期干预前降支，患者前降支重度钙化伴弥漫性狭窄，采用计划性冠状动脉斑块旋磨术。

（四）器械准备

（1）6F EBU 3.5 指引导管、常规工作导丝。

（2）微导管及旋磨相关器械、OCT 设备及成像导管。

（五）手术过程

（1）桡动脉途径，6F EBU 3.5 指引导管到位，工作导丝送至前降支远段，通过微导管更换导丝为旋磨导丝，以 1.5mm 旋磨头、16 万转 / 分自前降支近段至中段病变处旋磨 3 次，每次 10 秒（图 6-79）。

（2）通过微导管更换为工作导丝，送入另一工作导丝至对角支远段，用 2.5mm 半顺应性球囊以 12atm 扩张前降支近中段病变（图 6-80），球囊未完全膨胀，但术者未留意。

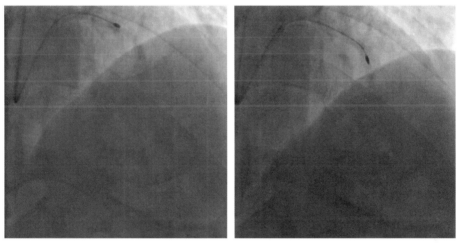

图 6-79　前降支近中段病变处进行旋磨

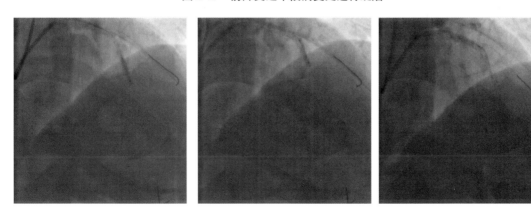

图 6-80　**2.5mm 球囊预扩张前降支近中段病变**

（3）前降支近中段依次植入 2.5mm×30mm、2.75mm×30mm、3.0mm×30mm 共 3 枚支架，即刻发现近段 2 枚支架重叠处严重膨胀不良（图 6-81）。

（4）送入 2.75mm、3.0mm 非顺应性球囊至前降支支架重叠处行高压后扩张，球囊破损，造影提示仍膨胀不良（图 6-82、图 6-83），进一步行 OCT 检查明确支架膨胀不全原因，OCT 检查提示 2 枚支架重叠处严重钙化，支架膨胀不良（图 6-84）。

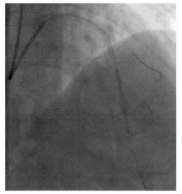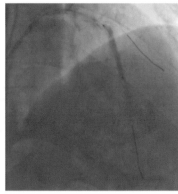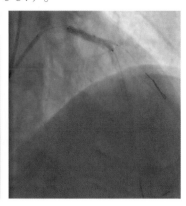

图 6-81　前降支植入 3 枚支架，重叠处支架膨胀不良

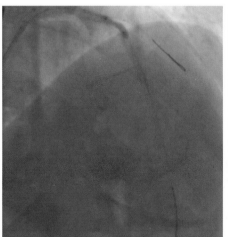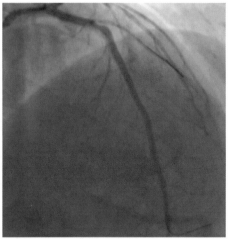

图 6-82　2.75mm 非顺应性球囊后扩张前降支支架重叠处

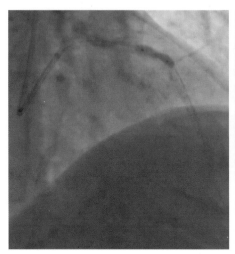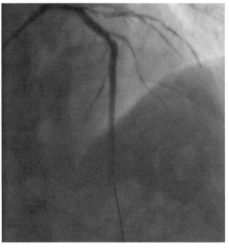

图 6-83　3.0mm 非顺应性球囊后扩张前降支支架重叠处

（5）撤出对角支导丝，通过微导管更换前降支导丝为旋磨导丝，以 1.75mm 旋磨头、15 万～ 16 万转 / 分于前降支支架重叠处旋磨共 25 次，每次 15 秒（图 6-85）。

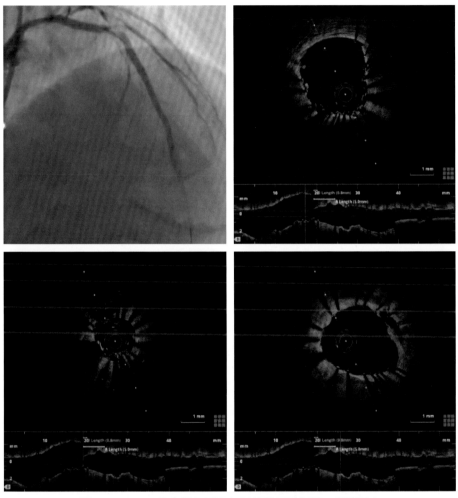

图 6-84　OCT 检查提示两支架重叠处严重钙化、膨胀不良

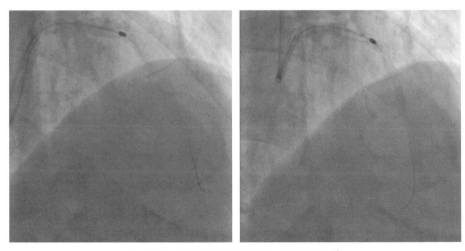

图 6-85　前降支近段支架重叠处进行旋磨

（6）通过微导管更换为工作导丝，行OCT检查提示部分支架梁被磨掉，局部严重钙化病变较前减轻（图6-86）。

（7）先后送入2.75mm非顺应性球囊以26atm扩张、3.0mm非顺应性球囊以22atm扩张，最终充分扩张支架重叠处（图6-87）。

（8）支架重叠处再次植入3.0mm×18mm支架1枚，（图6-88），3.0mm非顺应性球囊以26atm进行后扩张。

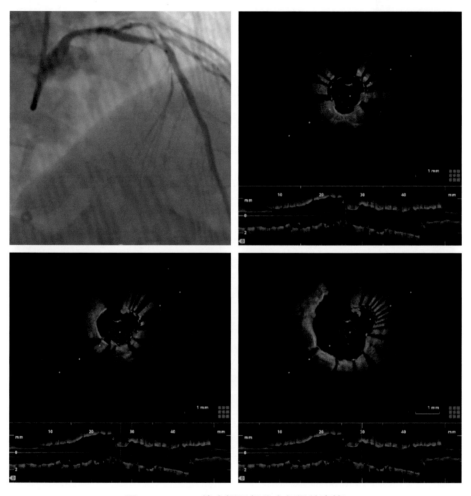

图6-86　OCT检查提示部分支架梁被磨掉

（六）手术结果

术后复查冠状动脉造影（图6-89），同时行前降支OCT检查（图6-90），显示前降支支架通畅，膨胀良好，贴壁完全，未见明显残留狭窄，前向血流TIMI 3级。

（七）小结

（1）对钙化病变进行球囊扩张时，建议生理盐水与造影剂的比例为1∶1，甚至应用纯造影剂。此患者球囊中造影剂浅淡，导致术者预扩张时未发现球囊膨胀不全，引起了后续植入支架后支架严重膨胀不全的发生。植入支架后支架膨胀不全的发生重在预防，支架

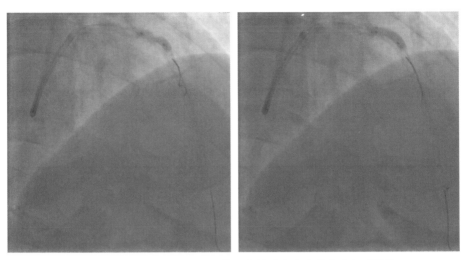

图 6-87　2.75mm、3.0mm 非顺应性球囊充分扩张支架重叠处

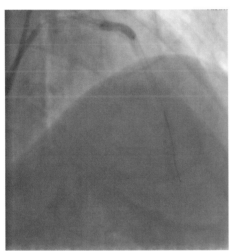

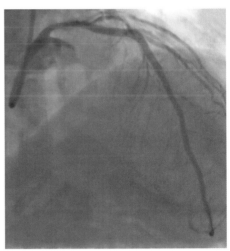

图 6-88　支架重叠处另植入 1 枚支架　　　　图 6-89　PCI 术后复查冠状动脉造影

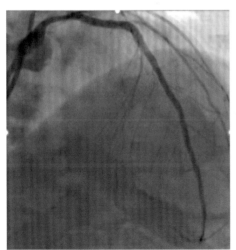

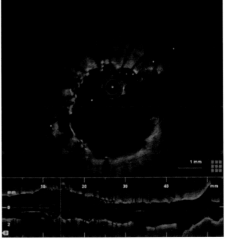

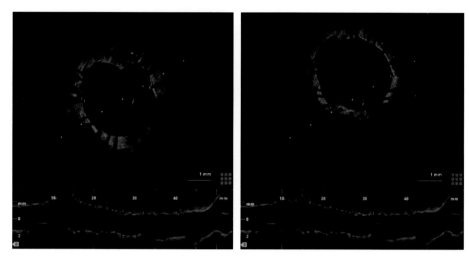

图 6-90　PCI 术后前降支 OCT 检查结果

植入前进行充分的病变准备，预扩张球囊膨胀不全时勿轻易植入支架。

（2）支架膨胀不全的治疗策略包括使用非顺应性球囊高压进行后扩张、准分子激光冠状动脉斑块销蚀术和冠状动脉斑块旋磨术，冠状动脉血管内碎石术可能是治疗支架膨胀不全的方法，但目前国内尚未批准其在临床应用。支架植入术后严重膨胀不良可能导致急性或亚急性支架内血栓、支架内再狭窄等不良后果，有条件者应考虑即刻行旋磨术，但只作为一项特定适应证使用。

（3）对支架进行旋磨风险较高，必须由旋磨经验丰富的术者操作，且最好在心外科"保驾"下进行。建议起始选用较大的旋磨头，操作谨慎，动作轻柔。经常需要反复多次旋磨，每次旋磨距离要短，待旋磨出一个新的平台后再依次旋磨至最终能通过未膨胀的支架，有时需要更换新的旋磨头方可通过膨胀不良的支架。严禁用力过大、直接将旋磨头推至膨胀不良的支架内，以免造成旋磨头嵌顿。

病例 6-11　IVUS 指导前降支膨胀不良支架旋磨治疗

（一）病史基本资料

患者，男性，48 岁，因"间断胸痛 5 年，再发加重 10 天"入院。患者 5 年前劳累后出现胸痛及咽部不适，持续 5 小时不缓解，外院诊断为"急性心肌梗死"，行冠状动脉造影，并于前降支植入 1 枚支架。3 年前复查冠状动脉造影，回旋支植入 1 枚支架。10 天前患者劳累后再次出现胸痛伴咽部不适较前加重，为进一步诊治收入院。既往史：吸烟史，冠心病家族史。

查体：血压 120/80mmHg，脉搏 61 次 / 分；颈静脉无怒张；双肺呼吸音清，未闻及干、湿啰音；心律齐，各瓣膜听诊区未闻及杂音，心界不大；腹软，无压痛；双下肢无水肿。

辅助检查：实验室检查，Scr 64μmol/L，eGFR 123.06ml/（min·1.73m^2），LDL-C 2.05mmol/L，TnI 0.141ng/ml，CK-MB、MYO 均阴性。心电图：窦性心律，心率 61 次 / 分，

电轴不偏，$V_1 \sim V_4$ 导联呈 QS 型，ST 段抬高 0.2mV（图 6-91）。超声心动图：室间隔、前壁中下段及左室心尖部运动幅度减低，LVEF 为 61%，左房扩大。

临床诊断：冠状动脉粥样硬化性心脏病，急性前壁 ST 段抬高心肌梗死，心界不大，窦性心律，心功能 I 级（Killip 分级）。

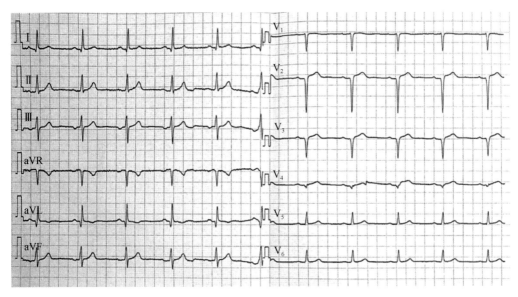

图 6-91　心电图

（二）冠状动脉造影结果

（1）桡动脉入路，右冠优势型。

（2）左主干末端 60% 狭窄。

（3）前降支开口 95% 支架内再狭窄，支架远段 50% 狭窄。

（4）回旋支开口至近段 90% 支架内再狭窄，中远段 80% 狭窄，钝缘支近段 70% 狭窄。

（5）右冠状动脉近中段 40% 狭窄，后侧支中段 40% 狭窄（图 6-92）。

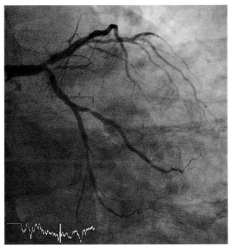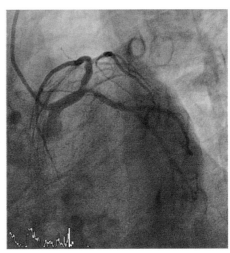

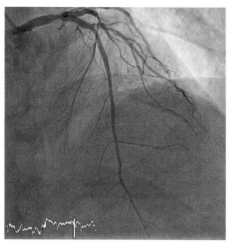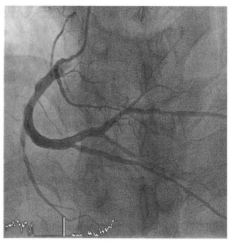

图 6-92　冠状动脉造影

（三）治疗策略

（1）患者冠状动脉造影显示左主干分叉病变，Medina 分型为 1，1，1，患者本人及家属均拒绝冠状动脉旁路移植术，故选择行介入治疗。

（2）患者前降支及回旋支开口支架内再狭窄，行 IVUS 检查评估既往术式及支架内再狭窄原因，以指导进一步治疗策略选择。

（四）器械准备

（1）7F EBU 3.5 指引导管、常规工作导丝。

（2）IVUS 导管、微导管及旋磨相关器械。

（五）手术过程

（1）右侧桡动脉途径，7F EBU 3.5 指引导管、常规工作导丝分别送至前降支、回旋支远段，使用 2.75mm 切割球囊扩张回旋支开口，球囊扩张压力为 8atm，使用 2.5mm 半顺应性球囊以 16atm 不能充分扩张前降支，双导丝支撑下 3.0mm 非顺应性球囊以 28atm 不能充分扩张前降支病变，遂行 IVUS 检查评估前降支及回旋支病变情况（图 6-93）。

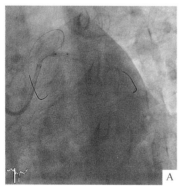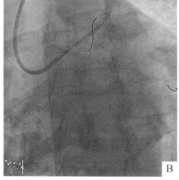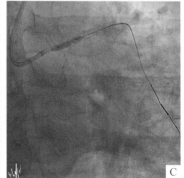

图 6-93　球囊扩张回旋支及前降支

A. 2.75mm 切割球囊扩张回旋支开口；B. 2.5mm 半顺应性球囊前降支扩张不充分；C. 3.0mm 非顺应性球囊前降支扩张不充分

（2）分别从前降支、回旋支回撤 IVUS 导管以评估病变。IVUS 检查显示，前降支开口由于钙化病变导致支架严重膨胀不全，最小管腔面积为 2.84mm^2，近段病变可见支架断裂，回旋支开口最小管腔面积为 3.70mm^2，开口至近段原支架膨胀不全，支架近段最小管腔面积为 2.74mm^2（图 6-94）。决定使用旋磨技术处理前降支膨胀不良支架，回旋支开口至近段行球囊扩张。

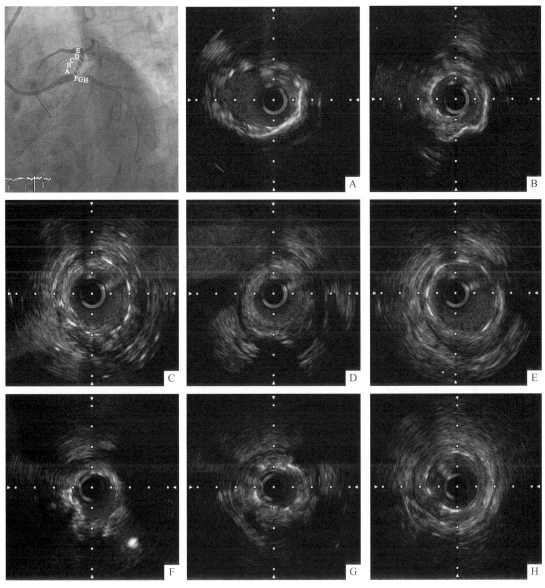

图 6-94　IVUS 评估

A. 左主干末端原支架膨胀良好；B. 前降支开口原支架膨胀不全，最小管腔面积为 2.84mm^2；C. 前降支近段支架良好；D. 前降支支架中段未见支架小梁结构；E. 前降支支架远段良好；F. 回旋支开口最小管腔面积为 3.70mm^2；G. 回旋支支架近段膨胀不全，最小管腔面积为 2.74mm^2；H. 回旋支中段支架良好

（3）使用 3.0mm 非顺应性球囊可充分扩张回旋支开口，球囊扩张压力为 20atm。通过微导管将前降支导丝更换为旋磨导丝，选用 1.75mm 的旋磨头，对前降支开口至近段膨胀

不良支架进行旋磨，16万～17万转/分，共旋磨15次，每次11～12秒（图6-95）。

（4）分别从前降支、回旋支回撤导管复查IVUS。IVUS结果显示前降支膨胀不良处支架小梁结构被部分磨掉，同时钙化病变较前明显减轻，回旋支开口最小面积为4.90mm²，术者决定采取单支架式，回旋支导丝保护（图6-96）。

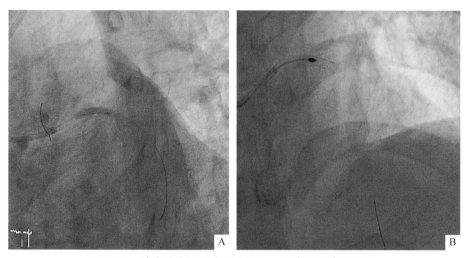

图 6-95　球囊扩张回旋支及 1.75mm 旋磨头旋磨前降支

A. 3.0mm 非顺应性球囊充分扩张回旋支开口；B. 1.75mm 旋磨头旋磨前降支开口至近段膨胀不良支架

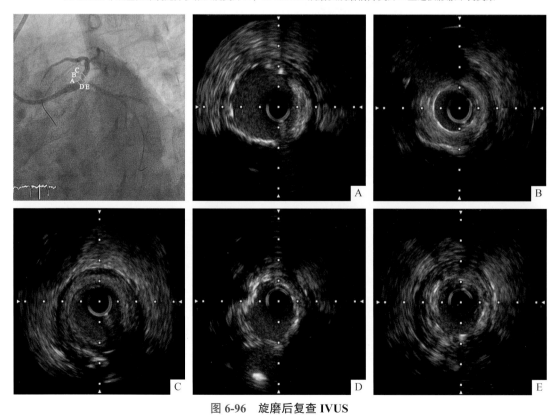

图 6-96　旋磨后复查 IVUS

A. 左主干末端支架良好；B. 前降支开口支架小梁结构被磨掉；C. 前降支支架断裂处；D. 回旋支开口最小管腔面积为 4.90mm²；
E. 回旋支近段支架膨胀不良处最小管腔面积为 4.22mm²

（5）使用3.0mm非顺应性球囊充分扩张前降支病变，球囊扩张压力为20atm，左主干－前降支植入1枚4.0mm×18mm支架，支架植入后，回旋支导丝重新穿过支架网眼，使用3.0mm非顺应性球囊以20atm扩张回旋支开口，左主干－前降支支架使用3.5mm非顺应性球囊以24atm扩张，最终2个球囊以10atm对吻扩张，扩张后造影显示支架植入即刻无残余狭窄，无支架边缘夹层，TIMI血流3级（图6-97）。

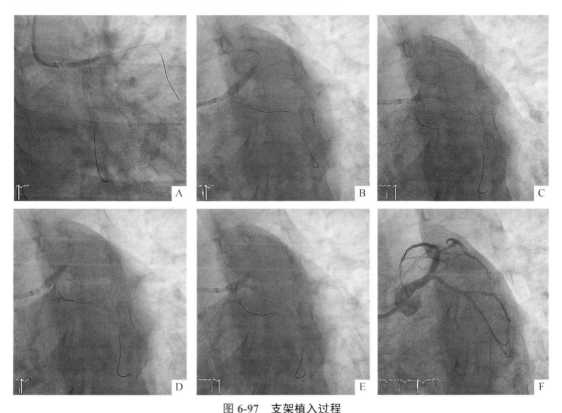

图6-97　支架植入过程

A. 旋磨后3.0mm非顺应性球囊充分扩张前降支；B. 左主干－前降支植入1枚4.0mm×18mm支架；C.回旋支3.0mm非顺应性球囊扩张支架网眼；D. 前降支3.5mm球囊进行后扩张；E. 球囊对吻扩张；F. 最终冠状动脉造影

（六）手术结果

支架植入后，复查IVUS评估支架状态。支架全程贴壁，膨胀良好，左主干最小支架面积为9.63mm^2，前降支开口最小支架面积为7.40mm^2，回旋支开口最小管腔面积为5.7mm^2，手术结果满意（图6-98）。

（七）小结

（1）对于未能充分膨胀的支架，可以考虑采用旋磨术对支架进行旋磨。由于旋磨支架存在较高的旋磨头嵌顿风险，旋磨时需要由经验丰富的术者谨慎操作，通常起始选用较大的旋磨头，常需反复多次旋磨，然后依次旋磨直至最终通过未膨胀支架。该患者为既往前降支支架植入术后，器械通过受阻，球囊不能充分扩张，IVUS明确存在支架膨胀不全及支架断裂，此为再狭窄原因，在IVUS指导下完成旋磨支架及介入治疗。

（2）IVUS可以准确判断分叉病变类型，特别是分支开口严重程度，对于治疗策略选

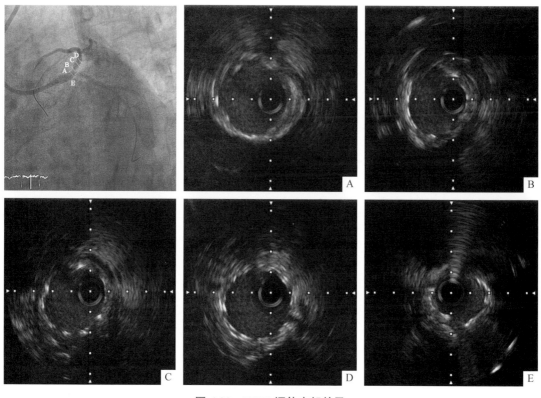

图 6-98 IVUS 评估支架效果

A. 左主干支架膨胀良好，最小支架面积为 9.63mm²；B. 前降支开口最小支架面积为 7.40mm²；C. 前降支支架断裂处；D. 前降支远段支架；E. 回旋支开口最小管腔面积为 5.7mm²

择具有重要指导意义。该患者左主干末端分叉病变，回旋支开口球囊扩张后，IVUS 评估显示回旋支开口面积足够，遂采取 crossover 术式，最终达到理想的效果。

　　冠状动脉斑块旋磨术提供了一种安全有效的治疗严重冠状动脉钙化病变的方法，但上述特定适应证的复杂冠状动脉钙化病变对术者有很大的挑战，要求充分进行术前评估和讨论，制订个体化的介入治疗策略，同时需具备处理复杂病变的综合能力和丰富的抢救经验。面对与日俱增的接受介入治疗的患者，冠状动脉斑块旋磨术联合药物洗脱支架植入显得尤为重要，广大介入医生要强化操作技能，勇于面对挑战，不断积累经验。

（卢明瑜　梁会珠）

参 考 文 献

葛均波，王伟民，霍勇，2017. 冠状动脉内旋磨术中国专家共识. 中国介入心脏病学杂志，25(2): 61-66.

马剑英，郭俊杰，侯磊，等，2018. 冠状动脉内旋磨术在慢性完全闭塞病变介入治疗中应用的安全性和有效性. 中华心血管病杂志，46(4): 274-278.

孙婷，白静，王禹，等，2016. 直接旋磨和球囊预扩旋磨治疗冠状动脉钙化病变的对比研究. 中国循环杂志，31(4): 327-331.

温尚煜，于宏颖，王柏颖，等，2013. 冠状动脉斑块旋磨术治疗球囊无法通过的慢性完全闭塞病变. 中华心血管病杂志, 41(6): 466-469.

Abdel-Wahab M, Richardt G, Büttner HJ, et al, 2013. High-speed rotational atherectomy before paclitaxel-eluting stent implantation in complex calcified coronary lesions: The randomized ROTAXUS(Rotational Atherectomy Prior to Taxus Stent Treatment for Complex Native Coronary Artery Disease)trial. JACC Cardiovasc Interv, 6(1): 10-19.

Allali A, Abdel-Wahab M, Sulimov D, et al, 2017. Comparison of bailout and planned rotational atherectomy for heavily calcified coronary lesions: A single-center experience. J Interv Cardiol, 30(2): 124-133.

Azzalini L, Dautov R, Ojeda S, et al, 2016. Long-term outcomes of rotational atherectomy for the percutaneous treatment of chronic total occlusions. Catheter Cardiovasc Interv, 89(5): 820-828.

Barbato E, Carrié D, Dardas P, et al, 2015. European expert consensus on rotational atherectomy. EuroIntervention, 11(1): 30-36.

Bhatt H, Janzer S, George J, 2017. Utility of adjunctive modalities in coronary chronic total occlusion intervention. Indian Heart Journal, 69(3): 375-381.

Costa J, Sousa A, Moreira A, et al, 2010. Incidence and predictors of very late(≥ 4 years)major cardiac adverse events in the DESIRE(Drug-Eluting Stents in the Real World)—Late Registry. JACC Cardiovasc Interv, 3(1): 19-21.

Desch S, Boudriot E, Rastan A , et al, 2013. Bypass surgery versus percutaneous coronary intervention for the treatment of unprotected left main disease: A meta-analysis of randomized controlled trials. Herz, 38(1): 48-56.

Édes I, Ruzsa Z, Szabó G, et al, 2016. Rotational atherectomy of undilatable coronary stents: Stentablation, a clinical perspective and recommendation. EuroIntervention, 12(5): e632-e635.

Ferri L, Jabbour R, Giannini F, et al, 2016. Safety and efficacy of rotational atherectomy for the treatment of undilatable underexpanded stents implanted in calcific lesions. Catheter Cardiovasc Interv, 90(2): E19-E24.

Garcia-Lara J, Pinar E, Valdesuso R, et al, 2012. Percutaneous coronary intervention with rotational atherectomy for severely calcified unprotected left main: Immediate and two-years follow-up results. Catheter Cardiovasc Interv, 80(2): 215-220.

Gorol J, Tajstra M, Hudzik B, et al, 2018. Comparison of outcomes in patients undergoing rotational atherectomy after unsuccessful coronary angioplasty versus elective rotational atherectomy. Advances in Interventional Cardiology, 14(2): 128-134.

Hansen DD, Auth DC, Vracko R, et al, 1988. Rotational atherectomy in atherosclerotic rabbit iliac arteries. Am Heart J, 115(1): 160-165.

Hernández-Enríquez M, Campelo-Parada F, Lhermusier T, et al, 2018. Long-term outcomes of rotational atherectomy of underexpanded stents: A single center experience. J Interv Cardiol, 31(4): 465-470.

Huang WC, Teng HI, Chan WL, et al, 2018. Short-term and long-term clinical outcomes of rotational atherectomy in resistant chronic total occlusion. J Interv Cardiol, 31(4): 458-464.

Iannaccone M, Barbero U, D'ascenzo F , et al, 2016. Rotational atherectomy in very long lesions: Results for the ROTATE registry. Catheter Cardiovasc Interv, 88(6): E164-E172.

Ibanez B, James S, Agewall S, et al, 2018. 2012 ESC Guidelines for the management of acute myocardial infarction in patients presenting with ST-segment elevation. European Heart Journal, 33(20): 2569-2619.

Ielasi A, Kawamoto H, Latib A, et al, 2017. In-hospital and 1-year outcomes of rotational atherectomy and stent implantation in patients with severely calcified unprotected left main narrowings(from the multicenter ROTATE registry). Am J Cardiol, 81(9): 160.

Karacsonyi J, Karmpaliotis D, Alaswad K, et al, 2017. Prevalence, indications and management of balloon uncrossable chronic total occlusions: Insights from a contemporary multicenter US registry. Catheter Cardiovasc Interv, 90(1): 12-20.

Kawamoto H, Labit A, Ruparelia N, et al, 2016. In-hospital and midterm clinical outcomes of rotational atherectomy followed by stent implantation: The ROTATE multicentre registry. EuroIntervention, 12(12): 1448-1456.

Kawamoto H, Latib A, Ruparelia N, et al, 2016. Planned versus provisional rotational atherectomy for severe calcified coronary lesions: Insights From the ROTATE multi-center registry. Catheter Cardiovasc Interv, 88(6): 881-889.

Kinnaird T, Anderson R, Ossei-Gerning N, et al, 2017. Coronary perforation complicating percutaneous coronary intervention in patients with a history of coronary artery bypass surgery an analysis of 309 perforation cases from the British cardiovascular intervention society database. Circ Cardiovasc Interv, 10(9): e005581.

O'Neill W , Kleiman N, Moses J, et al, 2012. A prospective, randomized clinical trial of hemodynamic support with impella 2.5 versus intra-aortic balloon pump in patients undergoing high-risk percutaneous coronary intervention: The PROTECT II study. Circulation, 126(14): 1717-1727.

Ogita M, Suwa S, Sonoda T, et al, 2018. Successful rotational atherectomy for an angulated calcified lesion in an anomalous right coronary artery using the "mother-and-child" technique. Case Reports in Cardiology, 2018: 5927161.

Pagnotta P, Briguori C, Mango R, et al, 2010. Rotational atherectomy in resistant chronic total occlusions. Catheter Cardiovasc Interv, 76(3): 366-371.

Patel S, Pokala N, Menon R, et al, 2015.Prevalence and treatment of "balloon-uncrossable" coronary chronic total occlusions. J Invasive Cardiol, 27(2): 78-84.

Quillot M, Carrié D, Lhermusier T, et al, 2019. Short-and mid-term prognosis of patients undergoing rotational atherectomy in aortoostial coronary lesions in left main or right coronary arteries. J Interv Cardiol, 2019: 9012787.

Rihal C, Naidu S, Givertz M, et al, 2015. 2015 SCAI/ACC/HFSA/STS clinical expert consensus statement on the use of percutaneous mechanical circulatory support devices in cardiovascular care. J Am Coll Cardiol, 65(19): E7-E26.

Sakakura K, Taniguchi Y, Matsumoto M, et al, 2016. How should we perform rotational atherectomy to an angulated calcified lesion. Int Heart J, 57(3): 376-379.

Sharma S, Dangas G, Mehran R, et al, 1997. Risk factors for the development of slow flow during rotational coronary atherectomy. Am J Cardiol, 80(2): 219-222.

Sulimov DS, Abdel-Wahab M, Toelg R, et al, 2015. High-speed rotational atherectomy of the left main coronary artery: A single-center experience in 50 high-risk patients. Cardiovasc Revascularization Med, 16(5): 284-289.

Tajti P, Karmpaliotis D, Alaswad K, et al, 2018. Prevalence, presentation and treatment of "balloon undilatable" chronic total occlusions: Insights from a multicenter US registry. Catheter Cardiovasc Interv, 91(4): 657-666.

Tan RP, Kini A, Shalouh E, et al, 2001. Optimal treatment of nonaorto ostial coronary lesions in large vessels: Acute and long-term results. Catheter Cardiovasc Interv, 54(3): 283-288.

Tomey MI, Kini AS Sharma SK, 2014. Current status of rotational atherectomy. JACC Cardiovasc Interv, 62(4): 485-498.

Vo M, Minhas K, Kass M, et al, 2014. Novel use of the GuideLiner catheter to deliver rotational atherectomy burrs in tortuous vessels.Case Reports in Cardiology, 2014: 594396.

Whiteside H, Nagabandi A, and Kapoor D, 2019. Safety and efficacy of stentablation with rotational atherectomy for the management of underexpanded and undilatable coronary stents. Cardiovasc Revascularization Med, 20(11): 985-989.

Xenogiannis I, Karmpaliotis D, Alaswad K, et al, 2019. Usefulness of atherectomy in chronic total occlusion interventions(from the PROGRESS-CTO registry). Am J Cardiol, 123(9): 1422-1428.

第七章

冠状动脉斑块旋磨术的并发症及处理

冠状动脉钙化发生率随年龄增长而增加，流行病学资料显示，在 40～49 岁人群中的发生率约为 50%，在 60～69 岁人群中的发生率约为 80%。随着冠状动脉介入治疗的不断发展，目前冠状动脉介入治疗涉及更多的复杂病变，增加了冠状动脉介入治疗的难度和操作风险，尤其是伴有扭曲、成角、弥漫性的严重钙化病变，手术即刻的并发症及早期和晚期主要心血管不良事件的发生率明显升高。在一项纳入 ACUITY 和 HORIZONS-AMI 研究的荟萃分析中显示，与无 / 轻度钙化病变相比，中重度钙化病变患者介入治疗术后预后较差，心血管因素死亡率（1.8% vs 3.1%）、支架内血栓风险（1.7% vs 2.7%）、缺血驱动的靶病变血运重建风险（6.0% vs 8.2%）均显著升高。

冠状动脉钙化病变处理的难点在于：①增加器械通过难度，导致器械不能到位、支架脱载、导丝断裂、支架纵向短缩等；②球囊难以通过或者难以扩张病变，导致血管夹层及冠状动脉穿孔、破裂、无复流等概率明显增加（图 7-1、图 7-2）；③在未能充分预处理的钙化病变内植入支架，容易出现支架膨胀不全（图 7-3）、支架不规则变形，从而导致支架内血栓、支架内再狭窄等风险增加（图 7-4）。

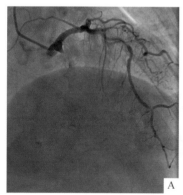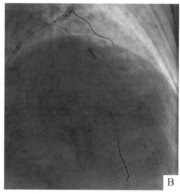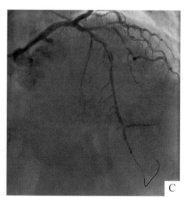

图 7-1 前降支严重钙化病变，球囊扩张后血管夹层

A. 前降支严重钙化病变；B. 球囊不能充分扩张，呈"狗骨头"形；C. 复查造影显示前降支严重夹层

因此，针对存在严重钙化病变的冠心病患者，为提升 PCI 术成功率，减少并发症并改善预后，通常需要对钙化病变进行预处理，以改善其顺应性而提高手术成功率。临床常用手段包括非顺应性球囊、切割球囊、棘突球囊扩张术，冠状动脉斑块旋磨术，准分子激光冠状动脉钙化斑块销蚀术，以及新近开展的冠状动脉轨道旋磨术和冠状动脉血管内碎石术等。

其中，冠状动脉斑块旋磨术是处理冠状动脉严重钙化病变的重要手段，正确使用可有效销蚀、修饰冠状动脉钙化病变，为最终顺利植入支架做好充分的预处理。但如果术者操

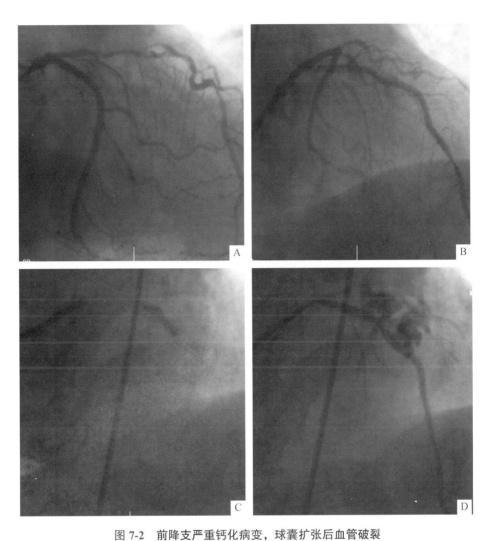

图 7-2 前降支严重钙化病变，球囊扩张后血管破裂

A. 前降支近段弥漫性狭窄钙化；B. 支架植入术后明显膨胀不全；C. 1：1 尺寸非顺应性球囊以 24atm 高压力进行后扩张；
D. 发生血管破裂

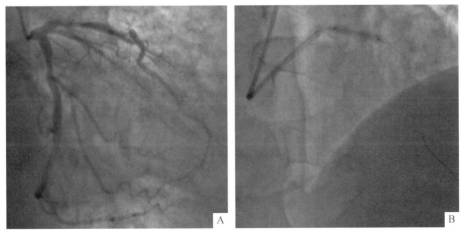

图 7-3 前降支严重钙化病变，预处理不充分，导致支架严重膨胀不全

A. 前降支近段严重钙化；B. 支架严重膨胀不全

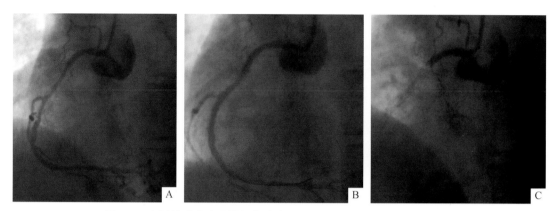

图 7-4 右冠状动脉弥漫性钙化病变，支架植入术后亚急性血栓形成

A. 右冠状动脉近中段弥漫性狭窄钙化；B. 支架植入术后明显残余狭窄；C. 术后 47 小时亚急性支架内血栓形成

作不当，冠状动脉斑块旋磨术容易引起并发症。研究显示，冠状动脉斑块旋磨术并发症的发生率为 3% ～ 8%。英国一项包括 518 例患者的多中心研究显示，旋磨术并发症的发生率为 6.4%，特别是对于 SYNTAX 评分 ≥ 33 分的患者，其并发症发生率明显升高。波兰一项包括 1175 例患者的注册研究显示，随着旋磨经验的增加及旋磨操作的规范，旋磨治疗的并发症已从 2014 年的 6.6% 下降至 2018 年的 2.8%。日本一项纳入 13 335 例接受冠状动脉斑块旋磨术的全国性注册研究显示，旋磨相关并发症的发生率仅为 1.3%，其影响因素包括：①患者相关，如高龄、肾功能不全、陈旧性心肌梗死；②操作相关，如急诊手术、多支血管病变、术者旋磨经验等。

冠状动脉斑块旋磨术的并发症主要包括两个方面：一是常规冠状动脉介入治疗相关的并发症，包括血管穿刺并发症、卒中、心肌梗死、冠状动脉夹层、冠状动脉痉挛、冠状动脉穿孔、边支丢失、慢血流 / 无复流现象等，其发生率见表 7-1。二是冠状动脉斑块旋磨术特有的并发症，包括旋磨头嵌顿（发生率为 0.5% ～ 1%）、导丝断裂等。

旋磨术并发症的主要预测因素包括女性，心功能不全，心肌梗死病史及回旋支病变、弥漫性长病变、成角病变、分叉病变等。有研究显示，与较大旋磨头（旋磨头 / 参考血管直径比 > 0.7）相比，小的旋磨头（旋磨头 / 参考血管直径比 < 0.7）可降低手术并发症，并且能获得相似的手术成功率。因此，为了降低旋磨相关并发症的发生率，建议从小的旋磨头开始旋磨治疗，1.25mm 和 1.50mm 旋磨头可选择 6F 指引导管，1.75mm 以上旋磨头建议选择 7F 以上指引导管，目前内径为 0.071in 的 6F 指引导管可通过 1.75mm 旋磨头（建议在低速下推进旋磨头至指引导管开口），因此多数患者可选择桡动脉入路完成旋磨操作，也可进一步降低穿刺血管损伤及冠状动脉损伤的风险。在一项包括 8622 例旋磨患者的注册研究中，与股动脉入路相比，桡动脉入路可降低住院期间大出血及穿刺部位并发症风险，并且手术成功率、30 天死亡率等相似。一项纳入 21 794 例 PCI 的回顾性分析显示，与常规 PCI 相比，冠状动脉斑块旋磨术可以导致较高的卒中风险，分析原因可能有术中更换指引导管及选择更大的指引导管导致主动脉壁斑块脱落，接受旋磨术的患者动脉粥样硬化更重、年龄更大等。

表 7-1　冠状动脉斑块旋磨术常见并发症发生率

研究者或试验	年份	病例数	死亡率（%）	心肌梗死率（%）	急诊CABG率（%）	冠状动脉夹层率（%）	穿孔率（%）	急性闭塞率（%）	边支丢失率（%）	慢血流/无复流率（%）
Kawamoto 等	2016	1176	0.6	7.4	—	7.0	1.0	—	—	1.1
ROTAXUS	2013	120	1.7	1.7	0.8	3.3	1.7	—	—	0
Abdel-W 等	2013	205	1.5	2.4	—	4.4	0.5	—	—	2.0
Naito 等	2012	233	0.0	1.3	—	1.7	0.4	—	—	—
Bebezet 等	2011	101	1.0	1.0	—	2.9	0	—	—	—
Raathore 等	2010	391	1.0	6.9	0	5.9	2.0	0.3	3.6	2.6

为有效降低冠状动脉斑块旋磨术并发症的发生率，应做到严格掌握冠状动脉斑块旋磨术的适应证及禁忌证，接受系统培训，规范操作，同时对于冠状动脉造影中重度钙化病变及球囊不能通过或不能膨胀的病变，积极应用腔内影像学检查进行评估，选择恰当的预处理策略。对于 IVUS 评估发现 360° 环形钙化 / 钙化病变弧度超过 270° 的内膜钙化，或者 OCT 评估钙化积分为 4 分的患者，应主动选择计划性冠状动脉斑块旋磨术。在一项纳入 542 例患者（559 处病变）的因严重钙化病变接受旋磨术治疗的研究中发现，计划性旋磨组（338 例）手术成功率要高于非计划性旋磨组（221 例），手术成功率分别为97.6% 和 93.1%。同时计划性旋磨组冠状动脉夹层的发生率要显著低于非计划性旋磨组（4.4% vs 8.6%）。同样，笔者的一项研究也显示，计划性冠状动脉斑块旋磨术手术成功率明显高于非计划性旋磨术（99.3% vs 92.3%），计划性旋磨组并发症发生率显著低于非计划性旋磨组（4.3% vs 17.3%），计划性旋磨主要是降低了冠状动脉夹层及慢血流 / 无复流的发生。

第一节　冠状动脉痉挛

冠状动脉痉挛是冠状动脉介入手术中最常见的并发症，常由导丝、球囊等机械性刺激引起。其病理基础为冠状动脉不完全闭塞或完全闭塞，可表现为冠状动脉局灶性痉挛（图 7-5），也可表现为整个冠状动脉的弥漫性痉挛（图 7-6）。

冠状动脉斑块旋磨术中冠状动脉痉挛的发生率要高于常规的冠状动脉介入手术。主要为旋磨头的直接刺激所致，由于旋磨术中的高频振动，早期远段冠状动脉痉挛发生率较高（图 7-7）。随着操作经验的积累，严重冠状动脉痉挛已不常见。

预防冠状动脉斑块旋磨术中冠状动脉痉挛的措施主要包括：①操作时保持指引导管和导丝无折痕，特别是旋磨导丝一旦打折，将会引起旋磨系统的震动，此时会明显增加旋磨并发症的发生率。因此，旋磨导丝打折后，不要心存侥幸，应及时更换新的旋磨导丝。②旋磨术中遇阻力或震动时不强行推进旋磨头，此时应停止旋磨操作，检查系统震动的原因。

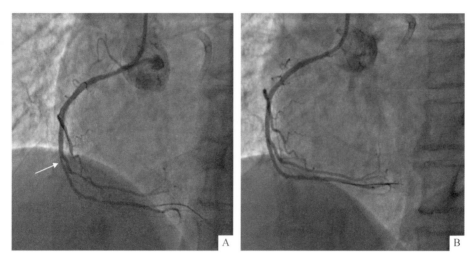

图 7-5　右冠状动脉介入术中发生痉挛

A.右冠状动脉植入支架后，支架远段 80% 狭窄（箭头）；B.冠状动脉内给予硝酸甘油 200μg 后，复查造影显示狭窄消失

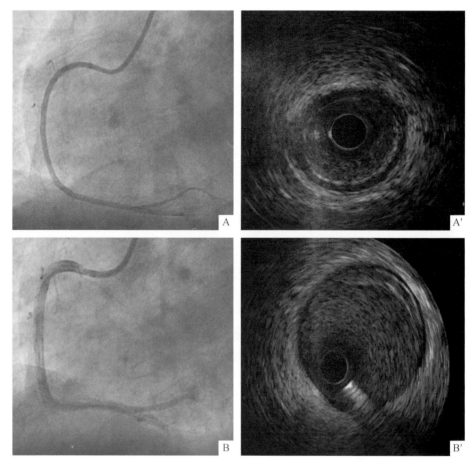

图 7-6　右冠状动脉弥漫性痉挛

A.右冠状动脉弥漫性痉挛；A'. IVUS 可见内膜皱褶，中膜弥漫性增厚；B.冠状动脉内注射硝酸甘油后，痉挛解除；B'. IVUS 可见 12 点至 3 点间轻度冠状动脉粥样硬化斑块，内膜皱褶消失，中膜正常

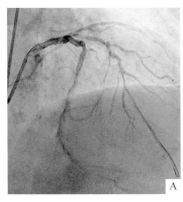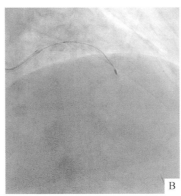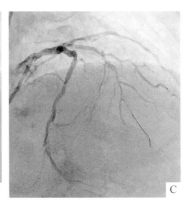

图 7-7 前降支旋磨术中远段血管痉挛

A. 前降支中段弥漫狭窄伴严重钙化；B. 1.5mm 旋磨头旋磨治疗；C. 旋磨后冠状动脉造影示远段血管痉挛

③旋磨前或过程中在冠状动脉内给予硝酸甘油。④在旋磨液配制时生理盐水中加入硝酸甘油和（或）维拉帕米。⑤旋磨从直径较小的旋磨头开始。⑥单次旋磨时间不宜过长，一般应少于 20 秒。

　　一旦发生冠状动脉痉挛，应立即停止旋磨操作。其处理方法与常规介入操作一致，冠状动脉内给予硝酸甘油，必要时可经冠状动脉给予维拉帕米或地尔硫䓬，但需要密切注意患者的血压及心率，避免发生低血压及心动过缓。发生冠状动脉痉挛后要检查旋磨系统是否有折痕、入径是否过于迂曲，及时发现问题并进行调整。

第二节　慢血流/无复流

　　冠状动脉斑块旋磨术中慢血流/无复流现象较常见，文献报道发生率为 2.0% ～ 7.6%。主要见于弥漫性钙化病变和夹层病变（图 7-8）。发生的主要原因包括选取的旋磨头较大、单次旋磨时间过长或合并有心功能不全、低血压等。

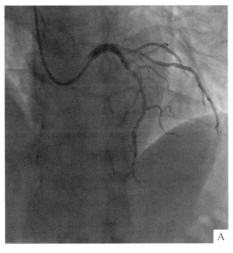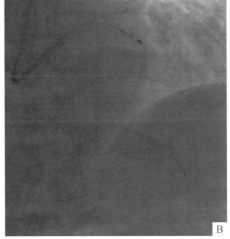

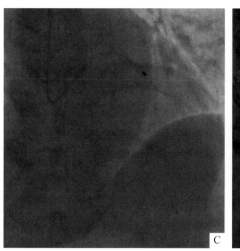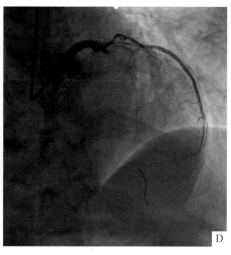

图 7-8　前降支反复多次旋磨后无复流

A. 前降支近段严重狭窄伴钙化；B、C. 1.25mm 和 1.75mm 旋磨头反复多次旋磨治疗；D. 旋磨后冠状动脉造影显示无复流

慢血流／无复流的发生机制及防治措施见表 7-2。血小板激活及聚集是旋磨术中发生慢血流／无复流的重要机制，在体外模型试验中证实，旋磨可以引起血小板激活及聚集，与 14 万转／分的旋磨速度相比，18 万转／分的旋磨速度可以导致更多的血小板聚集。笔者首次应用 OCT 检查在体内证实，冠状动脉斑块旋磨术可以引起冠状动脉内白色血栓形成，间接证实了血小板激活及聚集的发生（图 7-9）。冠状动脉内白色血栓负荷与旋磨头大小、旋磨次数及旋磨转速等均有关，提示在旋磨术中应采取恰当的旋磨策略（如选用更小的旋磨头起始旋磨、13 万～ 18 万转／分的转速、缩短每次旋磨的时间、延长两次旋磨之间的间隔等）可避免慢血流／无复流现象的发生。

表 7-2　慢血流／无复流的发生机制及防治措施

机制	防治措施
动脉粥样硬化碎片栓塞	选择小的旋磨头间断旋磨，每次旋磨时间不宜过长
血小板激活	抗血小板治疗，应用糖蛋白 II b/ III a 受体拮抗剂
微循环痉挛	血管扩张剂
神经体液反射性心动过缓	临时起搏器、阿托品（尤其是旋磨优势型右冠状动脉）
术中低血压	应用血管活性药物、主动脉球囊反搏等

在旋磨开始前，观察患者的血压及心率情况，可以适当给予阿托品、血管活性药物等提高患者的血压及心率，建议收缩压维持在 120mmHg 以上，尤其是在旋磨优势型右冠状动脉或回旋支时，有利于旋磨下的颗粒迅速清除，可以预防慢血流／无复流的发生。亦有学者认为旋磨前预防性地给予硝普钠可以避免慢血流／无复流的发生，但需要注意患者的血压情况，避免低血压。减少慢血流／无复流的另一种操作习惯是控制每次旋磨时间，同时要注意观察患者心率、血压、ST 段变化，如有下降趋势立即停止旋磨，待恢复至术前水

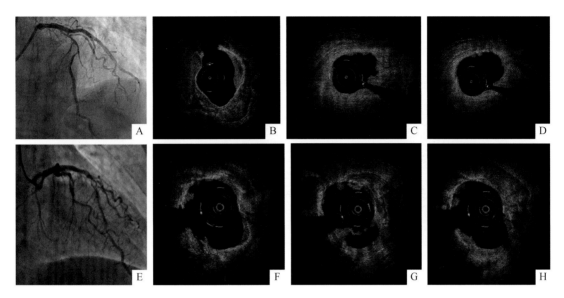

图 7-9　冠状动脉斑块旋磨术导致血小板聚集的 OCT 证据

A～D. 病例 1。A. 冠状动脉造影提示前降支近段 85% 狭窄伴严重钙化；B. OCT 检查提示最大钙化角度 360°，最大钙化厚度为 1.34mm，最小管腔面积为 1.17mm²，故采用 1.5mm 旋磨头进行旋磨治疗（15 万转 / 分，每次旋磨 10 秒，共旋磨 4 次）；C、D. 旋磨后 OCT 检查提示管腔内白色血栓形成。E～H. 病例 2。E. 冠状动脉造影提示前降支近段 95% 狭窄伴严重钙化及轻度成角。拟行 OCT 检查，但 OCT 导管及 1.5mm 球囊均不能通过，采用 1.5mm 旋磨头进行旋磨治疗（15.6 万转 / 分，每次旋磨 10 秒，共旋磨 5 次）；F～H. 旋磨后 OCT 检查提示管腔内白色血栓形成

平后再开始下一次旋磨。一旦出现慢血流 / 无复流，应立即停止旋磨，首先检查旋磨液是否处于高压（200mmHg 以上）状态，并且输液器处于打开状态。可以稍等片刻，待血流恢复、生命体征平稳后继续进行旋磨。若等待后血流仍无法恢复，需除外冠状动脉夹层、血栓、痉挛等，然后在冠状动脉内给予硝酸甘油、硝普钠，必要时在冠状动脉内给予维拉帕米或地尔硫䓬，但需要密切注意患者的血压及心率，避免发生低血压及心动过缓。

对于旋磨液的配制，各中心略有不同，基本是在生理盐水、肝素、硝酸甘油的基础上加维拉帕米 / 尼可地尔等。有研究显示，含尼可地尔的旋磨液较含维拉帕米的旋磨液具有更好的预防慢血流 / 无复流的作用。

第三节　冠状动脉夹层

旋磨导致冠状动脉夹层的可能原因有选择的旋磨头直径过大、推进速度过快、旋磨导丝偏移等（图 7-10～图 7-12）。操作中应轻柔地推进旋磨头，避免转速骤降、震动，如果旋磨头推进过程中感觉到震动，转速下降 > 5000 转 / 分，则容易造成冠状动脉内膜严重撕裂。发生严重夹层时应停止旋磨，否则将引起更严重的夹层，甚至导致血管破裂。夹层的处理方法同常规 PCI，发生夹层后应在低转速下迅速退出旋磨头，确保旋磨导丝仍在血管中，并在真腔的情况下使用球囊扩张，植入支架。如果不能植入支架，需转至心外科行急诊冠状动脉旁路移植术。

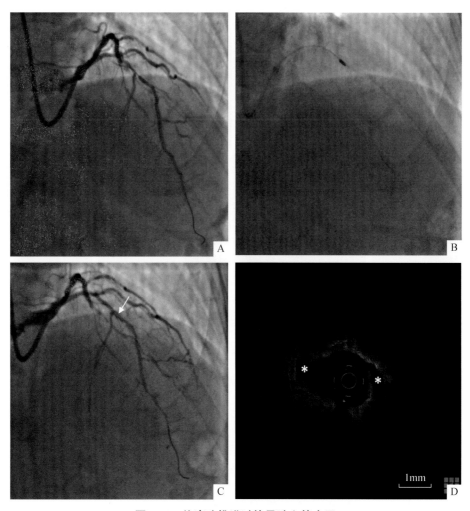

图 7-10 旋磨头推进过快导致血管夹层

A. 前降支近段严重狭窄伴重度钙化，OCT 导管不能通过；B. 1.5mm 旋磨头进行旋磨治疗；C. 由于旋磨头推进速度过快，旋磨后前降支夹层（箭头）；D. OCT 证实前降支夹层（星号）

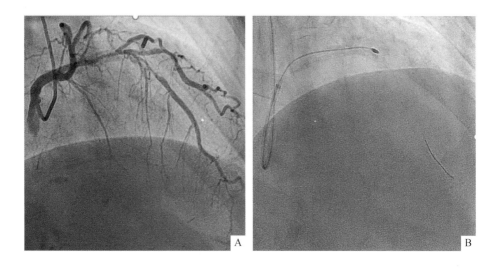

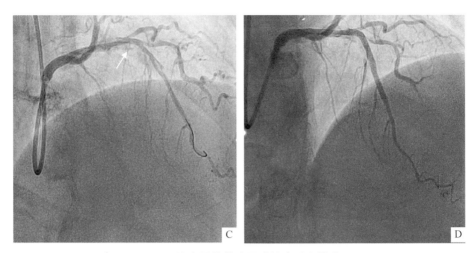

图 7-11 旋磨导丝偏移导致旋磨后血管夹层

A.前降支近中段弥漫性成角钙化，IVUS 导管不能通过；B. 1.5mm 旋磨头进行旋磨治疗；C.由于成角病变，旋磨导丝向对侧偏移，旋磨后前降支夹层（箭头）；D.植入支架封闭夹层

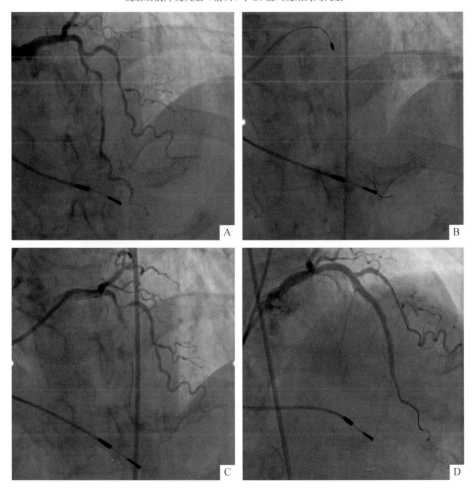

图 7-12 较大旋磨头旋磨后导致血管夹层

A.前降支中段严重狭窄钙化，IVUS 导管不能通过；B. 1.75mm 旋磨头进行旋磨治疗；C.旋磨后前降支夹层且没有血流（此时应鉴别没有血流的原因：夹层、无复流、冠状动脉痉挛等）；D.植入支架后的最终结果

第四节　旋磨头嵌顿

旋磨头嵌顿是旋磨术特有的、严重的并发症,通常由操作不规范引起,常见原因包括:①弥漫性病变。对于弥漫性病变,预防旋磨头嵌顿的有效方法为选择小的旋磨头开始进行旋磨,分段旋磨,控制每次推进旋磨头的距离,充分旋磨病变近段,打造出旋磨头前进平台,依次旋磨病变中段、远段。推进阻力过大或转速下降时不要强行推进,立即将旋磨头回撤到病变近段。②单次旋磨时间过长。建议每次旋磨时间不超过20秒。③旋磨头在病变中间停顿。④转速过低。一般转速不低于13.5万转/分。⑤推送旋磨头用力过猛。⑥在已发生明显夹层的病变中进行旋磨。⑦旋磨头离病变太近。每次旋磨前,应将旋磨头置于距靶病变近段20mm左右处,若太靠近病变或者将旋磨头置于病变内,推送旋磨头的力度未完全释放,在启动旋磨时,旋磨头会突然弹进病变内而出现嵌顿(尤其是1.25mm旋磨头)。⑧过度成角病变。成角病变容易导致旋磨头嵌顿的原因为成角病变处推进旋磨头时可将成角外侧打磨光滑,撤出旋磨头时成角内侧未被打磨到的粗糙病变阻碍旋磨头撤出;推进时成角外侧受力,撤出时内侧受力推进时角度变锐,撤出时角度变钝(图7-13),因此对于严重成角病变,特别是成角外侧壁的钙化,有条件的中心建议使用强支撑型旋磨导丝。⑨旋磨未展开的支架。旋磨未展开的支架有较高的旋磨头嵌顿风险,在一项针对16例患者未展开支架进行旋磨治疗的研究中,旋磨头嵌顿的发生率为12.5%。

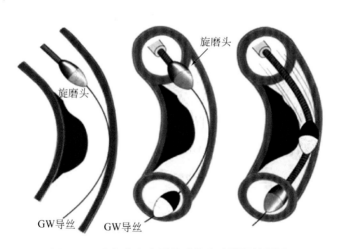

图 7-13　成角病变容易导致旋磨头嵌顿的原因

发生旋磨头嵌顿的处理方法:①可以先尝试将旋磨头前送及后退撤出,或重新启动低速或高速旋转退出(图7-14);②可以尝试把旋磨导丝和旋磨头一起拉出;③将旋磨头推送至病变远段,重新再送一根工作导丝至病变远段,将球囊送至嵌顿处及病变近段进行扩张,然后尝试将旋磨头拉出(图7-15);④将旋磨杆及旋磨导丝剪断,通过剪断的旋磨杆和导丝将5进6子母导管送至病变处,将旋磨头、旋磨导丝及5进6导管一起退出(图7-16);⑤将旋磨导管尾端和推进器断开,用止血钳夹住导管尾端,逆时针旋转20圈,然后拉出旋磨头；⑥将旋磨导管尾端和推进器断开，移除旋磨导管外的鞘管，经指引导管送入另一根工作导丝至病变远段，将球囊送至嵌顿处进行扩张，然后尝试将旋磨头拉出（图7-17）。若以上方式均无法解决，应立即请心外科医生会诊。

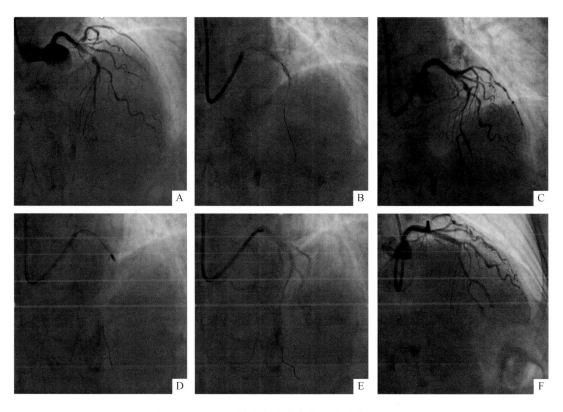

图 7-14　前降支旋磨术中旋磨头嵌顿

A. 前降支近段严重狭窄钙化。B. 2.5mm 球囊未能扩张钙化病变。C. 复查冠状动脉造影显示病变处出现夹层。D. 采用 1.5mm 旋磨头进行旋磨治疗，由于病变处夹层，且术者用力过猛、一次性通过钙化病变，发生旋磨头嵌顿。处理方法：旋磨头切换为低速，向前推送旋磨头，启动后将旋磨头撤出。E. 旋磨头退出后"冒烟"证实血流正常。F. 植入支架后的最终结果

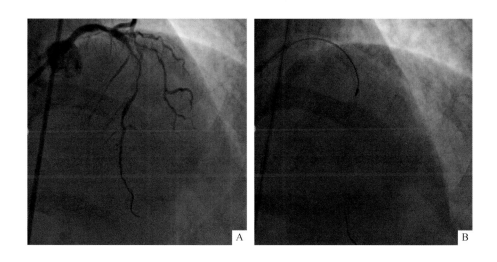

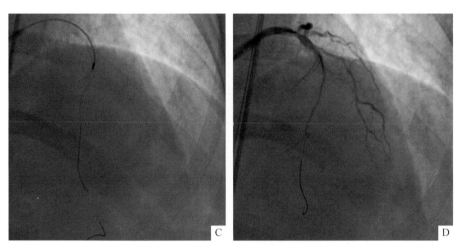

图7-15　前降支旋磨术中旋磨头嵌顿

A.前降支近段严重狭窄钙化。B.采用1.5mm旋磨头进行旋磨治疗，由于病变弥漫，且旋磨时间过长，发生旋磨头嵌顿。处理方法：首先反复切换高速低速启动无效，尝试将旋磨头和旋磨导丝一起回撤但无法拉出。C.穿刺对侧股动脉，置入另一指引导管，送入工作导丝至前降支远段，1.5mm球囊扩张后顺利将旋磨头撤出体外。D.旋磨头退出后冠状动脉造影证实血流正常

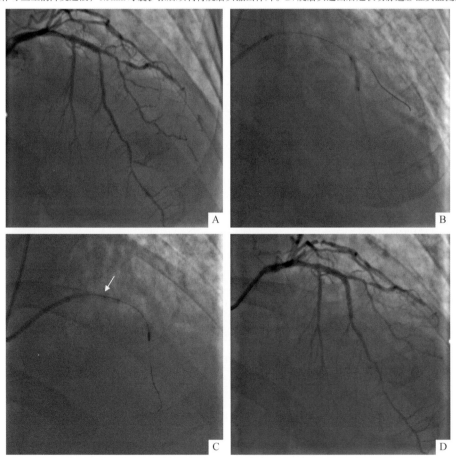

图7-16　前降支旋磨术中旋磨头嵌顿

A.前降支中段严重狭窄钙化。B.2.5mm球囊不能充分扩张钙化病变，采用1.25mm旋磨头旋磨治疗。C.由于钙化成角，术者用力过猛、一次性通过病变，发生旋磨头嵌顿。处理方法：将体外旋磨杆及旋磨导丝剪断，通过剪断的旋磨杆和导丝送入5进6导管（箭头）至病变处或旋磨头近段，将旋磨导丝和旋磨头一起取出。D.植入支架后的最终结果

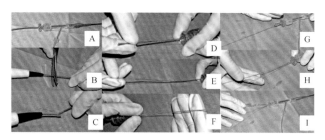

图 7-17 旋磨头嵌顿的处理方法

A. 1.25mm 旋磨头送入 6F 指引导管内；B、C. 将旋磨导管尾端和推进器断开；D ~ F. 将旋磨导管外鞘管移除；G ~ I. 沿指引导管送入另一根工作导丝至病变远段，将球囊送至嵌顿处进行扩张，然后尝试将旋磨头拉出

第五节 旋磨导丝断裂

旋磨导丝断裂的原因可能是旋磨头磨到旋磨导丝头端显影段的缠绕线圈（图 7-18），也可能是在对成角病变进行旋磨时，旋磨头在成角处磨到成角后的旋磨导丝。另外，旋磨导丝送至远段小血管或分支内亦容易发生断裂（图 7-19 ~ 图 7-21）。预防旋磨导丝断裂的方法：①旋磨导丝应尽量置于血管远段，远离钙化病变处，并且保证在血管主支内，避免进入远段小血管或者分支内；②对于严重钙化成角病变，有条件的中心建议使用强支撑型旋磨导丝，可改变成角病变的角度，

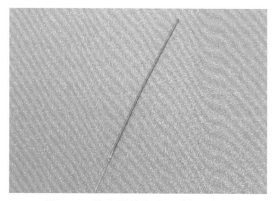

图 7-18 旋磨导丝头端显影段及线圈

降低导丝断裂风险；③旋磨头旋转时要注意导丝头端的位置、形态，如不合适应及时调整导丝，调整旋磨导丝时，可将旋磨头退至血管近段或者指引导管内，切换至低速模式后调整；④旋磨时助手可握住导丝尾端，感觉到导丝有旋转、震动、前后移动时立即停止旋磨，检查旋磨系统，避免导丝嵌顿、断裂。

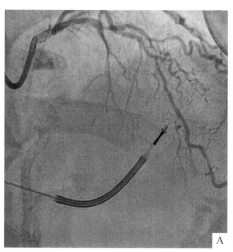

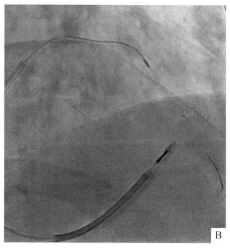

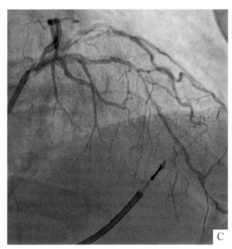
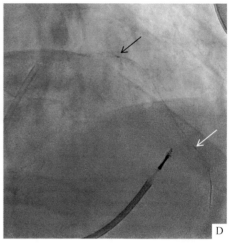

图 7-19　旋磨导丝进入远段分支血管后发生断裂

A. 前降支近中段严重狭窄伴钙化。B. 1.5mm 旋磨头分段旋磨治疗。C. 旋磨后旋磨导丝进入远段分支血管，低速下用力回撤导致旋磨导丝断裂。D. 沿旋磨导丝送入 Finecross 微导管（黑色箭头：旋磨导丝线圈位置；白色箭头：Finecross 微导管头端位置），将 Finecross 微导管和旋磨导丝一起撤出体外

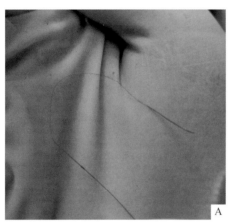
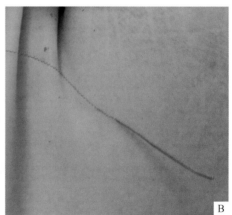

图 7-20　断裂的旋磨导丝体外展示

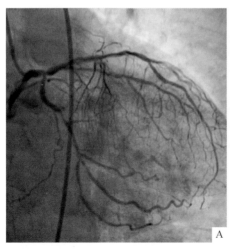
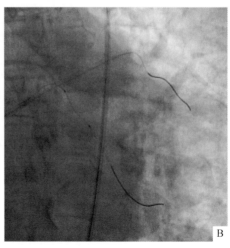

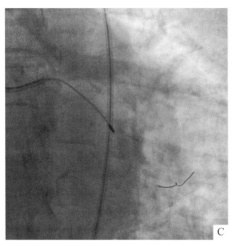
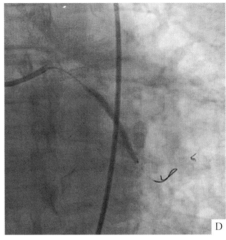

图 7-21 旋磨导丝进入远段分支血管后发生断裂

A. 回旋支近段严重狭窄；B. 2.0mm 球囊无法通过病变；C. 1.5mm 旋磨头旋磨治疗，旋磨导丝进入远段分支血管内，导致旋磨导丝断裂；D. 旋磨导丝头端残留于回旋支远段

如发生导丝嵌顿，切忌用蛮力回撤导丝，可置入微导管至导丝嵌顿处，将微导管及旋磨导丝一同退出，断裂的旋磨导丝通常难以从患者体内取出，可以尝试采用抓捕器抓取、球囊扩张回拉或者支架扩张贴壁等方法进行处理，无法取出者可旷置在冠状动脉内。

第六节 冠状动脉穿孔

冠状动脉穿孔是旋磨术中最严重的并发症，发生率约为 1%。通常是由以下几种情况造成：①严重成角病变（图 7-22、图 7-23）；②旋磨头直径过大（图 7-24），对于大多数钙化病变，起始用小的旋磨头开始旋磨可明显降低旋磨并发症的发生率；③旋磨导丝偏移，偏心钙化斑块（图 7-25）；④不适当的旋磨手法（用力推送而非"缓进快出"、轻柔操作旋磨头）；⑤旋磨导丝被放置在血管末梢，旋磨时由于导丝的移动导致末梢血管穿孔，为了避免冠状动脉穿孔的发生，旋磨术前应积极应用腔内影像学检查进行评估：①选择恰当的旋磨头尺寸；②评估钙化病变的形态，是否为偏心钙化，是否有导丝偏移。

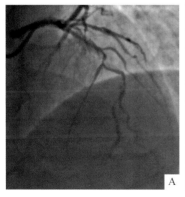
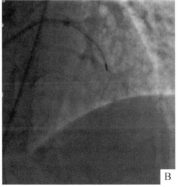
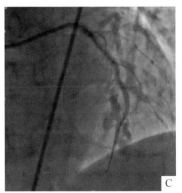

图 7-22 前降支严重成角病变旋磨后血管穿孔

A. 前降支严重钙化及严重成角病变；B. 1.25mm 旋磨头旋磨治疗；C. 旋磨后发生血管穿孔

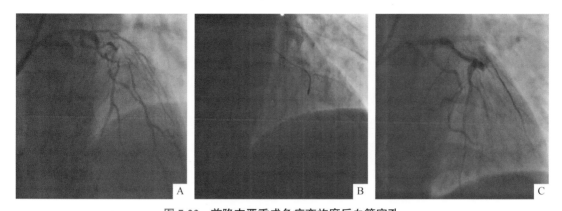

图 7-23　前降支严重成角病变旋磨后血管穿孔

A. 前降支严重钙化，为严重成角病变；B.1.25mm 旋磨头旋磨治疗；C. 旋磨后发生血管穿孔

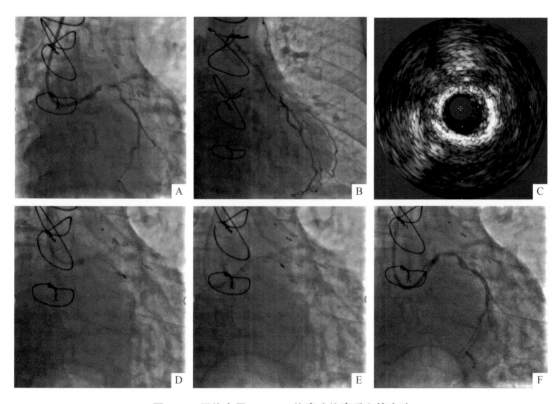

图 7-24　回旋支用 1.75mm 旋磨头旋磨后血管穿孔

A、B. 冠状动脉旁路移植术后 12 年，左主干 – 回旋支严重狭窄伴钙化，LIMA-LAD 通畅；C. IVUS 提示左主干 – 回旋支
360° 钙化；D、E. 分别选择 1.5mm 和 1.75mm 旋磨磨头旋磨 10 次；F. 复查造影示回旋支近段 Ellis Ⅰ型穿孔（回旋支与左主干
因解剖因素自然成角，旋磨导丝偏移至管腔一侧，采用 1.75mm 大旋磨头旋磨治疗，导致回旋支近段穿孔）

　　冠状动脉穿孔最常见于严重成角钙化病变，因此对于严重成角钙化病变的旋磨操作，一定要注意旋磨技巧，避免发生严重并发症。①成角病变旋磨时建议选用强支撑型旋磨导丝（硬导丝，超强支撑），特别是位于成角内侧缘的钙化病变。②起始时建议选用直径 1.25mm 的小旋磨头，采用分步旋磨的策略，在成角的近段先轻轻磨出一个新的平台，此时旋磨导丝可以相对减少偏移（避免旋磨血管外缘导致穿孔），然后再旋磨成角拐弯处，避免旋磨

头顶在拐弯成角处，需要轻柔接触病变而非用力推动旋磨头，最后旋磨拐弯处的病变远段。③对于成角＞90°的钙化病变，不建议进行旋磨治疗。

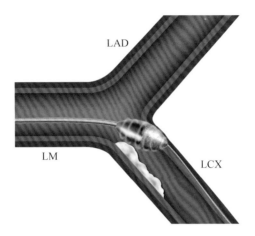

图 7-25　成角偏心钙化，旋磨导丝偏移

LAD，左前降支；LM，左冠状动脉主干；LCX，左回旋支

冠状动脉穿孔发生后，应立即退出旋磨头，保留旋磨导丝。穿孔的处理方法同常规PCI。根据穿孔的程度和具体临床情况采取不同措施进行治疗：①轻度穿孔（如造影剂外渗）可以用球囊低压扩张贴在外渗处一段时间，观察外渗情况是否好转；②如果球囊扩张封堵后冠状动脉穿孔未见好转，需要植入带膜支架，并根据情况进行心包穿刺，必要时球囊扩张封堵穿孔处，并立即请心外科医生会诊。

（曹成富）

参 考 文 献

葛均波，王伟民，霍勇，2017. 冠状动脉内旋磨术中国专家共识. 中国介入心脏病学杂志，25(2): 61-66.

赵兵兵，李滔，田刚，等，2017. 冠状动脉旋磨术联合药物洗脱支架植入术治疗冠状动脉严重钙化病变的临床研究. 中国介入心脏病学杂志，25(3): 158-162.

Barbato E, Carrié D, Dardas P, et al, 2015. European expert consensus on rotational atherectomy. EuroIntervention, 11(1): 30-36.

Eftychiou C, Barmby DS, Wilson SJ, et al, 2016. Cardiovascular outcomes following rotational atherectomy: A UK multicentre experience. Catheter Cardiovasc Interv, 88: 546-553.

Ferri LA, Jabbour RJ, Giannini F, et al, 2017. Safety and efficacy of rotational atherectomy for the treatment of undilatable underexpanded stents implanted in calcific lesions. Catheter Cardiovasc Interv, 90: E19-E24.

Ielasi A, Kawamoto H, Latib A, et al, 2017. In-hospital and 1-year outcomes of rotational atherectomy and stent implantation in patients with severely calcified unprotected left main narrowings (from the multicenter ROTATE registry). Am J Cardiol, 81(9): 160.

Iwasaki K, Samukawa M, Furukawa H, 2006. Comparison of the effects of nicorandil versus verapamil on the incidence of slow flow/no reflow during rotational atherectomy. Am J Cardiol, 98: 1354-1356.

Januszek R, Siudak S, Dziewierz A, et al, 2017. Predictors of in-hospital effectiveness and complications of rotational atherectomy(from the ORPKI Polish National Registry 2014–2016). Catheter Cardiovasc Interv, 92:

E278-E287.

Kübler P, Zimoch W, Kosowski M, et al, 2018. In patients undergoing percutaneous coronary intervention with rotational atherectomy radial access is safer and as efficient as femoral access. J Interven Cardiol, 31: 471-477.

Matsuo H, Watanabe S, Watanabe T, et al, 2007. Prevention of no-reflow/slow-flow phenomenon during rotational atherectomy—A prospective randomized study comparing intracoronary continuous infusion of verapamil and nicorandil. Am Heart J, 154(5): 994.e1-994.e6.

Sakakura K, Funayama H, Taniguchi Y, et al, 2017. The incidence of slow flow after rotational atherectomy of calcified coronary arteries: A randomized study of low speed versus high speed. Catheter Cardiovasc Interv, 89: 832-840.

Sakakura K, Inohara T, Kohsaka S, et al, 2016. Incidence and determinants of complications in rotational atherectomy insights from the National Clinical Data (J-PCI registry). Circ Cardiovasc Interv, 9: e004278.

Sharma SK, Tomey MI, Teirstein PS, et al, 2019. North American expert review of rotational atherectomy. Circ Cardiovasc Interv, 12: e007448.

Tomey MI, Kini AS, Sharma SK, 2014. Current status of rotational atherectomy. J Am Coll Cardiol Intv, 62(4): 485-498.

Watt J, Austin D, Mackay D, et al, 2017. Radial versus femoral access for rotational atherectomy: A UK observational study of 8622 patients. Circ Cardiovasc Interv, 10: e005311.

第八章

冠状动脉钙化病变斑块销蚀的其他技术

第一节　准分子激光冠状动脉斑块销蚀术

在冠状动脉钙化病变的介入治疗中，目前联合使用高压非顺应性球囊扩张、切割/棘突球囊扩张和冠状动脉斑块旋磨术明显提高了病变预处理的操作成功率，但仍有部分患者病变预处理失败、未能达到理想的预处理，或者即使病变预处理成功，但支架植入后扩张不满意。近年来，准分子激光冠状动脉斑块销蚀术（excimer laser coronary atherectomy，ELCA）以其较好的临床疗效、较高的安全性和相对简便的手术操作成为复杂冠状动脉病变的一种成熟的新型辅助治疗方法。本节主要对 ELCA 在冠状动脉钙化病变介入治疗中的应用进行阐述。

一、准分子激光冠状动脉斑块销蚀术的发展历程

最早在 20 世纪 80 年代初，人们发现了激发状态的单色相干光束可以销蚀动脉粥样硬化斑块的现象，从而促使了一种新的介入治疗技术——经皮激光冠状动脉成形术的诞生。

起初人们认为激光通过汽化作用可以销蚀动脉粥样硬化斑块，可以在根本上减少斑块负荷，从而具有降低再狭窄的潜在优势。但是由于当时缺乏对激光与组织之间相互作用的理解，并且激光技术不够成熟、设备体积较大和操作步骤烦琐，尤其是第一代激光器利用在组织中所产生的热量使斑块汽化，这种热效应聚集明显增加了血管夹层、急性闭塞及穿孔的风险。在临床实践中很快发现，相比传统的球囊扩张术，激光不仅没有降低再狭窄率，而且并发症发生率增加，因此激光技术在冠心病介入治疗中的应用逐步减少并消失。

随后，在 20 世纪 90 年代初期，ELCA 的诞生并促使激光技术再次应用于冠状动脉介入治疗领域，它通过对激光器械进行改进，包括以氯化氙（xenon chloride，XeCl）为介质释放波长为 308nm 的紫外线光源（冷激光）、脉冲式发射激光及利用注入盐水的方法来代替造影剂等，从而提高了疗效，并降低了并发症风险。最早在 1992 年 ELCA 被美国 FDA 批准用于冠状动脉病变的介入治疗。北京大学人民医院作为亚洲最早开展激光治疗冠心病的单位，由徐成斌、蒋宝琦和王伟民教授等于 1992 年底应用 XeCl 准分子发生器和 4.5F RKC 的老式激光导管（导管直径为 1.6mm、2.0mm）完成亚洲首例 ELCA 治疗冠心病。

近年来，新一代 ELCA 技术尽管紫外线光源波长为 308nm，但以更小的导管脉冲发射冷光源，同时激光发射器体积缩小，明显提高了治疗的有效性和安全性，也简化了手术操作流程，使得 ELCA 技术的临床应用不断拓展。

二、准分子激光冠状动脉斑块销蚀系统的组成

CVX-300 心血管准分子激光系统是目前美国 FDA 批准的唯一冠状动脉激光治疗设备，由准分子激光发射器、控制器和激光导管三部分组成（图 8-1）。准分子激光发射器为激光发射装置，是该系统中的核心部件。控制器上有开关、参数调整、工作控制及状态提醒等。激光导管属于快速交换型，与任何标准的 0.014in 工作导丝均兼容，根据光束方向分为同心导管（最常用，导管尖端有一排同心激光纤维）或偏心导管（少用，激光纤维集中在一个半球上）。二者在导管尺寸和能量密度方面均有不同，同心导管的尺寸有 0.9mm、1.4mm、1.7mm 和 2.0mm，偏心导管的尺寸只有 1.7mm 和 2.0mm。激光导管直径不同，产生的能量也不同。导管直径越小，产生的能量密度越高，0.9mm 的激光导管可以产生（80mJ/mm²）/80Hz 的光束。因此，如果导管尺寸不变，可以考虑增加能量获得更大的销蚀效果，不同尺寸导管的参数见表 8-1。具体激光导管尺寸的选择主要基于：①病变的严重程度；②参考血管直径；③靶病变组成的均一性。直径较大的激光导管（1.7mm、2.0mm）主要用于直径 > 3.0mm 的血管，分别需要 7F 和 8F 指引导管，而 0.9mm 和 1.4mm 激光导管可以使用 6F 指引导管，应注意在操作中选择一个能提供足够支撑并在激光治疗期间保持同轴的指引导管，不同的病变首选的激光导管直径、最大能量范围和指引导管见表 8-2。

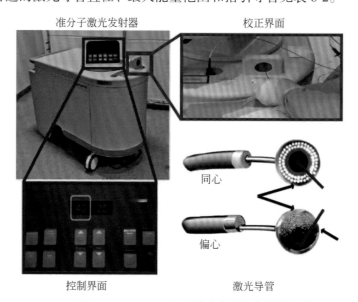

准分子激光发射器   校正界面

同心

偏心

控制界面   激光导管

图 8-1　CVX-300 心血管准分子激光系统组成

表 8-1　不同准分子激光尺寸导管的参数

参数	导管尺寸				
	0.9mm X-80	1.4mm	1.7mm	2.0mm	0.9mm X-80 OTW
型号	110-004	114-009	117-016	120-009	110-002
工作导丝（in）	0.014	0.014	0.014	0.014	0.014
指引导管（F）	6	6/7	7	8	6
最小血管直径（mm）	2.0	2.2	2.5	3.0	2.0

续表

参数	导管尺寸				
	0.9mm X-80	1.4mm	1.7mm	2.0mm	0.9mm X-80 OTW
最大头端直径（mm）	0.038	0.057	0.069	0.080	0.038
最大杆部直径（mm）	0.049	0.062	0.072	0.084	0.049
工作段长度（cm）	130	130	130	130	130
能量密度（mJ/mm²）	30～80	30～60	30～60	30～60	30～80
脉冲频率（Hz）	25～80	25～40	25～40	25～40	25～80
工作/休息时间（s）	10/5	5/10	5/10	5/10	10/5

表 8-2　不同的病变首选的激光导管直径、能量密度和指引导管

适应证	首选激光导管（mm）	能量密度（mJ/mm²）	指引导管（F）
支架内再狭窄	0.9～2.0（同心或偏心）	30～60	6/7
静脉桥血管病变	0.9～2.0	30～60	6/7/8
慢性完全闭塞病变	0.9	30～80	6
钙化病变	0.9～1.4	30～60	6/7
支架膨胀不全	0.9	30～80	6
球囊无法通过病变	0.9	30～80	6
血栓性病变	0.9～1.4	30～60	6/7

三、准分子激光冠状动脉斑块销蚀术的工作原理

ELCA 采用氯化氙（XeCl）作为活性介质，释放波长为 308nm 的紫外线光脉冲（冷激光），主要作用于蛋白质和脂质，对水和血液吸收较少，通过光化学效应、光热效应和光机械效应对冠状动脉斑块或血栓组织进行销蚀（穿透深度为 0～30mm）。①光化学效应：激光光线被血管内物质吸收并破坏碳－碳双键；②光热效应：激光使得细胞内液温度升高，导致细胞破裂并在导管前端产生蒸汽气泡；③光机械效应：这些气泡的膨胀和爆裂瓦解了血管内的组织成分，最后生成直径＜10μm 的碎片，被网状内皮系统所吸收。

ELCA 的操作过程主要由两个参数控制，即能量密度和脉冲频率。能量密度是指使细胞内水分汽化或组织崩解所需要的阈值量，一般为 30～80mJ/mm²；脉冲频率为单位时间内（通常定义为 1 秒内）发生激光或脉冲的次数，每次脉冲的持续时间称为脉冲持续时间，即脉宽（通常不超过 125 纳秒）。

在激光操作前需充分预热（5～10 分钟），根据血管直径选择合适尺寸的导管（血管直径的 2/3），在连接激光操纵台之前需要用肝素盐水充分冲洗导管内腔，避免形成血栓。初始销蚀的导管位置一般距离病变 1～2mm，避免销蚀时产生"跳跃"现象。初始能量密度通常为 30mJ/mm²，初始频率通常为 30Hz，由术者根据病变性质和即刻销蚀效果决定下一步激光导管能量和脉冲频率。激光导管推进速度控制在 0.5～1mm/s，销蚀过程中必须保证冠状动脉内以 1～2ml/s 的流量滴注生理盐水，对激光导管进行冲洗和冷却，从而安全控

制能量输送，并将解剖风险降至最低。在某些特定的情况下，如在支架膨胀不良时，应用造影剂冲洗 / 灌注技术进行激光销蚀时效果更强，只能由经验丰富的术者进行。在标准的操作中，激光开始工作后 5 秒自动停止，休息时间为 10 秒；在休息时间结束时，会发出声音警报，以通知何时可以开始下一个激光操作程序；其中 0.9mm 激光导管允许 10 秒激活和 5 秒休息，表明它可以用于更复杂的病变。当激光导管缓慢（0.5mm/s）穿过病灶时，激光能量脉冲被良好传输，允许病变充分吸收光能和销蚀；如果导管推进太快，组织没有时间吸收光能，则销蚀效果欠佳。在完成几个顺行序列后，可以进行逆行激光治疗，特别是在有顺行阻力的严重病变中。此外，在进行 ELCA 操作时，必须遵守安全规程（图 8-2）。在激光激活之前，导管室的所有人员包括患者，须戴上护目镜，以将视网膜暴露在紫外线下的风险降至最低。

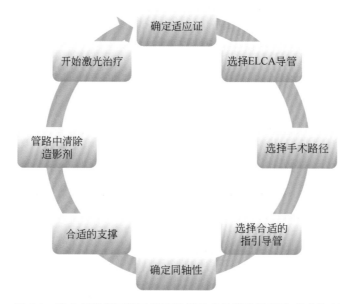

图 8-2   准分子激光冠状动脉斑块销蚀术的操作流程和成功技巧

四、准分子激光冠状动脉斑块销蚀术的适应证与禁忌证

ELCA 作为冠状动脉介入治疗前病变预处理的方法之一，目前认为其主要的适应证为支架内再狭窄、静脉桥血管病变、慢性完全闭塞病变、钙化病变、支架膨胀不全、分叉病变及血栓性病变等（表 8-3）。然而，尽管 ELCA 可以用于钙化病变，但其对严重钙化病变的治疗有效率偏低，主要适合于轻中度钙化；而对于严重钙化病变，首选的还是冠状动脉斑块旋磨术。但由于在旋磨治疗时需通过微导管交换导丝，在遇到因严重钙化病变无法实现导丝交换时，可先行 ELCA 为后续的旋磨治疗创造条件（RASER 技术）。此外，对于钙化病变支架植入后膨胀不全的患者，旋磨支架的并发症风险较高，此时 ELCA 可安全有效地进一步对支架外钙化病变进行销蚀，从而提高支架扩张成功率，尤其是在 ELCA 术中使用造影剂冲洗 / 灌注时。

事实上，在 2020 年，美国心血管造影和介入学会（SCAI）发布的《复杂冠状动脉病变最佳经皮冠脉介入治疗术的立场声明》指出了一种治疗钙化病变的新流程，在该流程中对于如下两种病变——非顺应性球囊或切割 / 棘突球囊不能充分扩张病变；腔内影像学检查提示钙化环 > 180°、钙化长度 > 5mm 和钙化厚度 > 0.5mm——在机械旋磨术包括常规旋磨和轨道旋磨术失败后，可选择行 ELCA。这一流程提示 ELCA 在冠状动脉钙化病变治疗中是机械旋磨术的重要补充，为旋磨失败病变提供了新的选择。

由于 ELCA 操作简便和安全性高，目前认为其没有绝对禁忌证，其相对禁忌证为无保护主干病变、导丝或激光导管不能通过病变、单一冠状动脉供血病变、慢性完全闭塞病变中导丝长距离在内膜下等。

表 8-3　准分子激光冠状动脉斑块销蚀术的适应证及其作用

临床适应证	ELCA 作用	在 PCI 中的贡献
支架内再狭窄	减少斑块负荷 修饰硬斑块 充分膨胀植入的支架 溶解血栓	减少 PCI 术后支架内再狭窄的发生率
静脉桥血管病变	销蚀增生的内膜 减少远端栓塞风险	避免远端栓塞的保护措施
慢性完全闭塞	修饰支架下的内膜硬斑块	避免交换旋磨导丝
钙化病变	修饰钙化斑块 修饰钙化病变下的硬化斑块 改善球囊反应性	代替旋磨术
支架膨胀不全	充分膨胀植入支架	独特的方法
分叉病变	销蚀突出的斑块 减少侧支闭塞的风险	避免复杂支架的植入 代替其他斑块销蚀技术
血栓性病变	溶解血栓 减少远端栓塞的风险 抑制血小板激活	避免远端栓塞的保护措施

五、准分子激光冠状动脉斑块销蚀术的并发症

在安全性方面，准分子激光释放的热量更少，对血管内皮等正常组织损伤小；销蚀病变的边缘通道由于沿着导丝进行，故相对整齐，因此激光作用空间可控，使冠状动脉穿孔的风险大大降低，并且销蚀的过程中持续的盐水冲洗进一步减少了产热和降低了并发症风险。此外，在准分子激光销蚀过程中产生水、气体和直径 < 10μm 的微小物质，而且激光能量可以抑制血小板聚集，因而无复流 / 慢血流发生率也很低。

现有的临床研究和医疗器械说明书显示，ELCA 的总体安全性良好，较机械旋磨术尤其是常规旋磨术的并发症发生率明显低。目前认为，ELCA 术在使用过程中主要可能出现局部血管相关的并发症，包括血管夹层、痉挛、慢血流 / 无复流、栓塞、血管闭塞、血栓及穿孔等。此外，由于这些局部血管并发症，也会继发一系列系统性的异常情况，包括心绞痛、心肌梗死、心律失常、低血压或高血压、心包积液或心脏压塞、心力衰竭、休克、卒中、心脏停搏及死亡等。

六、准分子激光冠状动脉斑块销蚀术同常规旋磨术的比较

ELCA 和常规旋磨术作为当前应用最多的两种治疗钙化病变的技术，两者存在较多的不同之处，具体对比见表 8-4。

表 8-4　准分子激光冠状动脉斑块销蚀术和冠状动脉斑块旋磨术的应用比较

项目	准分子激光冠状动脉斑块销蚀术	冠状动脉斑块旋磨术
设备	CVX-300 心血管激光准分子系统	Rota Link PLUS
机制	光化学 光热 光机械	机械学（旋磨、差异切割）
导管 / 旋磨头尺寸（mm）	0.9，1.4，1.7（向心、离心），2.0（向心、离心）	1.25，1.5，1.75，2.00，2.15，2.25，2.38，2.50
兼容导丝	0.014in 导丝 0.018in 导丝（2.0mm）	旋磨导丝（专用 0.010in 导丝，常需使用微导管）
兼容导管	6F（0.9mm、1.4mm） 7F（1.7mm） 8F（2.0mm）	6F（1.25 ～ 1.50mm） 7F（1.75 ～ 2.15mm） 8F（2.25 ～ 2.5mm）
调整方式	流利度，重复率	旋磨频率
传递性能	好（0.9mm） 中等，尤其是硬斑块或钙化斑块	适用于硬斑块或钙化斑块，通常需要加大尺寸
主要用途	销蚀软斑块和硬斑块 抗血小板活性 慢性完全闭塞病变开通 改善球囊膨胀（支架植入前后）	销蚀硬斑块 改善球囊扩张（支架植入前）
适应证	支架内再狭窄 静脉桥血管病变 慢性完全闭塞病变 轻中度钙化病变 支架膨胀不全 分叉病变 急性冠脉综合征	重度钙化病变 扩张不全的病变
禁忌证	严重钙化病变	血栓性病变
并发症	穿孔或夹层 慢血流	穿孔或夹层 慢血流
处理难易程度	容易	需要一定的经验

七、准分子激光冠状动脉斑块销蚀术在钙化病变中的应用

（一）ELCA 术在钙化病变中的应用

尽管 ELCA 术可以用于钙化病变，但其对严重钙化病变的治疗有效率偏低。早期的研究显示，在严重钙化病变（≥ 270° 弧形斑块）中，ELCA 术的有效率明显低于非钙化

病变（79% vs 96%，$P < 0.05$），其原因可能同第一代 ELCA 的激光发射器及导管设计有关。近年来，在最新一代 ELCA 基础上，有多个研究提示 ELCA 术在钙化病变中的成功率较前增加。LAVA 注册研究对 2008 ～ 2016 年在美国退伍军人事务部 3 个医疗中心进行 ELCA 的 116 名患者进行研究，在 130 个靶病变中 62% 为中度 / 重度钙化，结果显示 ELCA 操作成功率为 90.0%，支架植入成功率为 88.8%，主要心脏不良事件发生率为 3.45%。ULTRAMAN 注册研究纳入 2006 ～ 2015 年日本 6 个医疗中心的 328 例行 ELCA 的患者，其中包含 8 例钙化病变患者，同样显示了 ELCA 的安全性和有效性。LEONARDO 注册研究共入选来自 4 个中心的 80 例患者，包括 100 处冠状动脉复杂病变，其中钙化病变 57 处，结果显示钙化病变介入治疗的成功率为 96.4%，且无并发症发生。尽管随着激光技术的进步，ELCA 在钙化病变中的治疗成功率提升，但我们前期的研究也表明，在造影显示的严重钙化患者中，首先采取 ELCA 治疗后，3/4 的患者仍需要进一步行常规旋磨术才能顺利完成介入治疗。这提示对于严重钙化病变，ELCA 对局部钙化斑块销蚀的成功率低，首选的仍然是旋磨术。

（二）ELCA 在微导管交换导丝失败的严重钙化病变中的应用

严重钙化导致球囊扩张失败时，最常用的技术是旋磨术。由于旋磨治疗需通过微导管交换导丝，在遇有严重狭窄钙化病变无法实现导丝交换时，可先行 ELCA 以制造通道或改变钙化斑块的特征，使得微导管通过病变，为后续的旋磨治疗创造条件，这种 ELCA 联合旋磨的策略也被称为 RASER 技术。目前根据一些病例报道的结果显示，RASER 技术是一种安全有效的辅助治疗方法，与旋磨联合或在旋磨失败后使用可获得较高的手术成功率。

（三）ELCA 在钙化病变所致支架膨胀不全中的应用

对于支架植入后因存在钙化导致支架膨胀不全的患者，旋磨支架治疗并发症风险较高。此时可以使用 ELCA，激光能量传递至血管内支架的表面而不破坏支架结构，对可能出现的抵抗型斑块进行销蚀，改变了支架外斑块应力，减少了总体阻力，提高随后支架扩张的成功率。此外，ELCA 中盐水冲洗 / 灌注技术对支架下钙化病变的销蚀作用弱，应用造影剂冲洗 / 灌注技术时激光产生的能量压力可以超过 100atm，显著提高了销蚀能力，使得破坏支架下钙化病变的功效增强。有研究入选了 28 例高压球囊扩张后仍支架膨胀不全的患者，ELCA 中推注造影剂的手术成功率达 96.4%，最小管腔直径由（1.6±0.6）mm 增加到（2.6±0.6）mm，血管内超声最小管腔面积由（3.5±0.1）mm^2 增加到（7.1±0.9）mm^2，围术期心肌梗死、慢血流和 ST 段抬高的发生率分别为 7.1%、3.6% 和 3.6%；随访期间无心肌梗死，1 例发生心脏原因死亡，靶病变血运重建发生率为 6.7%。其他的病例报道也显示在 ELCA 时应用造影剂冲洗 / 灌注技术在钙化病变所致支架膨胀不全中具有良好的有效性和安全性。

八、小结

随着技术的不断进步，ELCA 已经成为一种成熟的冠状动脉病变预处理技术，因其操作简便、安全性高，在多种复杂冠状动脉病变中均具有良好的效果。在钙化病变的治疗中，

ELCA 主要适合轻中度钙化、微导管交换导丝失败的严重钙化病变及钙化病变所致支架膨胀不全，其同旋磨在内的其他技术相互结合，可进一步提高钙化病变的介入治疗成功率。

病例 8-1　ELCA 联合旋磨术在严重钙化病变中的应用

（一）病史基本资料

患者，男性，67 岁，因"活动时胸痛 18 年，加重 1 个月"入院。患者 18 年前开始出现活动时胸痛（行走 1000m），休息 1 ～ 2 分钟可缓解；9 年前行冠状动脉造影检查提示三支病变，未干预；1 个月前活动时胸痛较前加重（行走 50m），1 次 / 天，性质、程度同前，休息 20 分钟后症状缓解，为进一步治疗入院。既往史：高血压 8 年，2 型糖尿病 10 年。

查体：体温 36.5℃，脉搏 61 次 / 分，呼吸 19 次 / 分，血压 112/76mmHg；双肺未闻及干、湿啰音；心界不大，心律齐，各瓣膜听诊区未闻及病理性杂音；腹软，无压痛、反跳痛；双下肢无水肿。

辅助检查：实验室检查，LDL-C 1.61mmol/L，Scr 71μmol/L，eGFR 92.18ml/（min·1.73m^2），糖化血红蛋白 6.9%，TnI、MYO、CK-MB 均阴性。心电图：窦性心律，心率 61 次 / 分，大致正常心电图（图 8-3）；超声心动图：心脏结构和功能未见明显异常，LVEF 66.4%。

入院诊断：①冠状动脉粥样硬化性心脏病，不稳定型心绞痛，心界不大，窦性心律，心功能 Ⅱ 级（NYHA 分级）；②高血压；③ 2 型糖尿病。

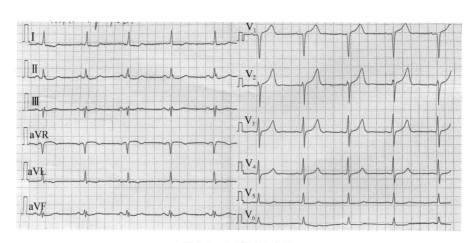

图 8-3　入院时心电图

（二）冠状动脉造影结果

（1）桡动脉入路，右冠优势型。

（2）左主干严重钙化，体部至末梢 40% 狭窄。

（3）前降支开口至中段 90% 狭窄，伴严重钙化，中远段 70% 狭窄，第一对角支开口 90% 狭窄，为分叉病变（Medina 分型：1，1，1）。

（4）回旋支近段钙化，开口 50% 狭窄，近段至钝缘支开口 95% 狭窄，发出钝缘支处 70% 狭窄。

（5）右冠状动脉开口至远段 80% 弥漫性狭窄，伴严重钙化（图 8-4）。

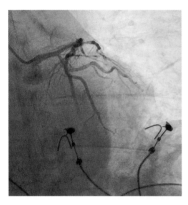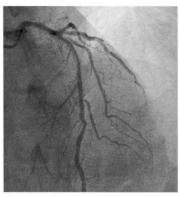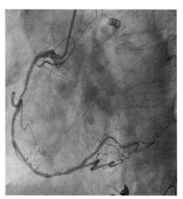

图 8-4　冠状动脉造影

（三）治疗策略

患者 9 年前行冠状动脉造影后建议患者行冠状动脉旁路移植术，但患者拒绝。此次冠状动脉造影提示左主干和三支病变，同时伴有严重钙化，患者仍拒绝冠状动脉旁路移植术，要求行介入治疗。首先在 OCT 指导下完成右冠状动脉旋磨治疗并植入 3 枚支架；择期在 OCT 指导下行前降支旋磨及介入治疗（前降支分叉病变，单支架术式）。

（四）器械准备

（1）7F EBU 3.5 指引导管、常规工作导丝。
（2）OCT 导管、微导管及旋磨相关器械。

（五）手术过程

（1）右侧股动脉途径，7F EBU 3.5 指引导管到位，工作导丝送至前降支远段，拟用 OCT 评估前降支钙化程度，指导预处理策略，但 OCT 导管不能通过前降支病变到达血管远段。在前降支近段回撤 OCT 导管，提示近段严重钙化，最小管腔面积为 2.03mm²（图 8-5），因此采取主动旋磨策略。

（2）第一次旋磨：经微导管交换为旋磨导丝，以 1.5mm 旋磨头、15 万～ 16 万转 / 分，分段旋磨 8 次（图 8-6）；旋磨后再次行 OCT 检查提示前降支全程严重钙化（多处环形钙化，钙化最厚处无法测得外侧边缘，超过 2.0mm），最小管腔面积为 1.01mm²，未发现钙化环断裂（图 8-7）。

（3）球囊扩张：先后应用 2.5mm 半顺应性球囊、2.5mm 非顺应性球囊、2.5mm 棘突球囊、2.5mm 切割球囊扩张；造影提示球囊不能完全膨胀（图 8-8）。

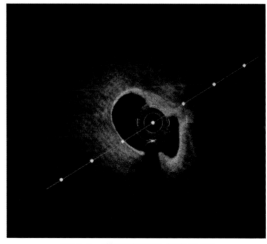

图 8-5　前降支近段术前 OCT

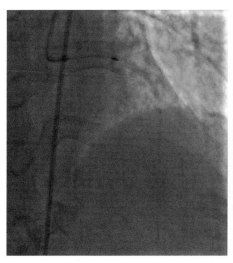
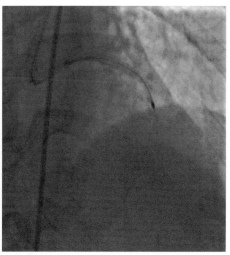

图 8-6   前降支第一次旋磨

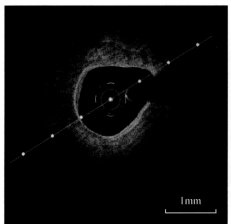
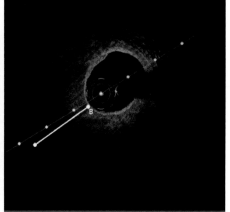

1mm

图 8-7   前降支第一次旋磨后 OCT 表现

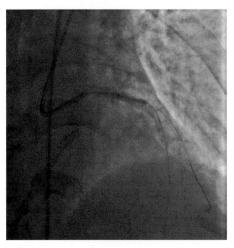

图 8-8   第一次旋磨后多次球囊扩张不能
完全膨胀

（4）第二次旋磨：因为球囊不能完全膨胀，升级为 1.75mm 旋磨头再次进行旋磨治疗，15 万转 / 分，分段旋磨 6 次，经微导管交换为工作导丝后，2.5mm 非顺应性球囊以 30atm 扩张，冠状动脉造影提示球囊仍不能完全膨胀（图 8-9）；再次行 OCT 检查提示近段至中段仍然 360° 钙化，钙化环未断裂（图 8-10）。

（5）第三次旋磨：经微导管交换为旋磨导丝、1.75mm 旋磨头，提高转速至 16 万转 / 分，分段旋磨 15 次，交换为工作导丝后，用 2.5mm 非顺应性球囊以 30atm 扩张，但球囊仍不能完全膨胀（图 8-11）；旋磨后再次行 OCT 检查提示前降支近段 360° 钙化，钙化环未断裂（图 8-12A 和图 8-12A′），近中段可见血管夹层及钙化环部分断裂（图 8-12B 和图 8-12B′）。

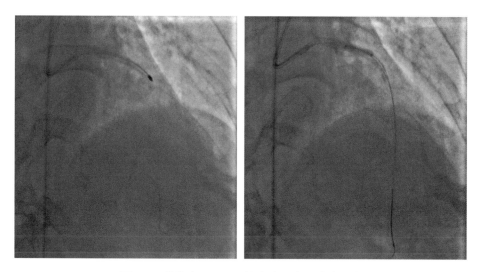

图 8-9 前降支 1.75mm 旋磨头旋磨及球囊扩张

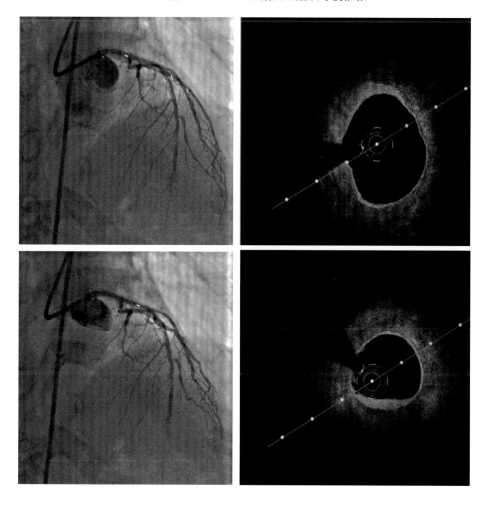

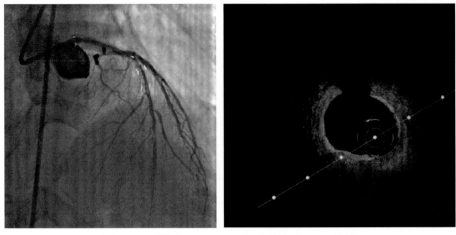

图 8-10　前降支 1.75mm 旋磨头旋磨后 OCT 表现

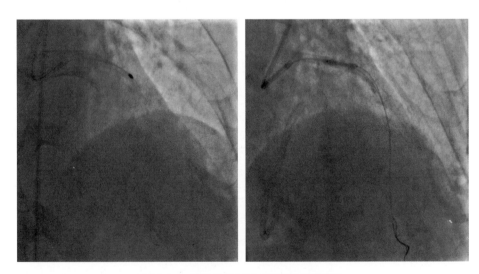

图 8-11　前降支第三次旋磨及球囊扩张

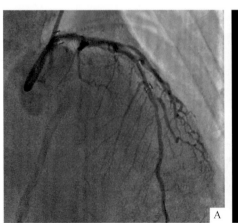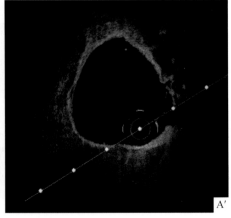

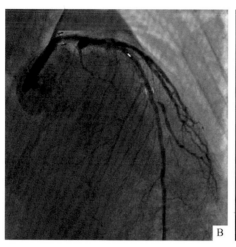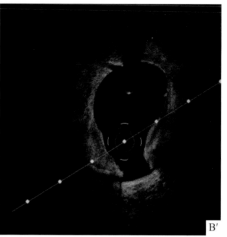

图 8-12　前降支第三次旋磨后 OCT 结果

（6）经 1.75mm 旋磨头反复多次旋磨后，2.5mm 球囊仍不能充分扩张病变，OCT 检查仍未见明显的钙化环断裂，考虑到患者此时 LAD 的最小管腔直径为 2.1mm，升级为 2.0mm 旋磨头亦不能对钙化病变进行充分销蚀，故选择进一步行 ELCA 对钙化修饰。沿工作导丝送入 1.4mm ELCA 导管至前降支近中段病变处进行激光治疗［能量/频率：（40mJ/mm²）/40Hz，（50mJ/mm²）/40Hz，（60mJ/mm²）/40Hz］，共 20 次（图 8-13）；ELCA 后再次行 OCT 检查提示前降支近段钙化环未断裂（图 8-14A 和图 8-14A′），近中段钙化环断裂（图 8-14B 和图 8-14B′），中段出现多处严重夹层（图 8-14C 和图 8-14C′）。

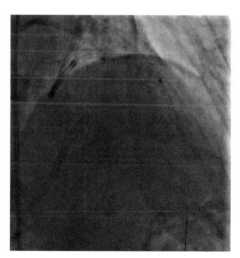

图 8-13　ELCA 导管至前降支近中段病变处进行激光治疗

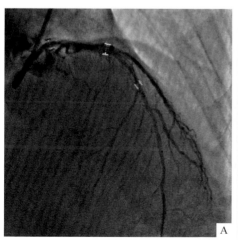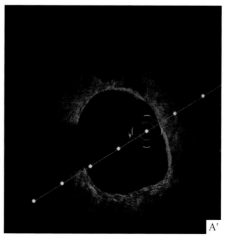

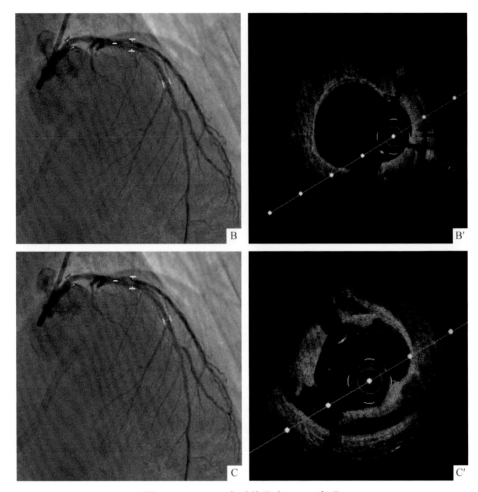

图 8-14　ELCA 术后前降支 OCT 表现

（7）球囊扩张：分别用 2.5mm、2.75mm 非顺应性球囊以 26atm 高压扩张后，最终造影提示球囊膨胀较前明显改善（图 8-15）。

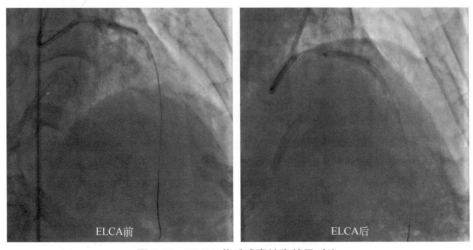

图 8-15　ELCA 前后球囊扩张效果对比

（8）支架植入：延长导管辅助下植入 2.5mm×38mm、2.75mm×30mm、3.5mm×22mm 共 3 枚支架并充分进行后扩张（图 8-16）。

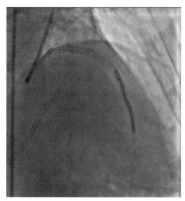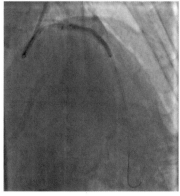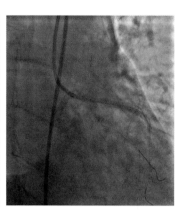

图 8-16　前降支植入支架

（六）手术结果

术后多角度复查造影显示植入支架扩张良好，无残余狭窄、夹层及撕裂，前向血流 TIMI 3 级（图 8-17）；复查 OCT 提示支架贴壁良好，局部无夹层、血肿等异常，最小支架面积为 $6.48mm^2$（图 8-18）。

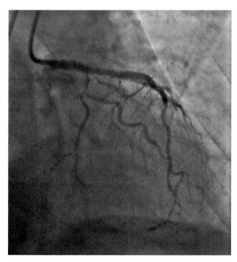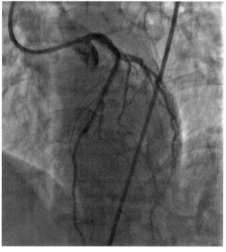

图 8-17　术后复查冠状动脉造影

（七）小结

严重钙化病变一直是冠心病介入治疗领域的难题之一，在应用了包括旋磨术在内的钙化病变预处理技术后，仍有部分钙化病变预处理效果欠佳，在这种情况下，可以尝试应用 ELCA 对局部严重病变进行修饰，从而改变局部钙化环的结构以取得满意的预处理效果，为最终成功支架植入提供新的选择和奠定基础。

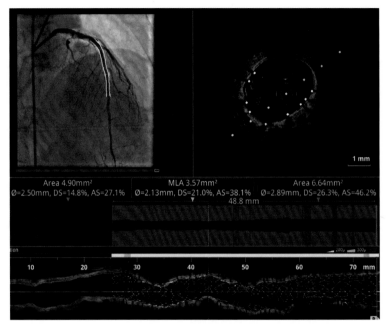

图 8-18　术后复查 OCT

病例 8-2　ELCA 在慢性完全闭塞病变中的应用

（一）病史基本资料

患者，男性，65 岁，因"活动时胸痛 10 年，加重 1 个月"入院。患者 10 年前开始出现活动后胸痛（行走 500m），休息 10 分钟或舌下含服硝酸甘油 5 分钟可缓解，发作频率为 1 次 / 月，未诊治；1 个月前发作频率较前增加，1 次 / 天，性质、程度及缓解方式同前，外院行冠状动脉造影示三支病变，为进一步治疗入院。既往史：高血压 4 年，吸烟史 30 年。

查体：体温 36.2℃，脉搏 63 次 / 分，呼吸 18 次 / 分，血压 150/90mmHg；双肺未闻及干、湿啰音；心界不大，心律齐，各瓣膜听诊区未闻及病理性杂音；腹软，无压痛、反跳痛；双下肢无水肿。

辅助检查：实验室检查，LDL-C 1.64mmol/L，Scr 109μmol/L，eGFR 60.9ml/（min・1.73m^2）；TnI、MYO、CK-MB 均阴性。心电图：窦性心律，心率 63 次 / 分，电轴不偏，大致正常心电图（图 8-19）；超声心动图：心脏结构和功能未见明显异常，LVEF 72.7%。

入院诊断：①冠状动脉粥样硬化性心脏病，不稳定型心绞痛，心界不大，窦性心律，心功能Ⅱ级（NYHA 分级）；②高血压。

（二）冠状动脉造影结果

（1）桡动脉入路，右冠优势型。

（2）左主干未见明显狭窄。

（3）前降支近段至中段 75% 狭窄。

（4）回旋支开口 50% 狭窄，钝缘支开口至远段 95% 狭窄，可见回旋支向右冠状动脉侧支循环。

（5）右冠状动脉中段完全闭塞，在闭塞段可见严重钙化（图8-20）。

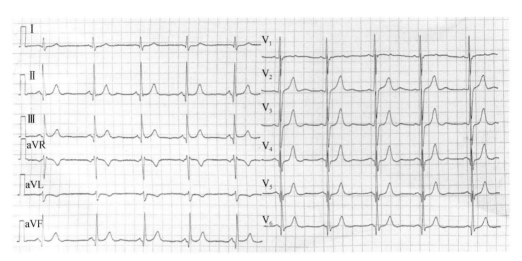

图 8-19　入院时心电图

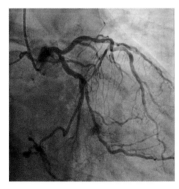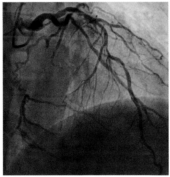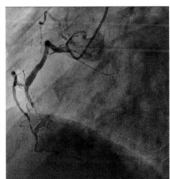

图 8-20　冠状动脉造影

（三）治疗策略

患者右冠状动脉 CTO 病变，J-CTO 积分 3 分（既往尝试开通失败，造影可见严重钙化和闭塞长度 > 20mm），计划在对侧造影指导下首先尝试正向开通，如正向开通不成功则选择逆向途径。

（四）器械准备

（1）正向介入：右股动脉入路，6F AL 0.75 指引导管。

（2）微导管、常规工作导丝和 CTO 导丝。

（3）对侧造影：右桡动脉入路，6F JL 4.0 指引导管、常规工作导丝。

（五）手术过程

（1）股动脉途径，6F AL 0.75 指引导管到位，在工作导丝引导下将微导管送至右冠状动脉闭塞段近端；桡动脉途径，6F JL 4.0 指引导管、工作导丝至前降支远段，锚定指引导管。

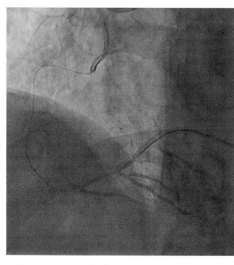

图 8-21　导丝成功通过闭塞段到达右冠
状动脉远段真腔

（2）在微导管支撑下，先后尝试用 Fielder XT 导丝、Fielder XT-A 导丝和 Pilot 200 导丝，最终 Pilot 200 导丝成功通过闭塞段并到达右冠状动脉远段，并经对侧造影证实为真腔（图 8-21）。

（3）沿 Pilot 200 导丝前送微导管困难，在延长导管支撑下微导管、1.25mm 球囊均无法通过，尝试在延长导管支撑下使用 BAM 技术，但 1.25mm 球囊 26atm 仍未爆破。

（4）沿 Pilot 200 导丝送入 0.9mm ELCA 导管至右冠状动脉中段闭塞病变处并进行激光治疗［能量 / 频率：（40mJ/mm^2）/45Hz，（50mJ/mm^2）/ 50Hz，（60mJ/mm^2）/80Hz，（80mJ/mm^2）/ 80Hz］，共 4 次，逐渐通过闭塞病变到达血管远段真腔（图 8-22）。

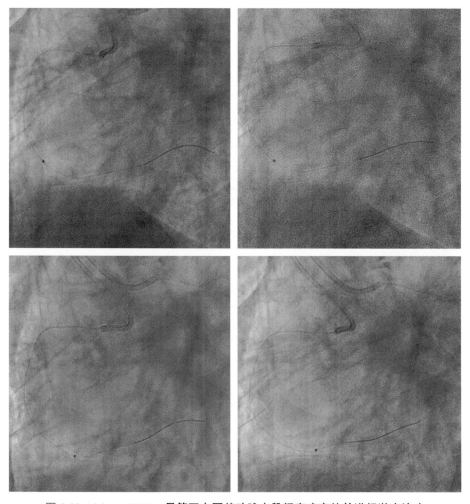

图 8-22　0.9mm ELCA 导管至右冠状动脉中段闭塞病变处并进行激光治疗

（5）微导管成功通过右冠状动脉中段闭塞病变，交换为工作导丝，充分预扩张。

（6）在延长导管支持下右冠状动脉植入 2.5mm×48mm、3.0mm×30mm、3.5mm×30mm 共 3 枚支架并充分进行后扩张（图 8-23）。

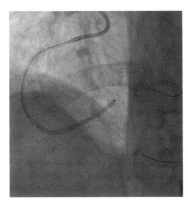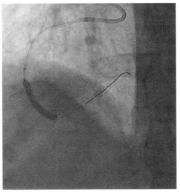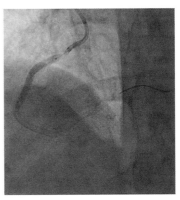

图 8-23　右冠状动脉植入支架

（六）手术结果

术后多角度复查造影显示植入支架扩张良好，无残余狭窄、夹层及撕裂，前向血流 TIMI 3 级（图 8-24）。

（七）小结

在慢性完全闭塞钙化病变的介入治疗中，导丝通过闭塞段到达远段真腔后，有时会因为局部钙化或严重狭窄使得微导管或者小球囊均不能通过病变，在尝试各种常规办法失败后，可以使用 ELCA 对局部病变进行销蚀，为后续微导管或小球囊通过奠定基础。

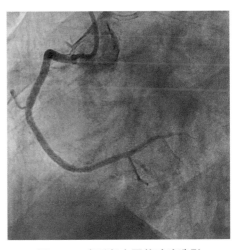

图 8-24　术后复查冠状动脉造影

病例 8-3　ELCA 在钙化病变所致支架膨胀不全中的应用

（一）病史基本资料

患者，男性，57 岁，因"活动时胸痛 1 年，再发 1 周"入院。患者 1 年前开始出现活动后胸痛（行走 100m），休息或舌下含服硝酸甘油 3～5 分钟可缓解，发作频率为 1 次 / 天，外院冠状动脉造影提示前降支近段至中段严重狭窄，植入支架 1 枚；1 周前患者再次出现上述症状，性质同前，为进一步治疗入院。既往史：高血压 2 年，高脂血症 3 年，2 型糖尿病 1 年。

查体：体温 36.2℃，脉搏 72 次 / 分，呼吸 19 次 / 分，血压 120/90mmHg；双肺未闻及干、湿啰音；心界不大，心律齐，各瓣膜听诊区未闻及病理性杂音；腹软，无压痛、反跳痛；双下肢无水肿。

辅助检查：实验室检查，LDL-C 2.17mmol/L，Scr 66μmol/L，eGFR 89.75ml/（min·1.73m^2）；TnI、MYO、CK-MB 均阴性。心电图：窦性心律，心率 72 次 / 分，前壁导联 R 波递增不良，V$_2$～V$_6$ 导联 T 波倒置（图 8-25）；超声心动图：心脏结构和功能未见明显异常，LVEF 59.7%。

入院诊断：①冠状动脉粥样硬化性心脏病，不稳定型心绞痛，心界不大，窦性心律，心功能Ⅱ级（NYHA 分级）；②高血压；③ 2 型糖尿病。

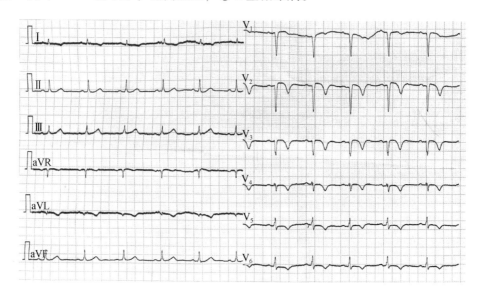

图 8-25　入院心电图

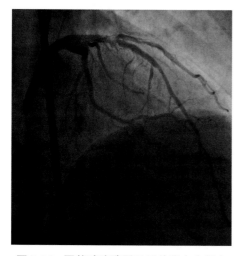

图 8-26　冠状动脉造影显示前降支支架内再狭窄

（二）冠状动脉造影结果

（1）桡动脉入路。

（2）左主干未见明显狭窄。

（3）前降支近段支架内 90% 再狭窄。

（4）回旋支未见明显狭窄。

（5）右冠状动脉未见明显狭窄（图 8-26）。

（三）治疗策略

患者前降支近中段严重钙化，支架植入后在局部膨胀不全的基础上发生支架内再狭窄，拟首先应用球囊进行高压扩张，如果不能充分膨胀，可进行旋磨或者 ELCA。

（四）器械准备

（1）7F EBU 3.5 指引导管、常规工作导丝。

（2）ELCA 导管及相关器械。

（五）手术过程

（1）右侧股动脉途径，7F EBU 3.5 指引导管到位，将工作导丝送至前降支远段；3.0mm 非顺应性球囊以 26atm 高压扩张，造影提示球囊明显膨胀不全（图 8-27）。

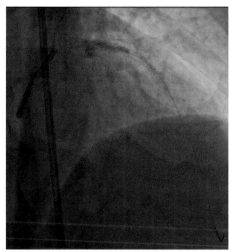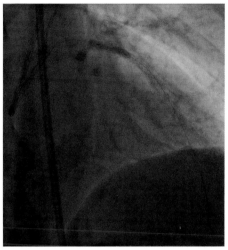

图 8-27　3.0mm 非顺应性球囊高压扩张，球囊不能充分膨胀

（2）ELCA（盐水冲洗 / 灌注技术）：沿工作导丝送入 1.4mm ELCA 导管至前降支病变处进行激光治疗［能量 / 频率：（40mJ/mm²）/40Hz，（50mJ/mm²）/40Hz，（60mJ/mm²）/40Hz］，共 10 次（图 8-28）；ELCA 后用 3.0mm 非顺应性球囊高压扩张，球囊仍不能充分膨胀（图 8-29）。

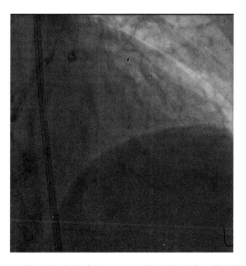

图 8-28　前降支支架内行 ELCA（盐水冲洗 / 灌注技术）

（3）再次行 ELCA（造影剂冲洗 / 灌注技术）：沿工作导丝送入 1.4mm ELCA 导管至前降支病变处再次行激光治疗［能量 / 频率：（40mJ/mm²）/40Hz，（50mJ/mm²）/40Hz］，本次采用造影剂冲洗 / 灌注技术，增加 ELCA 能量，共 6 次（图 8-30）；3.0mm

非顺应性球囊可充分膨胀，造影提示残余狭窄明显改善（图 8-31）。

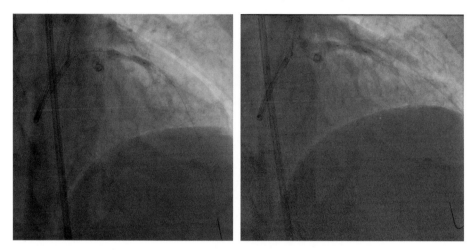

图 8-29   ELCA 后 3.0mm 非顺应性球囊高压扩张

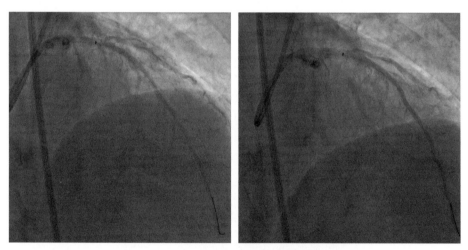

图 8-30   ELCA（造影剂冲洗 / 灌注技术）

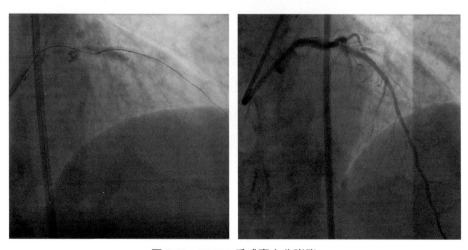

图 8-31   ELCA 后球囊充分膨胀

（4）在前降支植入 3.5mm×22mm 支架 1 枚，支架膨胀良好（图 8-32）。

（六）手术结果

术后多角度复查造影，显示植入支架扩张良好，无残余狭窄、夹层及撕裂，前向血流 TIMI 3 级（图 8-33）。

（七）小结

对于支架植入后钙化导致支架膨胀不全的病变，旋磨支架难度大、风险高。此时可以使用 ELCA，激光能量传递至血管内支架的表面而不破坏支架结构，对可能出现的抵抗型斑块进行销蚀，改造了支架外斑块应力，减少了总体阻力，提高随后支架扩张的成功率；尤其是使用造影剂冲洗 / 灌注技术后激光产生的能量压力更大，使得破坏支架下钙化病变的功效增强，从而明显提高了支架扩张的成功率。

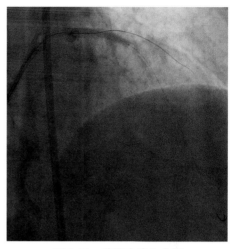

图 8-32　前降支植入支架

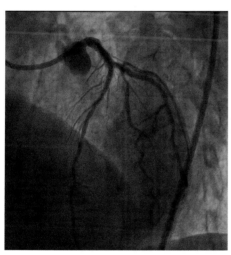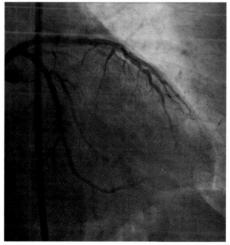

图 8-33　术后复查冠状动脉造影

第二节　冠状动脉轨道旋磨术

为进一步提高严重冠状动脉钙化病变介入治疗的成功率，研究人员对外周血管疾病的轨道旋磨系统（orbital atherectomy system，OAS）进行改进并应用于冠状动脉，从而研发出了治疗冠状动脉严重钙化病变的新方法。冠状动脉 OAS 作为一种新型的斑块修饰技术，现有的临床研究资料显示，其对严重冠状动脉钙化病变具有良好的治疗效果和安全性。2013 年，美国 FDA 已经批准代表性产品 Diamondback 360® 冠状动脉 OAS 用于严重冠状动脉钙化病变的治疗。本节以 Diamondback 360® 冠状动脉 OAS 为主，对其进行系统介绍。

一、冠状动脉轨道旋磨系统的组成

冠状动脉轨道旋磨系统是一种为辅助冠心病患者支架植入而设计的以导管为基础的系统（图 8-34），主要由如下部分组成：①轨道旋磨装置（orbital atherectomy device，OAD）（图 8-34A、E），包括推进器、驱动轴和旋磨头，其中推进器同旋磨泵相连接，用于控制驱动轴和旋磨头的前进与后退；驱动轴在旋磨泵的作用下，使其带动旋磨头快速旋转，在驱动轴的外部还有一个鞘管，起到保护血管壁、输注旋磨液和冲刷旋磨颗粒的作用；旋磨头表面镶嵌 30μm 的金刚石涂层，偏心安装在驱动轴上，有直径 1.25mm 和 1.5mm 两种型号，其中直径 1.25mm 的最为常用，直径 1.5mm 的仅在血管直径超过 2.25mm 时才可以使用。②轨道旋磨导丝（图 8-34A、D），为一种光滑的不锈钢导丝，具有硅树脂涂层和不透 X 线的弹簧圈头端，可协助 OAD 旋磨头在冠状动脉内正确定位，并为 OAD 驱动轴提供旋转中心；另外，还附带有一个导线旋钮以操控导丝的旋转速度和度数。③轨道旋磨泵（图 8-34B），为 OAD 提供电源动力和控制旋磨液体注入，包括一个内置的 25 秒旋转时间声音提示（每次操作时间不超过 30 秒）、电源、启动按钮和状态指示灯，可以直接安装在静脉输液架上。④轨道旋磨液（图 8-34C），为专用润滑液和生理盐水的混合物，在 OAS 工作期间，持续的旋磨液流动可以发挥散热和减少 OAD 驱动轴与导丝之间的摩擦力的作用，从而避免系统过热及持久工作引起设备损坏和患者受到损伤。

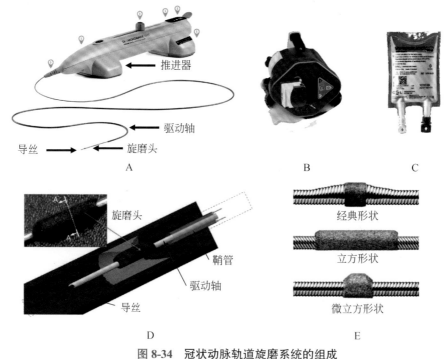

图 8-34　冠状动脉轨道旋磨系统的组成

A. 旋磨装置；B. 旋磨泵；C. 旋磨液；D. 旋磨示意图；E. 旋磨头

二、冠状动脉轨道旋磨系统的工作原理

冠状动脉轨道旋磨系统的工作原理主要是基于离心力的差异打磨，当冠状动脉轨道旋磨系统的旋磨头沿导丝到达病变近端（3mm）后，启动旋磨泵按照设定的速度（低速：

8 万转 / 分，高速：12 万转 / 分；最新的微立方形旋磨头可以用 5 万～ 7 万转 / 分的速度）驱动旋磨头以驱动轴长轴方向为轴心开始旋转，借助旋转时产生的离心力，在血管横截面上做轨道运动，并通过手动缓慢（1 ～ 10mm/s 的速度，通常为 1 ～ 3mm/s）操控其前后移动，从而实现对钙化斑块的旋磨。由于旋磨头偏心安装的特点，当旋磨头与斑块接触时，可在不同的轨道上产生旋磨作用，而无病变或弹性较好的血管壁则可弹开偏心的旋磨头，使血管损伤降至最小，最终实现差异性旋磨的目的。旋磨头以一定的速度旋转并且产生离心力，旋转速度越快，产生的离心力越大，形成的轨道越大，修饰斑块和扩大管腔直径的能力越强。根据说明书资料，1.25mm 和 1.5mm 的旋磨头在高速（12 万转 / 分）旋转情况下，可获得的最大管腔直径分别为 1.84mm 和 2.16mm；此外，有研究探索了 1.25mm 旋磨头在不同情况下获得最大管腔直径的数据（表 8-5）。

表 8-5　1.25mm 旋磨头在不同情况下获得最大管腔直径的数据

旋磨头直径（mm）	旋转速度（转 / 分）	最大管腔直径（mm, $\bar{x}+2s$）	
		旋磨头移动速度：10mm/s，旋磨头通过病变次数：20 次	旋磨头移动速度：1mm/s，旋磨头通过病变次数：2 次
1.25	80 000	1.64	1.53
1.25	120 000	1.84	1.68

注：通过在 6cm 移动距离内进行约 5 分钟的轨道旋磨操作，获得旋磨头通过病变次数、移动速度、旋转速度和管腔面积之间关系的数据。

三、冠状动脉轨道旋磨系统的适应证与禁忌证

根据美国 FDA 批准的冠状动脉轨道旋磨系统应用资料，其最主要适应证为适合行支架植入或经皮冠状动脉球囊扩张术的严重钙化病变；此外，由于冠状动脉轨道旋磨系统小的旋磨头设计和可通过调整转速以改变修饰血管的直径，其操作简便、易行，也被认为可能适用于严重钙化的多支病变、为植入生物可吸收支架做病变准备、开口病变、分叉病变、无保护左主干及慢性完全闭塞病变。

目前认为，冠状动脉轨道旋磨系统的禁忌证与传统的旋磨术类似，主要包括：①旋磨导丝不能通过病变；②桥血管或支架内病变；③血栓性病变；④单一冠状动脉供血；⑤造影提示病变部位存在夹层。

四、冠状动脉轨道旋磨系统的并发症

根据现有的临床研究结果和医疗器械说明书，冠状动脉轨道旋磨系统的总体安全性良好，在使用过程中主要可能出现局部血管相关的并发症，包括血管夹层、痉挛、慢血流 / 无复流、栓塞、血管闭塞、血栓及穿孔等。此外，这些局部血管并发症也会继发一系列全身性的异常，包括心绞痛、心肌梗死、心律失常、低血压或高血压、心包积液或心脏压塞、心力衰竭、休克、卒中、心脏停搏及死亡等。

五、冠状动脉轨道旋磨术与传统旋磨术的异同

尽管是一种用于治疗严重钙化病变的新型斑块修饰技术，但目前认为冠状动脉轨道旋磨术的适应证、禁忌证和并发症与传统旋磨术类似。在 2020 年，美国心血管造影和介入学会（SCAI）发布的《复杂冠状动脉病变最佳经皮冠脉介入治疗术的立场声明》中，提出了一种治疗钙化病变的新流程，在该流程中对于如下两种病变——非顺应性球囊或切割 / 棘突球囊不能充分扩张的病变；腔内影像学检查提示钙化环＞ 180°、钙化长度＞ 5mm 和钙化厚度＞ 0.5mm 的病变——首选启动机械旋磨术，而在机械旋磨术中，传统旋磨术和轨道旋磨术处于并列的地位，这表明两者在钙化病变治疗中具有同等重要的地位。

然而，由于轨道旋磨术与传统旋磨术的设计、组成和工作原理均存在不同，这使得两者在临床应用方面也存在一定的差异（表 8-6）。

表 8-6 冠状动脉轨道旋磨术与传统旋磨术的主要区别

	轨道旋磨术	传统旋磨术
设备	Diamondback 360® 冠状动脉轨道旋磨术系统	Rotablator 旋磨系统
工作原理	基于离心力的差异打磨	差异切割
旋磨方向	双向（前进和后退）	顺行（前进）
运动路径	轨道	旋转
驱动方式	电动	高压氮气 / 氦气
旋磨头形状与直径	经典形状、立方形状和微立方形状，1.25mm、1.5mm	橄榄形状，1.25mm、1.5mm、1.75mm、2.0mm、2.15mm、2.25mm、2.38mm、2.5mm
导丝	ViperWire Advance	RotaWire Floppy and Extra Support
旋磨液	ViperSlide	Rotaglide
速度	8 万转 / 分（低速）、12 万转 / 分（高速），最新的微立方形状旋磨头可以用 5 万～ 7 万 / 分的速度	14 万～ 18 万 / 分
旋磨直径调整	可调（通过转速改变）	不可（必须更换旋磨头）
旋磨时持续血流	有	无
旋磨颗粒大小（μm）	2	5 ～ 10
旋磨时冲洗	无特别建议	建议用旋磨"鸡尾酒"，包括维拉帕米、硝酸甘油及肝素盐水
最小指引导管直径	6F	6F：1.5mm；7F：1.75mm；8 ～ 10F：2mm
治疗主动脉 – 冠状动脉开口病变	技术有限制	首选
治疗血管直径＞ 4mm	不适合	可使用≥ 1.75mm 旋磨头
治疗血管直径＜ 2.5mm	谨慎使用	可使用 1.25mm 旋磨头
无复流 / 慢血流发生率（%）	0.9	6 ～ 15
冠状动脉穿孔发生率（%）	1.8	0.4 ～ 2.5

（1）工作原理：轨道旋磨术是基于旋磨头旋转后产生离心力的差异性打磨，通过在血管横截面上做轨道运动，同时配合手动的前进与后退，实现对斑块的双向旋磨；而传统旋磨术是旋磨头旋转时的差异性切割，运动路径为旋转，只能顺行旋磨。

（2）驱动方式：轨道旋磨术为电源动力，而传统旋磨术需要应用高压氮气作为动力源。

（3）旋磨头形状与直径：轨道旋磨术的旋磨头有经典形、立方形和微立方形，直径有1.25mm和1.5mm两种型号；而传统旋磨术的旋磨头为橄榄形，有直径从1.25mm到2.5mm的不同规格。

（4）导丝：轨道旋磨术和传统旋磨术都需要各自为快速移动设备而减少摩擦设计的专用导丝，两种导线的头端标准尺寸均为0.014in，但轨道旋磨术导丝体部的尺寸为0.012in，传统旋磨术导丝体部尺寸为0.009in；尽管轨道旋磨术导丝操控性优于传统旋磨术导丝，但与标准的工作导丝相比，这两种导丝都较难通过狭窄病变到达血管远端，尤其是合并迂曲钙化时；因此，通常都需要应用微导管交换旋磨专用导丝。

（5）旋磨液：轨道旋磨术的旋磨液为专用润滑液和生理盐水的混合物，传统旋磨术旋磨液主要为维拉帕米、硝酸甘油和肝素盐水组成的"鸡尾酒"混合物。

（6）旋转速度：轨道旋磨术分为低速（8万转/分）和高速（12万转/分）两挡，而传统旋磨术可在14万～18万转/分调节。

（7）旋磨血管直径调整：轨道旋磨术通过对旋磨头转速的控制以获得不同的管腔直径，故不需更换旋磨头，因此操作简便、节省时间；而传统旋磨术旋磨头的销蚀表面有一个固定的直径，为了逐步旋磨不同直径的血管或一个大的斑块，必须去除并交换旋磨头。

（8）旋磨时冠状动脉持续血流：轨道旋磨术旋磨头偏心的设计，在旋磨过程中仅旋磨头接触血管壁，不会阻断病变血管的血流，从而不影响远段血供，而且还可以有效降低产热，并通过血流把旋磨下来的微颗粒迅速带走，避免累积形成微栓塞；传统旋磨术旋磨头为正中设计，在旋磨时可阻断冠状动脉血流。

（9）旋磨产生颗粒：轨道旋磨术产生的颗粒直径为2μm，传统旋磨术为5～10μm。

（10）旋磨时冲洗：由于轨道旋磨术旋磨产生的颗粒小，且不中断的血流可以及时冲刷走颗粒，常规不需要液体冲洗；而传统旋磨术则需要持续不断地应用旋磨液冲洗颗粒以降温和减少远端微栓塞。

（11）指引导管选择：轨道旋磨术中1.25mm和1.5mm旋磨头所用导管的最大管腔外径均为1.34mm，所以常规6F的指引导管就可以满足操作需要。传统旋磨术中1.25mm和1.5mm的旋磨头可以选择6F指引导管进行操作，而1.75mm及以上的旋磨头需要选择较大尺寸（7F～9F）的指引导管。

（12）病变选择

1）主动脉-冠状动脉（左主干和右冠状动脉）开口病变：用轨道旋磨术治疗主动脉-冠状动脉开口病变可能在技术上具有挑战性，由于近端部分的锚定和稳定性不足，在指引导管内的设备有潜在的销蚀指引导管的可能；传统旋磨术对主动脉口病变的操作风险要小于轨道旋磨术。

2）治疗血管直径＞4mm：当轨道旋磨术的1.25mm旋磨头以1mm/s高速前后旋磨病变5次时，其获得的血管直径为1.84mm，如果治疗血管直径＞4mm，传统旋磨术可能是首选，因为可以获得＞1.75mm的旋磨头。

3）治疗血管直径< 2.5mm：在ORBIT Ⅱ试验中排除了参考血管直径< 2.5mm的患者，因为当轨道旋磨术的1.25mm旋磨头以1mm/s低速前后旋磨病变5次时，其获得的血管直径为1.5mm；此时，应用传统旋磨术1.25mm的旋磨头在这些小血管中使用可能更安全。

（13）临床应用：①有效性。根据OCT的资料显示（图8-35），轨道旋磨术对斑块修饰较传统旋磨术更为明显，这使得轨道旋磨术后支架膨胀不全的发生率也明显低于传统旋磨术。②并发症。由于轨道旋磨术操作时产生的颗粒小且血流不中断，故轨道旋磨术的无复流/慢血流发生率明显低于传统旋磨术［0.9% vs（6%～15%）］；由于轨道旋磨术具有更为明显的斑块修饰作用，其血管穿孔的发生率可能较传统旋磨术高［1.8% vs（0.4%～2.5%）］；此外，多个研究报道均提示轨道旋磨术操作时各种夹层的发生率也偏高（0～12%）。目前总体认为轨道旋磨术后不良事件的发生率较传统旋磨术低，但仍需要更多的临床研究加以证实。

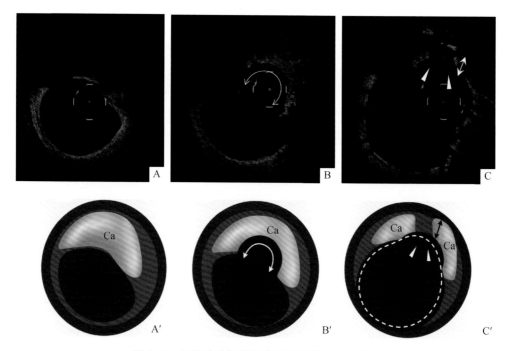

图 8-35　冠状动脉轨道旋磨术前后的 OCT 对比

轨道旋磨术后钙化带断裂的典型病例。介入前（A）、轨道旋磨术后（B）和支架植入后（C）OCT情况；轨道旋磨术后（B）显示的钙化修饰（双头箭头，最大的钙化带断裂厚度为0.6mm），支架植入术后可见在钙化修饰同一部位的钙化带断裂（C，三角）；A'～C'. OCT相应图示

六、冠状动脉轨道旋磨系统的临床应用

迄今为止，已有多项临床研究评估了冠状动脉OAS治疗严重钙化病变的安全性和有效性，总体上讲，这些研究表明冠状动脉OAS通过明显改变钙化斑块的顺应性，使支架得以顺利植入，总体并发症发生率低，具有良好的短期和长期效果，是一种安全有效的处理严重钙化病变的方法。

ORBIT Ⅰ试验是一项前瞻性、非随机对照的临床研究，首次对冠状动脉OAS治疗钙化病变进行了探索。该研究在印度的2个中心进行，共纳入经IVUS证实靶病变（平均病变长度为 13.4mm）存在超过 90° 钙化的 50 名患者。结果显示，98% 的患者在轨道旋磨术后成功植入药物洗脱支架，其中 94% 的患者获得了手术成功（支架植入后残余狭窄 ≤ 20%）；报道的院内、30 天和 6 个月主要不良事件（非 Q 波心肌梗死、靶病变血运重建和心脏原因死亡）发生率分别为 4%、6% 和 8%；在其中一个中心，对 33 名患者进行了长期随访，结果显示接受轨道旋磨术操作患者 2 年、3 年和 5 年主要不良心脏事件发生率分别为 15%、18% 和 21%；在安全性方面，轨道旋磨术操作的夹层发生率为 12.2%，穿孔发生率为 2%，无慢血流或远端栓塞发生。

ORBIT Ⅱ 试验是一项前瞻性、单组、多中心、非盲的临床研究，共纳入 49 家美国医学中心的 443 例严重钙化病变患者（造影显示存在至少 15mm 的严重钙化或 IVUS 证实存在超过 270° 的严重钙化）。在短期有效性方面，结果显示 97.7% 的患者成功植入支架，其中 98.6% 的患者最终残余狭窄 < 50%，住院期间 Q 波心肌梗死、心脏原因死亡和靶血管血运重建的发生率分别为 0.7%、0.2% 和 0.7%；在并发症方面，持续慢血流 / 无复流发生率仅为 0.9%，血管穿孔发生率为 1.8%，急性血管闭塞发生率为 1.8%，C-F 型夹层发生率为 3.4%；在长期效果方面，结果显示 3 年主要不良事件发生率为 23.5%，其中心脏原因死亡的发生率 6.7%，心肌梗死为 11.2%，靶血管血运重建为 10.2%。

COAST 试验是一项尚未公开发表的前瞻性、多中心临床研究，在美国和日本的共 17 家中心入选了 100 例严重钙化病变患者，旨在评价应用新型微立方形旋磨头（设计目的是通过添加一个带锥形前缘的金刚石涂层尖端以更紧密接触病变）的 OAS 在严重钙化病变中的安全性和有效性。结果显示，轨道旋磨术后支架植入的成功率为 99%，操作成功率（支架植入成功后狭窄 < 50% 且无院内主要不良事件发生）为 85%，术后 30 天和 1 年主要不良事件（心肌梗死、靶病变血运重建和心脏原因死亡）的发生率分别为 15% 和 22.2%。

在一项多中心注册研究中共纳入 458 名接受轨道旋磨术的严重钙化病变患者，其中包括了既往临床试验排除的心肌梗死（11.1%）、射血分数 ≤ 25%（5%）和无保护左主干（3.9%）患者。结果显示，30 天时主要终点不良心脑血管事件的发生率为 1.7%，30 天时全因死亡率、心肌梗死、靶血管血运重建、脑卒中和支架血栓形成发生率较低，分别为 1.3%、1.1%、0、0.2% 和 0.9%。在安全性方面，血管穿孔的发生率为 0.7%、夹层发生率 0.9%、无复流发生率为 0.7% 和急诊冠状动脉旁路移植术为 0.2%。

ECLIPSE 试验（Clinicaltrials.gov，NCT03108456）是正在开展的第一项对比轨道旋磨术和常规球囊扩张术的前瞻性、随机对照临床研究，计划在美国招募约 2000 名受试者，类似于传统旋磨术的 ROTAXUS 试验。此外，该研究也计划在轨道旋磨术组与常规球囊扩张组设立腔内影像亚组，在操作结束后行 OCT 检查以评价即刻最小支架面积。目前 ECLIPSE 试验仍在开放入选患者中，一旦完成将为评估轨道旋磨术在严重钙化病变治疗的有效性和安全性方面提供强有力的证据支持。

目前，在冠状动脉钙化病变治疗中，有关轨道旋磨术和传统旋磨术直接对比的研究资料有限。一项多中心的前瞻性观察性研究在 39 870 例接受介入治疗患者中，入选 907 例行传统旋磨术或轨道旋磨术的患者，对比两种旋磨方法的有效性和安全性，最终通过倾向评分匹配（1 : 1）共有 546 例患者纳入分析。结果显示，在主要终点方面，轨道旋磨术组心肌梗死发生率较传统旋磨术组明显降低（6.7% vs 13.8%，$P \leq 0.01$），而两组之间手术操作的安全性（包括严重的夹层、穿孔、心脏压塞及血管并发症）无明显差异；在次要终点方面，轨道旋磨术组院内死亡发生率较传统旋磨术组更低（0 vs 2.2%，*P*=0.01）、X 线透视时间较传统旋磨术组更短（21.9 分钟 vs 25.6 分钟，*P* ≤ 0.01），其他次要结果在两组之间相同。最近的一项纳入了 4 项研究（总病例数为 1812 例；轨道旋磨术为 507 例，传统旋磨术为 1305 例）的 Meta 分析表明，轨道旋磨术组在 1 年时主要不良事件包括死亡、心肌梗死和卒中的发生率较传统旋磨术组明显降低，而围术期心肌梗死及血管并发症（夹层和穿孔）与传统旋磨术组无明显差异；进一步的贝叶斯分析发现，上述观察指标在两组间均无差异。此外，另一项纳入了 5 项研究（总病例数为 1872 例；轨道旋磨术为 535 例，传统旋磨术为 1337 例）的 Meta 分析显示，与传统旋磨术组相比，轨道旋磨术组除了 X 线透视时间较短外，其他的观察指标包括操作并发症（包括夹层、穿孔、心脏压塞及慢血流 / 无复流）、围术期心肌梗死、院内和 30 天的主要不良事件（死亡、靶血管血运重建及心肌梗死）均无差异。

七、小结

轨道旋磨术作为除传统旋磨术之外的另一种重要的机械旋磨术，由于其独特的设计和工作原理，冠状动脉钙化病变旋磨术的技术难度降低。从目前初步的临床研究结果看，轨道旋磨术具有更好的钙化斑块修饰能力，可以提高手术成功率，优化支架植入，降低手术风险，最终改善患者的预后。相信随着轨道旋磨术更多临床研究结果的公布和逐步广泛的临床应用，其将会成为冠状动脉严重钙化病变治疗的重要手段之一。

第三节　冠状动脉血管内碎石术

冠状动脉钙化病变一直是介入心脏病学领域的难点和挑战，为解决这一问题，目前人们已经发明了众多技术，包括高压 / 超高压非顺应性球囊扩张、切割 / 棘突球囊扩张、斑块旋磨扩张（传统旋磨术和轨道旋磨术）及准分子激光。然而，这些技术对钙化病变的治疗原理均是基于组织挤压和（或）组织销蚀，具有较高的手术并发症发生率；此外，当存在深层、较厚或偏心钙化时，这些技术的成功率降低，并且引起的组织损伤可能加速新生内膜过度生长和发生再狭窄；最后，在改善临床结局方面，无论是特制的切割 / 棘突球囊扩张，还是斑块旋磨术和准分子激光都没有被证明优于常规的高压非顺应性球囊扩张。因此，目前迫切需要新的冠状动脉钙化病变治疗技术，以进一步提高介入治疗的成功率，减少手术并发症和优化支架植入，最终改善患者的临床预后。

基于治疗泌尿系统结石的碎石理念，人们创新性地研发了一种冠状动脉血管内碎石（intravascular lithotripsy，IVL）系统，它在工作原理上区别于传统的钙化病变治疗技术，主要通过在球囊低压扩张时向病变提供未聚焦、圆周和脉冲式的机械能以高效和安全地破坏浅表与深层的钙化，从而明显改善血管顺应性，为冠状动脉钙化病变的治疗提供一种全新选择和有力"武器"，并有望成为冠状动脉钙化病变的"终结者"。目前，欧洲和美国均已经批准 Shockwave C2 冠状动脉 IVL 系统用于钙化病变的治疗，本节将对其进行系统介绍。

一、冠状动脉血管内碎石系统的组成

Shockwave C2 冠状动脉 IVL 系统是一种在低压球囊扩张的基础上对钙化病变进行碎石

操作以促进支架植入的设备,主要包括以下部分:①便携式可充电的能量发生器(图 8-36A),为 IVL 提供动力支持,将电能转化为机械能。②带控制按钮开关的连接电缆(图 8-36A),用于手动控制电脉冲的传输。③ 6F 兼容、可快速交换的半顺应性碎石球囊导管(图 8-36),为一种专有的冠状动脉 IVL 器械,Shockwave C2 IVL 球囊导管有 7 种型号(表 8-7 和表 8-8):2.5mm × 12mm、2.75mm × 12mm、3.0mm × 12mm、3.25mm × 12mm、3.5mm × 12mm、3.75mm × 12mm 和 4.0mm × 12mm,可与 6F 指引导管兼容,长度均为 138cm,头端外径为 0.023in,球囊外径为 0.042in;位于导管远端的球囊上有两个不透 X 线的深度标记以指示球囊工作长度和协助治疗时的球囊定位,并且可以在特定压力下到达固定长度和直径的可膨胀段。

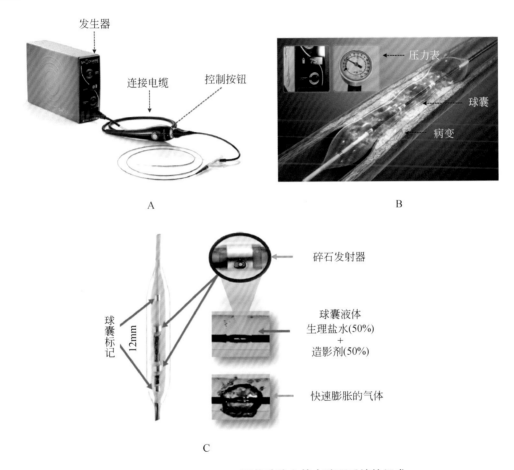

图 8-36　Shockwave C2 冠状动脉血管内碎石系统的组成

A. Shockwave C2 冠状动脉 IVL 系统;B. IVL 球囊导管在钙化病变部位工作示意图;C. IVL 球囊导管上碎石发射器的工作机制

导管轴包含充气管腔、导丝管腔和可提供间歇声波治疗的集成碎石发射器,充气管腔应用 1∶1 的生理盐水和造影剂对球囊进行加压与减压;导丝管腔设计为"快速交换"模式,可使用长度 190 ～ 300cm、直径 0.014in 的导丝协助导管推进并通过靶病变;碎石发射器沿球囊工作长度安装,以便在球囊扩张时进行碎石治疗。在 IVL 系统中,这种球囊同导管和发射器一体化的设计具有独特作用,球囊在 IVL 期间紧密贴合到血管壁,使声波能量传送更充分，同时可以扩张病变以获得最大管腔面积。在球囊导管近端集线器上有两个端口：一个用于球囊的加压 / 减压，另一个用于连接 IVL 连接器电缆。

除此之外，在进行冠状动脉 IVL 操作时，还需要自备如下器械：① 6F 指引导管；② 0.014in 的导丝（长度 190 ~ 300cm）；③ ≥ 5in × 96in 无菌保护套。

表 8-7　Shockwave C2 冠状动脉血管内碎石球囊导管型号和压力扩张表

压力（atm）	球囊导管型号						
	2.5mm × 12mm	2.75mm × 12mm	3.0mm × 12mm	3.25mm × 12mm	3.5mm × 12mm	3.75mm × 12mm	4.0mm × 12mm
4（IVL）	2.4	2.6	2.9	3.2	3.4	3.7	3.8
5	2.4	2.7	2.9	3.2	3.4	3.7	3.8
6（NP）	2.5	2.7	2.9	3.2	3.4	3.7	3.9
7	2.5	2.7	3.0	3.3	3.5	3.8	3.9
8	2.5	2.7	3.0	3.3	3.5	3.8	4.0
9	2.5	2.8	3.1	3.3	3.5	3.9	4.1
10（RBP）	2.5	2.8	3.1	3.4	3.6	3.9	4.1
atm，大气压；NP，命名压；RBP，爆破压							

注：直径（mm）为 ± 0.01mm，4atm 为 IVL 治疗时压力，6atm 为球囊的命名压和治疗后的压力，10atm 为球囊的爆破压。

表 8-8　Shockwave C2 冠状动脉血管内碎石球囊导管结构数据

球囊直径（mm）	球囊长度（mm）	最大脉冲次数（次）	适用导丝（in）	适用指引导管（F）	导管长度（cm）	头端外径（in）	球囊外径（in）
2.5	12	80	0.014	6	138	0.023	0.042
3.0	12	80	0.014	6	138	0.023	0.042
3.5	12	80	0.014	6	138	0.023	0.042
4.0	12	80	0.014	6	138	0.023	0.042

二、冠状动脉血管内碎石系统的工作原理

在冠状动脉 IVL 系统工作时，首先需要选择大小与参考血管直径 1 : 1 匹配的球囊导管，在常规工作导丝的辅助下到达钙化病变部位，通过压力泵将球囊加压至 4atm 以确保与血管壁紧密贴合；然后，按下连接器电缆上的控制按钮，激活球囊导管头端的碎石发射器间歇性发放脉冲，发射器发放一次脉冲可使生理盐水和造影剂混合液蒸发汽化并在球囊内产生一个迅速膨胀和破裂的气泡，从而形成一个短暂暴发的声压波，声压波穿过冠状动脉组织，以有效压力约 50atm 冲击并破坏钙化，最终使得球囊导管上安装的多个发射器在血管内产生声波周向场效应，导致内膜和中膜钙化断裂（图 8-36A ~ C）；一旦每循环 10 次脉冲完成后，球囊可增大压力至 6atm（命名压力）以增加球囊顺应性，从而通过评估球囊对称膨胀情况来判断钙化病变的修饰效果；接下来，小心地将球囊减压，让小气泡逸出；对于每

个计划的 IVL 操作周期，必须重复上述步骤，并且建议至少行两个周期 IVL 来治疗靶病变；对于超过 12mm 病变的治疗，球囊导管需要重新定位，并且可能出现重复治疗区域。

由于声压波球囊的外径较大，当血管腔存在严重狭窄时，可能需要使用标准球囊进行预扩张，以便于输送和定位。在特殊情况下，声压波球囊也允许使用延长导管和双导丝技术提供更强的支撑。通常不要求在 IVL 术后使用非顺应性球囊进行后扩张，但也可以考虑使用以进一步扩大管腔；并且积极的斑块修饰技术如切割/棘突球囊扩张或斑块旋磨术，可作为某些具有挑战性病变的辅助治疗以提高疗效。此外，IVL 系统的标签为 6F 指引导管兼容，但在桡动脉较细小的情况下，也可与 5F 指引导管兼容使用。

三、冠状动脉血管内碎石术的适应证与禁忌证

冠状动脉 IVL 系统批准的适应证为介入治疗前冠状动脉钙化病变的预处理。此外，由于目前认为 IVL 术较其他技术更为安全、有效和简便，其在更具挑战性钙化病变中使用的病例报告数量也在不断增加，主要包括急性冠脉综合征、无保护左主干病变、慢性完全闭塞病变和支架膨胀不全等。

此外，由于 IVL 术不仅对浅表钙化有作用，而且也是唯一对深层钙化有治疗作用的技术。在 2020 年，美国心血管造影和介入学会（SCAI）发布的《复杂冠状动脉病变最佳经皮冠脉介入治疗术的立场声明》中，提出了一种治疗钙化病变的新流程，在该流程中对于以下两种病变——非顺应性球囊或切割/棘突球囊不能充分扩张病变，以及腔内影像学提示钙化环＞180°、钙化长度＞5mm 和钙化厚度＞0.5mm——在机械旋磨术和准分子激光术失败后，可选择行 IVL 术，这一流程表明了 IVL 术在冠状动脉钙化病变治疗中的重要地位。相信未来随着冠状动脉 IVL 技术在临床上应用的普及，有望成为中重度钙化病变的首选治疗策略。

目前认为，冠状动脉 IVL 术的禁忌证与其他钙化病变处理术有类似之处，主要包括：①导丝或 IVL 球囊不能通过病变；②桥血管病变；③血栓性病变；④单一冠状动脉供血；⑤造影提示病变部位存在夹层。

四、冠状动脉血管内碎石术的并发症

根据医疗器械说明书资料和现有的临床研究结果，冠状动脉 IVL 术的并发症同其他钙化病变治疗技术类似；但由于 IVL 术工作原理不同，其操作更简便，初步临床研究资料表明其安全性较其他技术更高。冠状动脉 IVL 术在使用过程中可能出现局部血管相关的并发症，包括急性血管闭塞、血管穿孔、破裂、夹层、痉挛、栓塞、导丝或导管等器械断裂等。此外，这些局部血管并发症也会继发一系列全身性的异常，包括心绞痛、心肌梗死、心律失常、低血压或高血压、心包积液或心脏压塞、心力衰竭、休克、卒中、心脏停搏及死亡等。

五、冠状动脉血管内碎石术与其他钙化病变处理技术的对比

基于独特和创新型的设计理念，冠状动脉 IVL 系统在钙化病变治疗中较其他技术具有"与生俱来"的优势。①损伤小：传统的球囊扩张、旋磨术或者准分子激光都是基于斑块

的挤压和（或）销蚀原理，均不能将钙化斑块转化为质地较软的组织，且易引起血管损伤和相关并发症的发生。而 IVL 可以安全且有选择地使内膜和中膜钙化断裂，同时对软组织损伤最小，常规无须高压球囊进行后扩张，治疗产生的钙化碎片保持在血管壁原位，无须担心导丝偏移而致差异影响，从而使得夹层、穿孔、栓塞、无复流 / 慢血流等并发症风险明显降低。②效果佳：传统的钙化病变处理技术主要对浅表钙化有作用，而 IVL 是目前唯一同时影响浅表和深部钙化的技术，可改善全层血管壁的顺应性，这使得支架输送、扩张和贴壁容易（图 8-37），同时减少并发症和花费。此外，IVL 也可用于一些传统钙化病变处理技术受限的复杂情况。③操作简便：机械旋磨术和准分子激光操作相对复杂，尤其是机械旋磨术。IVL 术利用所有术者都熟知的球囊系统，器械操作更简便、直观，不需要进行特殊培训，明显缩短了学习曲线，使冠状动脉钙化病变治疗由复杂的高难度技术转变为简便的低难度技术。

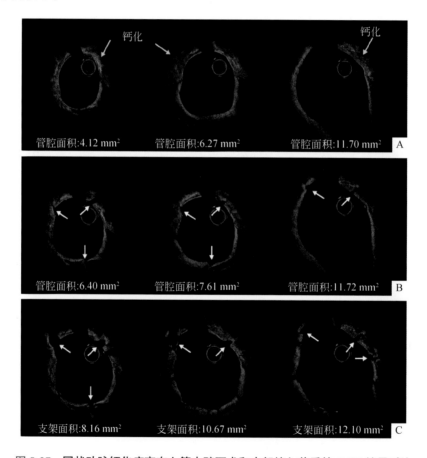

图 8-37　冠状动脉钙化病变在血管内碎石术和支架植入前后的 OCT 结果对比

A. 血管内碎石术前钙化病变 3 个不同节段的 OCT 结果，严重钙化情况（箭头）。B. 血管内碎石术后，在同一阶段内发现多处钙化环断裂（箭头），同时管腔面积增大。C. 植入药物洗脱支架后，随着管腔面积进一步增大，钙化环断裂变深（箭头），使得支架扩张和植入效果良好

六、冠状动脉血管内碎石术的临床应用

迄今为止，有关冠状动脉 IVL 术临床应用的数据仍然很少，仅有几项小规模的临床研

究和多个病例报道探索了其在钙化病变支架植入前应用的安全性和有效性，更缺乏 IVL 术与其他钙化病变治疗技术的直接对比。

（一）前瞻性临床研究

Disrupt CAD Ⅰ 研究作为一项多中心、前瞻性、单臂研究，是第一项评估 IVL 术在支架植入前治疗严重冠状动脉钙化病变有效性和安全性的临床研究。该研究在欧洲和澳大利亚 7 个中心共纳入 60 名严重钙化患者，结果显示所有患者都成功进行了 IVL 操作和随后的支架植入，操作过程中无穿孔、远端栓塞、无复流 / 慢血流等并发症；有 37% 的患者使用小球囊预扩张以利于 IVL 器械的输送；IVL 术后残余狭窄为 12.2%（四分位间距，6.7% ～ 20.5%），即刻管腔获得为 1.7mm（四分位间距，1.3 ～ 2.1mm），临床成功率为 95%（定义为残余直径狭窄 < 50% 且无院内主要心脏不良事件，包括心脏原因死亡、心肌梗死或靶血管血运重建），30 天时心脏不良事件发生率为 5%（3 个非 Q 波心肌梗死），6 个月时主要心脏不良事件发生率为 8.5%（3 个非 Q 波心肌梗死，2 个被判定为不太可能与该技术相关的心脏原因死亡）。对 Disrupt CAD Ⅰ 研究的一个亚组的 31 例患者进行了 OCT 观察，结果显示 IVL 术后 43% 的病变发生钙化环断裂，其中环形多发性断裂 > 25%；平均即刻管腔面积增加为 2.1mm^2，且随着支架的植入而进一步增加，支架植入后最小管腔面积为（5.94±1.98）mm^2，平均支架扩张率为 112.0%±37.2%；此外，作为血管成形术效果的一部分，有 13% 的病变发生了深部夹层，但均成功地进行了支架植入治疗，并且没有发生急性血管闭塞、慢血流 / 无复流或穿孔的并发症。上述结果表明，在需要血运重建的重度冠状动脉钙化患者中进行 IVL 操作是可行的，其具有良好的初始手术成功率、较低的并发症发生率，可在大多数病变中导致大量钙化斑块断裂。正是基于 Disrupt CAD Ⅰ 研究的阳性结果，冠状动脉 IVL 系统获得了欧洲 CE 认证并被批准应用于临床。

Disrupt CAD Ⅱ 研究是一项在欧洲 9 个国家的 15 家医院进行的前瞻性、多中心、单臂批准后研究，旨在真实世界研究中评价 IVL 术治疗严重冠状动脉钙化病变的效果。该研究共纳入 120 例患者，其中 94.2% 的病变存在严重钙化。结果显示所有患者均成功地完成了 IVL 球囊导管的输送和使用，IVL 术后急性管腔增加（0.83±0.47）mm，残余狭窄为 32.7%±10.4%，药物洗脱支架植入术后残余狭窄进一步下降至 7.8%±7.1%。主要心脏不良事件（心脏原因死亡、心肌梗死或靶血管血运重建）发生率为 5.8%（7 例非 Q 波心肌梗死），无急性血管闭塞、无复流 / 慢血流及血管穿孔发生。另外，47 例患者在支架植入后进行了 OCT 检查，发现 78.7% 的病变出现钙化断裂，每个病灶有（3.4±2.6）处断裂，平均断裂长度为（5.5±5.0）mm。这一研究结果再次证实了 IVL 术在冠状动脉严重钙化病变中治疗的有效性和安全性，为临床应用奠定了坚实基础。

Discrupt CAD Ⅲ 研究是目前样本量最大的评价 IVL 治疗严重钙化病变安全性和有效性的前瞻性、单臂、多中心研究，该研究共纳入了 47 家医院的 431 例患者，患者靶病变的平均钙化长度为（47.9±18.8）mm，平均最大钙化角度为 292.5°±72.5°，平均最大钙化厚度为（0.96±0.25）mm。结果显示使用 IVL 治疗严重钙化病变手术成功率达 92.4%，并且 92.2% 的患者 30 天内无主要不良心脏事件发生。对 OCT 亚组分析显示，IVL 治疗后 67.4% 的病变发生多处钙化环断裂，OCT 最小支架面积达（6.5±2.1）mm^2，并且即使 OCT 未出现钙化环断裂，与 OCT 发生钙化环断裂的患者相比，其最小支架面积未见统计学差异。该研究进一步证实对于严重钙化病变，IVL 能够明显改善钙化血管的顺应性，安全、有效地促进支架的输送和扩张，围术期并发症少见，有可能改善患者的长期预后。基于该项研究良好的实验结果，2021 年 2 月美国 FDA 批准其用于冠状动脉钙化病变的介入治疗。

（二）真实世界临床研究

在初步明确了 IVL 术治疗钙化病变的有效性和安全性之后，一项多中心的真实世界注册研究进一步对其临床功效进行了评估。该研究共入选 71 例冠状动脉严重钙化患者，将钙化病变患者分为首先行 IVL 治疗组（A 组，$n=39$ 处病变）、非顺应性球囊扩张失败后行 IVL 治疗组（B 组，$n=22$ 处病变）和支架植入后膨胀不全行 IVL 治疗组（C 组，$n=17$ 处病变）。主要终点是操作成功（支架扩张后残余狭窄＜20%）和安全性结果（手术并发症，住院期间的主要不良心血管事件）。结果显示共有 78 处钙化病变进行了 IVL 术治疗，钙化病变的平均直径狭窄在基线时为 71.8%±13.1%，IVL 术后立即下降到 45.1%±17.4%，支架植入后进一步下降到 17.5%±15.2%；平均最小管腔直径在基线时为（1.01±0.49）mm，IVL 术后增加到（1.90±0.61）mm，支架植入后进一步增加到（2.88±0.56）mm。主要终点操作成功率分别为 84.6%（A 组）、77.3%（B 组）和 64.7%（C 组），所有病变均可进行器械输送和 IVL 治疗。在安全性结果方面，IVL 术后观察到 4 个 B 型夹层，但没有后续的并发症；无一例患者发生院内主要不良心血管事件，7 个 IVL 球囊在治疗过程中破裂，但没有任何并发症。这一真实世界研究表明，IVL 术为严重钙化冠状动脉病变的处理提供了一种有效的策略，其手术成功率高、并发症少和主要不良心血管事件发生率低。

七、小结

综上所述，冠状动脉 IVL 系统作为一种独特和创新理念设计的钙化病变治疗技术，现有的临床研究已经显示出其对于冠状动脉钙化治疗的优异效果。随着更多研究结果的报道和临床应用的普及，冠状动脉 IVL 术不仅将成为钙化病变治疗的新选择，而且将成为钙化病变治疗的首选和主流方法。

（赵　红　宋俊贤）

参 考 文 献

李琪，刘健，卢明瑜，等，2019. 准分子激光冠状动脉斑块消融术治疗复杂冠状动脉病变的近期临床效果观察. 中国介入心脏病学杂志，27(01): 47-50.

马玉良，曹成富，江万年，等，2019. 准分子激光冠状动脉消融术在复杂冠状动脉病变中的应用探讨. 中国循环杂志，034(002): 134-138.

徐成斌，蒋宝琦，王伟民，等，1993. 经皮准分子激光冠状动脉成形术的临床研究. 中国激光医学杂志，2(1): 8-11.

尹达，周旭晨，2018. 冠状动脉钙化病变治疗的新进展：环形轨道旋磨系统临床应用的结果评价. 中国介入心脏病学杂志，26(2): 57-59.

Aksoy A, Salazar C, Becher MU, et al, 2019. Intravascular lithotripsy in calcified coronary lesions: A prospective, observational, multicenter registry. Circ Cardiovasc Interv, 12(11): e008154.

Alfonso F, Bastante T, Antuna P, et al, 2019. Coronary lithoplasty for the treatment of undilatable calcified de novo and in-stent restenosis lesions. JACC Cardiovasc Interv, 12(5): 497-499.

Ali ZA, Brinton TJ, Hill JM, et al, 2017. Optical coherence tomography characterization of coronary lithoplasty for treatment of calcified lesions: First description. JACC Cardiovasc Imaging, 10(8): 897-906.

Ali ZA, Nef H, Escaned J, et al, 2019. Safety and effectiveness of coronary intravascular lithotripsy for treatment of severely calcified coronary stenoses: The Disrupt CAD Ⅱ Study. Circ Cardiovasc Interv, 12(10): e008434.

Ambrosini V, Sorropago G, Laurenzano E, et al, 2015. Early outcome of high energy laser (excimer) facilitated coronary angioplasty on hard and complex calcified and balloon-resistant coronary lesions: LEONARDO Study. Cardiovasc Revasc Med, 16(3): 141-146.

Ashikaga T, Yoshikawa S, Isobe M, 2015. The effectiveness of excimer laser coronary atherectomy with contrast medium for underexpanded stent: The findings of optical frequency domain imaging. Catheter Cardiovasc Interv, 86(5): 946-949.

Azzalini L, Bellini B, Montorfano M, et al, 2019. Intravascular lithotripsy in chronic total occlusion percutaneous coronary intervention. EuroIntervention, 15(11): e1025, e1026.

Badr S, Ben-Dor I, Dvir D, et al, 2013. The state of the excimer laser for coronary intervention in the drug-eluting stent era. Cardiovasc Revasc Med, 14(2): 93-98.

Bhatt P, Parikh P, Patel A, et al, 2015. Long-term safety and performance of the orbital atherectomy system for treating calcified coronary artery lesions: 5-year follow-up in the ORBIT Ⅰ trial. Cardiovasc Revasc Med, 16(4): 213-216.

Bilodeau L, Fretz EB, Taeymans Y, et al, 2004. Novel use of a high energy excimer laser catheter for calcified and complex coronary artery lesions. Cath Cardiovasc Interv, 62(2): 155-161.

Bittl JA, Sanborn TA, Yardley DE, et al, 1994. Predictors of outcome of percutaneous excimer laser coronary angioplasty of saphenous vein bypass graft lesions. The percutaneous excimer laser coronary angioplasty registry. Am J Cardiol, 74(2): 144-148.

Brinton TJ, Ali ZA, Hill JM, et al, 2019. Feasibility of shockwave coronary intravascular lithotripsy for the treatment of calcified coronary stenoses. Circulation, 139(6): 834-836.

Chambers JW, Feldman RL, Himmelstein SI, et al, 2014. Pivotal trial to evaluate the safety and efficacy of the orbital atherectomy system in treating de novo, severely calcified coronary lesions (ORBIT Ⅱ). JACC: Cardiovasc Interv, 7(5): 510-518.

Dini CS, Nardi G, Ristalli F, et al, 2019. Contemporary approach to heavily calcified coronary lesions. Interv Cardiol, 14(3): 154-163.

Egred M, 2012. RASER angioplasty. Catheter Cardiovasc Interv, 79(6): 1009-1012.

Fernandez JP, Hobson AR, McKenzie D, et al, 2010. Treatment of calcific coronary stenosis with the use of excimer laser coronary atherectomy and rotational atherectomy. Int Card, 2(6): 801-806.

Fernandez JP, Hobson AR, McKenzie D, et al, 2013. Beyond the balloon: excimer coronary laser atherectomy used alone or in combination with rotational atherectomy in the treatment of chronic total occlusions, non-crossable and non-expansible coronary lesions. Eurointervention, 9(2): 243-250.

Forero T, Daemen J, Natalia M, 2019. The coronary intravascular lithotripsy system. Interv Cardiol, 14(3): 174-181.

Goel S, Pasam RT, Chava S, et al, 2019. Orbital atherectomy versus rotational atherectomy: A systematic review and meta-analysis. Int J Cardiol, 303(6): 16-21.

Karacsonyi J, Armstrong EJ, Truong HTD, et al, 2018. Contemporary use of laser suring percutaneous coronary interventions: Insights from the Laser Veterans Affairs(LAVA) multicenter registry. J Invasive Cardiol, 30(6): 195-201.

Kini AS, Vengrenyuk Y, Pena J, et al, 2015. Optical coherence tomography assessment of the mechanistic effects of rotational and orbital atherectomy in severely calcified coronary lesions. Catheter Cardiovasc Interv, 86(6): 1024-1032.

Latib A, Takagi K, Chizzola G, et al, 2014. Excimer laser lesion modification to expand non-dilatable stents: The ELLEMENT registry. Cardiovasc Revasc Med, 15(1): 8-12.

Lee M, Généreux P, Shlofmitz R, et al, 2017. Orbital atherectomy for treating de novo, severely calcified coronary lesions: 3-year results of the pivotal ORBIT Ⅱ trial. Cardiovasc Revasc Med, 18(4): 261-264.

Lee MS, Gordin JS, Stone GW, et al, 2017. Orbital and rotational atherectomy during percutaneous coronary intervention for coronary artery calcification. Catheter Cardiovasc Interv, 92(1): 61-67.

Lee MS, Shlofmitz E, Kaplan B, et al, 2016. Percutaneous coronary intervention in severely calcified unprotected left main coronary artery disease: Initial experience with orbital atherectomy. J Invasive Cardiol, 9(4): S8.

Lee MS, Shlofmitz E, Kaplan B, et al, 2016. Real-world multicenter registry of patients with severe coronary artery calcification undergoing orbital atherectomy. J Interv Cardiol, 29(4): 357-362.

Lee MS, Shlofmitz E, Park KW, et al, 2018. Orbital atherectomy of severely calcified unprotected left main coronary artery disease: One-year outcomes. J Invasive Cardiol, 30(7): 270-274.

Litvack F, Eigler N, Margolis J, et al, 1994. Percutaneous excimer laser coronary angioplasty: Results in the first consecutive 3, 000 patients. The ELCA Investigators. J Am Coll Cardiol, 23(2): 323-329.

Litvack F, Eigler NL, Margolis JR, et al, 1990. Percutaneous excimer laser coronary angioplasty. Am J Cardiol, 66(15): 1027-1032.

Litvack F, Grundfest W, Eigler N, et al, 1989. Percutaneous excimer laser coronary angioplasty. Lancet, 334(8654): 102-103.

McKenzie DB, Talwar S, Jokhi PP, et al, 2011. How should I treat severe coronary artery calcification when it is not possible to inflate a balloon or deliver a RotaWire. EuroIntervention, 6(6): 779-783.

Meraj PM, Shlofmitz E, Kaplan B, et al, 2018. Clinical outcomes of atherectomy prior to percutaneous coronary intervention: A comparison of outcomes following rotational versus orbital atherectomy (COAP-PCI study). J Interv Cardiol, 31(4): 478-485.

Nakabayashi K, Sunaga D, Kaneko N, et al, 2019. Simple percutaneous coronary interventions using the modification of complex coronary lesion with excimer laser. Cardiovasc Revasc Med, 20(4): 293-302.

Nishino M, Mori N, Takiuchi S, et al, 2017. Indications and outcomes of excimer laser coronary atherectomy: Efficacy and safety for thrombotic lesions—the ULTRAMAN registry. J Cardiol, S0914508716301083.

Parikh K, Chandra P, Choksi N, et al, 2013. Safety and feasibility of orbital atherectomy for the treatment of calcified coronary lesions: The ORBIT I trial. Catheter Cardiovasc Interv, 81(7): 1134-1139.

Rawlins J, Din JN, Talwar S, et al, 2016. Coronary intervention with the excimer laser: Review of the technology and outcome data. Interv Cardiol, 11(1): 27-32.

Riley RF, Henry TD, Mahmud E, et al, 2020. SCAI position statement on optimal percutaneous coronary interventional therapy for complex coronary artery disease. Catheter Cardiovasc Interv, 96(2): 346-362.

Salazar C, Escaned J, Tirado G, et al, 2019. Undilatable calcific coronary stenosis causing stent underexpansion and late stent thrombosis: A complex scenario successfully managed with intravascular lithotripsy. JACC Cardiovasc Interv, 12(15): 1510-1512.

Sawant AC, Panchal H, Radadiya D, et al, 2019. Comparison of rotational with orbital atherectomy during percutaneous coronary intervention for coronary artery calcification: A systematic review and meta-analysis. Cardiovasc Revasc Med, 21(4): 501-507.

Serruys PW, Katagiri Y, Onuma Y, 2017. Shaking and breaking calcified plaque: Lithoplasty, a breakthrough in interventional armamentarium. JACC Cardiovasc Imaging, 10(8): 907-911.

Shlofmitz E, Jeremias A, Shlofmitz R, et al, 2019. Lesion preparation with orbital atherectomy. Interv Cardiol,

14(3): 169-173.

Shlofmitz E, Martinsen BJ, Lee M, et al, 2017. Orbital atherectomy for the treatment of severely calcified coronary lesions: Evidence, technique, and best practices. Expert Rev Med Devices, 14(11): 867-879.

Shlofmitz E, Shlofmitz R, Lee MS, 2019. Orbital atherectomy: A comprehensive review. Interv Cardiol Clin, 8(2): 161-171.

Sotomi Y, Cavalcante R, Shlofmitz RA, et al, 2016. Quantification by optical coherence tomography imaging of the ablation volume obtained with the orbital atherectomy system in calcified coronary lesions. Eurointervention, 12(9): 1126-1134.

Sotomi Y, Shlofmitz RA, Colombo A, et al, 2016. Patient selection and procedural considerations for coronary orbital atherectomy system. Interv Cardiol, 11(1): 33-38.

Tcheng JE, Wells LD, Phillips HR, et al, 2010. Development of a new technique for reducing pressure pulse generation during 308-nm excimer laser coronary angioplasty. Cathet Cardiovasc Diagn, 34(1): 15-22.

Tovar Forero MN, Wilschut J, Van Mieghem NM, et al, 2019. Coronary lithoplasty: A novel treatment for stent underexpansion. Eur Heart J, 40(2): 221.

Wong B, El-Jack S, Khan A, et al, 2019. Treatment of heavily calcified unprotected left main disease with lithotripsy the first case series. J Invasive Cardiol, 31(6): E143-E147.

Wong B, El-Jack S, Newcombe R, et al, 2019. Shockwave intravascular lithotripsy for calcified coronary lesions: First real-world experience. J Invasive Cardiol, 31(3): 46-48.

Wong B, El-Jack S, Newcombe R, et al, 2019. Shockwave intravascular lithotripsy of calcified coronary lesions in ST-elevation myocardial infarction: First-in-man experience. J Invasive Cardiol, 31(5): E73-E75.

Xue Y, Zhou B, Wang W, et al, 2019. An application of RASER technique in the treatment of chronic total occlusion accompanied with stent fracture in right coronary artery: A case report. BMC Cardiovasc Disord, 19(1): 273.

Yamamoto MH, Maehara A, Kim SS, et al, 2019. Effect of orbital atherectomy in calcified coronary artery lesions as assessed by optical coherence tomography. Catheter Cardiovasc Interv, 93(7): 1211-1218.

Yeoh J, Hill J, Spratt JC, 2019. Intravascular lithotripsy assisted chronic total occlusion revascularization with reverse controlled antegrade retrograde tracking. Catheter Cardiovasc Interv, 93(7): 1295-1297.

Zheng Y, Belmont B, Shih AJ, 2016. Experimental investigation of the abrasive crown dynamics in orbital atherectomy. Med Eng Phys, 38(7): 639-647.

缩略词表

英文简写	英文全称	中文对照
ABS	acrylonitrile butadiene styrene copolymer	丙烯腈－丁二烯－苯乙烯共聚物
ACC	American College of Cardiology	美国心脏病学会
ACS	acute coronary syndrome	急性冠状动脉综合征
ACT	activated clotting time	活化凝血时间
AMI	acute myocardial infarction	急性心肌梗死
BAM	balloon assisted micro-dissection	球囊辅助微夹层技术
BMS	bare metal stent	金属裸支架
BNP	brain natriuretic peptide	脑利尿钠肽
CABG	coronary artery bypass graft	冠状动脉旁路移植术
CAC	coronary artery calcification	冠状动脉钙化
CAG	coronary angiography	冠状动脉造影
CCS	coronary calcification score	冠状动脉钙化评分
CCTA	coronary computed tomographic angiography	冠状动脉计算机断层扫描血管造影
CHIP	complex higher-risk and indicated patient	复杂高危有指征患者
CK-MB	creatine kinase isoenzyme MB	肌酸激酶同工酶 MB
CN	calcified nodule	钙化结节
CT	computed tomography	计算机断层成像
CTA	computed tomographic angiography	计算机断层血管造影
CTO	chronic total occlusion	慢性完全闭塞病变
D	diagonal artery	对角支
DES	drug-eluting stent	药物涂层支架

英文简写	英文全称	中文对照
EACTS	European Association for Cadio-Thoracic Surgery	欧洲心胸外科协会
EAPCI	European Association of Percutaneous Cardiovascular Intervention	欧洲经皮心血管介入协会
ECMO	extracorporeal membrane oxygenation	体外膜氧合
EEM	external elastic membrane	外弹力膜
eGFR	estimated glomerular filtration rate	估算的肾小球滤过率
ELCA	excimer laser coronary atherectomy	准分子激光冠状动脉斑块销蚀术
ESC	European Society of Cardiology	欧洲心脏病学会
FFR	fractional flow reserve	血流储备分数
GPⅡb/Ⅲa	glycoprotein Ⅱb/Ⅲa	血小板糖蛋白Ⅱb/Ⅲa
HFSA	Heart Failure Society of America	美国心力衰竭协会
IABP	intra-aortic balloon pump	主动脉内气囊反搏泵
ICD	implantable cardioverter defibrillator	埋藏式心脏转复除颤器
IVUS	intravascular ultrasound	血管内超声
IVL	intravascular lithotripsy	血管内碎石
LAD	left anterior descending artery	左前降支
LCX	left circumflex artery	左回旋支
LDL-C	low density lipoprotein cholesterol	低密度脂蛋白胆固醇
LIMA	left interal mammary artery	左乳内动脉
LM	left main	左主干
LVEF	left ventricular ejection fraction	左心室射血分数
MACE	major adverse cardiac events	主要心脏不良事件
MLA	minimum lumen area	最小管腔面积
MRA	magnetic resonance angiography	磁共振血管成像
MSA	minimum stent area	最小支架面积
MYO	myoglobin	肌红蛋白
NP	nominal pressure	命名压

英文简写	英文全称	中文对照
NT-proBNP	N-terminal pro-brain natriuretic peptide	N 末端脑利尿钠肽原
NYHA	New York Heart Association	纽约心脏学会
OAD	orbital atherectomy device	轨道旋磨装置
OAS	orbital atherectomy system	轨道旋磨系统
OCT	optical coherence tomography	光学相干断层成像
PCI	percutaneous coronary intervention	经皮冠状动脉介入术
PE	plaque erosion	斑块侵蚀
POBA	plain old balloon angioplasty	冠状动脉球囊扩张术
PR	plaque rupture	斑块破裂
PTCA	percutaneous transtuminal coronary angioplasty	经皮冠状动脉成形术
RA	rotational atherectomy	冠状动脉斑块旋磨术
RASER	combining rotational and excimer laser coronary atherectomy	冠状动脉斑块旋磨术联合准分子激光冠状动脉斑块销蚀术
RBP	rated burst pressure	爆破压
SCAI	Society for Cardiovascular Angiography and Intervention	美国心血管造影和介入学会
Scr	serum creatinine	血肌酐
SH	side hole	侧孔
STEMI	ST-elevation myocardial infarction	ST 段抬高心肌梗死
STS	Society of Thoracic Surgeons	胸外科医师学会
SYNTAX	synergy between percutaneous coronary intervention with taxus and cardiac surgery	与心脏外科协同的经皮冠状动脉介入治疗
TIMI	thrombolysis in myocardial infarction	心肌梗死溶栓治疗
TLR	target lesion revascularization	靶病变血运重建
TnI	troponin I	肌钙蛋白 I
VH-IVUS	virtual histology intravascular ultrasound	虚拟组织学血管内超声
XeCl	xenon chloride	氯化氙

（R—9249.01）

www.sciencep.com

科学出版社 医药卫生出版分社
E-mail:med-prof@mail.sciencep.com
电话:010-64034596(投稿) 64019242(购书)

科学出版社互联网入口

本书在线资源获取

ISBN 978-7-03-069022-7

9 787030 690227 >

定 价：228.00 元